Anatomia Sistêmica

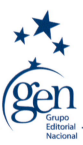

O GEN | Grupo Editorial Nacional – maior plataforma editorial brasileira no segmento científico, técnico e profissional – publica conteúdos nas áreas de ciências da saúde, exatas, humanas, jurídicas e sociais aplicadas, além de prover serviços direcionados à educação continuada e à preparação para concursos.

As editoras que integram o GEN, das mais respeitadas no mercado editorial, construíram catálogos inigualáveis, com obras decisivas para a formação acadêmica e o aperfeiçoamento de várias gerações de profissionais e estudantes, tendo se tornado sinônimo de qualidade e seriedade.

A missão do GEN e dos núcleos de conteúdo que o compõem é prover a melhor informação científica e distribuí-la de maneira flexível e conveniente, a preços justos, gerando benefícios e servindo a autores, docentes, livreiros, funcionários, colaboradores e acionistas.

Nosso comportamento ético incondicional e nossa responsabilidade social e ambiental são reforçados pela natureza educacional de nossa atividade e dão sustentabilidade ao crescimento contínuo e à rentabilidade do grupo.

Anatomia Sistêmica

Organizador e autor
Luís Fernando Tirapelli
Doutor em Anatomia Humana pela Universidade Estadual Paulista – UNESP/Botucatu. Livre Docente em Anatomia Humana pela Universidade de São Paulo – USP/Ribeirão Preto.
Livre Docente em Anatomia Humana pela Faculdade de Medicina de Ribeirão Preto da Universidade de São Paulo – FMRP/USP.
Atualmente exerce o cargo de Professor Associado do Departamento de Cirurgia e Anatomia da Faculdade de Medicina de Ribeirão Preto da Universidade de São Paulo – FMRP/USP e é Chefe da Divisão de Cirurgia e Anatomia do Departamento de Cirurgia e Anatomia da Faculdade de Medicina de Ribeirão Preto da Universidade de São Paulo – FMRP/USP.

Autores
Daniela Pretti da Cunha Tirapelli
Doutora em Ciências Médicas pela Faculdade de Medicina de Ribeirão Preto da Universidade de São Paulo – FMRP/USP.
Atualmente exerce o cargo de Professor Doutor do Departamento de Cirurgia e Anatomia da Faculdade de Medicina de Ribeirão Preto da Universidade de São Paulo – FMRP/USP.

Camila Albuquerque Melo de Carvalho
Doutora em Ciências Médicas pela Faculdade de Medicina de Ribeirão Preto da Universidade de São Paulo – FMRP/USP.
Atualmente exerce o cargo de Professora Titular da Disciplina de Anatomia Humana do Centro Universitáro Barão de Mauá em Ribeirão Preto.

Daniele Gonçalves Bezerra
Doutora em Biologia Humana e Experimental pela Universidade do Estado do Rio de Janeiro, UERJ.
Atualmente exerce o cargo de Professora Adjunta da Universidade Federal de Alagoas - UFAL e Professora Titular 2 da Faculdade Estácio de Alagoas.

Fermino Sanches Lizarte Neto
Doutor em Ciências Médicas pela Faculdade de Medicina de Ribeirão Preto da Universidade de São Paulo – FMRP/USP.
Atualmente é Pós-doutorando do Programa de Pós-graduação em Clínica Cirúrgica da Faculdade de Medicina de Ribeirão Preto da Universidade de São Paulo – FMRP/USP.

Mucio Luiz de Assis Cirino
Mestre em Ciências Médicas pela Faculdade de Medicina de Ribeirão Preto da Universidade de São Paulo – FMRP/USP.
Atualmente é Doutorando do Programa de Pós-graduação em Clínica Cirúrgica da Faculdade de Medicina de Ribeirão Preto da Universidade de São Paulo – FMRP/USP.

Bento João da Graça Azevedo Abreu
Doutor em Biologia Celular pela Universidade Federal de Minas Gerais, UFMG.
Atualmente exerce o cargo de Professor Associado na disciplina de Anatomia Humana do Departamento de Morfologia da Universidade Federal do Rio Grande do Norte – UFRN.

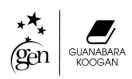

- Os autores deste livro e o GEN | Grupo Editorial Nacional Participações S/A empenharam seus melhores esforços para assegurar que as informações e os procedimentos apresentados no texto estejam em acordo com os padrões aceitos à época da publicação, *e todos os dados foram atualizados pelos autores até a data da entrega dos originais à editora.* Entretanto, tendo em conta a evolução das ciências da saúde, as mudanças regulamentares governamentais e o constante fluxo de novas informações sobre terapêutica medicamentosa e reações adversas a fármacos, recomendamos enfaticamente que os leitores consultem sempre outras fontes fidedignas, de modo a se certificarem de que as informações contidas neste livro estão corretas e de que não houve alterações nas dosagens recomendadas ou na legislação regulamentadora.

- Os autores e a editora se empenharam para citar adequadamente e dar o devido crédito a todos os detentores de direitos autorais de qualquer material utilizado neste livro, dispondo-se a possíveis acertos posteriores caso, inadvertida e involuntariamente, a identificação de algum deles tenha sido omitida.

- Direitos exclusivos para a língua portuguesa
  Copyright © 2020 by
  GEN | GRUPO EDITORIAL NACIONAL S.A.
  Publicado pela Editora Guanabara Koogan
  Travessa do Ouvidor, 11
  Rio de Janeiro – RJ – CEP 20040-040
  Tels.: (21) 3543-0770/(11) 5080-0770 | Fax: (21) 3543-0896
  www.grupogen.com.br | faleconosco@grupogen.com.br

- Reservados todos os direitos. É proibida a duplicação ou reprodução deste volume, no todo ou em parte, em quaisquer formas ou por quaisquer meios (eletrônico, mecânico, gravação, fotocópia, distribuição pela Internet ou outros), sem permissão, por escrito, do GEN | Grupo Editorial Nacional Participações S/A.

- Capa: Studio Creamcrackers

- Imagens da capa: Luís Fernando Tirapelli

- Editoração eletrônica: Thomson Digital

- Ficha catalográfica

A552

Anatomia sistêmica : texto e atlas colorido / organizador e autor Luís Fernando Tirapelli;
autores Daniela Pretti da Cunha Tirapelli et al. - 1. ed. - Rio de Janeiro : Guanabara Koogan, 2020.
   328 p. : il. ; 28 cm.

   Inclui bibliografia e índice
   ISBN 978-85-951-5108-6

   1. Anatomia humana. I. Tirapelli, Luís Fernando. II. Tirapelli, Daniela Pretti da
Cunha.

19-61412   CDD: 611
            CDU: 611

Meri Gleice Rodrigues de Souza - Bibliotecária CRB-7/6439

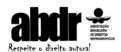

Feliz aquele que transfere o que sabe e aprende o que ensina.
Cora Coralina

Dedico esta obra

À minha amada esposa...

Daniela Tirapelli,

Basta um olhar, um único sorriso ou suas palavras de incentivo
para me inspirar e me confortar, mostrando, nas mínimas dificuldades,
quão simples tudo pode ser e se resolver...

Nas palmas de tuas mãos
leio as linhas da minha vida.
Linhas cruzadas, sinuosas,
interferindo no teu destino.
Não te procurei, não me procurastes
íamos sozinhos por estradas diferentes.
Indiferentes, cruzamos.
Passavas com o fardo da vida...
Corri ao teu encontro.
Sorri. Falamos.
Cora Coralina

Hoje e sempre, meu eterno amor! Eterna gratidão!

Minha alma, minha vida!

Só quero te agradecer...

Aos meus amados filhos Victor Cunha Tirapelli e Lucas Cunha Tirapelli.

Uma alegria eterna tê-los ao meu lado!

Na companhia de vocês, renasci!

Na alegria de vocês, me faço feliz!

Obrigado por existirem na minha vida!

Amo vocês!

Agradecimentos

Aos funcionários da Documentação Científica da Faculdade de Medicina de Ribeirão Preto da Universidade de São Paulo (FMRP-USP).

A Cosme Damião Lagoa e Rosemeire Narozny Ribeiro pela disponibilidade, competência e profissionalismo durante todas as etapas da fotodocumentação das peças anatômicas utilizadas na elaboração deste livro.

Aos técnicos do Laboratório de Anatomia do Laboratório Multidisciplinar da Faculdade de Medicina de Ribeirão Preto da Universidade de São Paulo (FMRP-USP).

A Marcelo Savoldi, Valdir Mazzucato Junior e Waldeci Roberto Bim, que sempre auxiliaram, com muita prontidão e disponibilidade, durante toda a preparação do material prático documentado neste livro.

Ao Departamento de Cirurgia e Anatomia da Faculdade de Medicina de Ribeirão Preto (FMRP-USP), pela oportunidade na realização desta obra.

Aos meus pais, Leonildo Tirapelli e Lídia Bertelini Tirapelli. Gratidão pela vida, pelos ensinamentos e orientações do dia a dia, pela companhia, pelo amor e pela oportunidade de permitir que eu pudesse chegar até aqui!

Aos meus sogros, Norberto Borges da Cunha e Nilva Pretti da Cunha, pelo carinho, pelo amor e por sempre estarem presentes nos momentos mais importantes e difíceis, permitindo que eu realizasse mais este sonho.

Prefácio

Ao elaborarmos esta obra, tivemos como objetivo oferecer aos estudantes dos diversos cursos de graduação na área da saúde um roteiro prático substanciado em anatomia sistêmica, como uma ferramenta a auxiliá-los. Assim, este roteiro possibilitará que o estudante, com o auxílio do atlas, possa utilizar esta obra como referência e consulta às principais estruturas anatômicas a serem reconhecidas e nomeadas a partir de modelos e peças anatômicas durante as aulas práticas no laboratório de anatomia.

Durante a leitura, apresentaremos em cada capítulo: 1) alguns aspectos teóricos importantes referentes a cada tema do estudo da anatomia sistêmica, a serem relembrados pelos estudantes, intercalados às descrições de algumas sintopias anatômicas e aplicações clínicas de interesse apresentadas na forma de quadros intitulados como "dicas" ou "aplicações clínicas"; 2) descrição das principais estruturas anatômicas a serem identificadas pelo estudante durante as aulas práticas; e 3) material de apoio apresentado ao estudante na forma de exercícios de revisão, autoavaliação e fixação do tema em questão.

Dessa forma, esperamos que, a partir deste livro, o aprendizado prático em anatomia humana sistêmica possa ser facilitado e organizado, permitindo melhor orientação ao estudante no laboratório de anatomia.

Sumário

1. Introdução à Anatomia

1. Generalidades — 1
2. Terminologia Anatômica — 1
3. Alguns Conceitos em Anatomia — 2
Referências — 13

2. Sistema Esquelético

1. Generalidades — 15
Referências — 61

3. Sistema Articular

1. Generalidades — 63
2. Articulações Fibrosas — 64
   2.1. Suturas — 64
   2.2. Sindesmoses — 66
   2.3. Gonfoses — 67
   2.4. Esquindilese — 68
3. Articulações Cartilaginosas — 68
   3.1. Sincondroses — 68
   3.2. Sínfises — 70
4. Articulações Sinoviais — 72
   4.1. Classificação das articulações sinoviais — 73
   Referências — 89

4. Sistema Muscular

1. Generalidades — 91
2. Tipos de Músculos — 91
   2.1. Músculo liso — 91
   2.2. Músculo estriado cardíaco — 91
   2.3. Músculo estriado esquelético — 92
3. Unidade Motora — 92
4. Componentes Musculares — 94
5. Classificação dos Músculos — 95
   5.1. Classificação quanto à disposição das fibras — 95
   5.2. Classificação quanto ao número de origem — 96
   5.3. Classificação quanto ao número de inserção — 96
   5.4. Classificação quanto ao número de ventre — 96
   5.5. Classificação quanto ao número de articulações que atravessa — 96
   5.6. Classificação quanto à ação muscular — 96
Referências — 141

5. Sistema Nervoso

1. Generalidades — 143
2. Divisão do Sistema Nervoso — 143
   2.1. Sistema nervoso central — 145
   2.2. Sistema nervoso periférico — 156
   2.3. Sistema nervoso autônomo — 158
Referências — 165

6. Sistema Circulatório

1. Generalidades — 167
2. Sistema Vascular Sanguíneo — 168
   2.1. Vasos sanguíneos — 168
   2.2. Coração — 174
3. Sistema Linfático — 182
4. Tecidos e Órgãos Linfoides — 184
Referências — 193

7. Sistema Respiratório

1. Generalidades — 195
2. Divisão do Sistema Respiratório — 198
   2.1. Porção condutora — 198
   2.2. Porção respiratória — 216
3. Pleura — 217
Referências — 224

8. Sistema Digestório

1. Generalidades — 225
2. Cavidade Oral e Glândulas Salivares — 226
3. Porção Supradiafragmática do Canal Alimentar — 230
4. Esôfago — 230
5. Peritônio — 234
6. Porção Infradiafragmática do Canal Alimentar — 237
Referências — 256

9. Sistema Urinário

1. Generalidades	257
2. Rins	258
2.1. Rins: morfologia interna	261
2.2. Rins: aspecto interno	261
3. Ureteres	263
4. Bexiga Urinária	264
5. Uretra	268
Referências	272

10. Sistema Genital Masculino

1. Generalidades	273
2. Escroto e Testículos	274
3. Epidídimo	277
4. Funículo Espermático	278
5. Ducto Deferente	278
6. Ducto Ejaculatório	279
7. Uretra	280
8. Pênis	281
9. Glândulas Anexas	283
9.1. Glândulas seminais	283
9.2. Próstata	283
9.3. Glândulas bulbouretrais	285
Referências	290

11. Sistema Genital Feminino

1. Generalidades	291
2. Órgãos Genitais Femininos Externos	291
3. Órgãos Genitais Femininos Internos	293
4. Mamas	298
5. Comportamento do Peritônio na Cavidade Pélvica	300
Referências	305

Respostas dos Exercícios   307

Índice Alfabético   311

Anatomia Sistêmica

Capítulo 1

Introdução à Anatomia

Objetivo geral

Ao final deste capítulo, todos deverão compreender que a anatomia possui princípios e linguagem própria. O domínio destes princípios e desta linguagem é essencial para o estudo da disciplina.

A **Oração ao cadáver desconhecido** foi escrita em 1876 por Carl Von Rokitansky, para homenagear os cadáveres utilizados no estudo prático da Anatomia Humana: "Ao te curvares com a rígida lâmina de teu bisturi sobre o cadáver desconhecido, lembra-te que este corpo nasceu do amor de duas almas, cresceu embalado pela fé e pela esperança daquela que em seu seio o agasalhou. Sorriu e sonhou os mesmos sonhos das crianças e dos jovens. Por certo amou e foi amado, esperou e acalentou um amanhã feliz e sentiu saudades dos outros que partiram. Agora jaz na fria lousa, sem que por ele se tivesse derramado uma lágrima sequer, sem que tivesse uma só prece. Seu nome, só Deus sabe. Mas o destino inexorável deu-lhe o poder e a grandeza de servir à humanidade. A humanidade que por ele passou indiferente."

1. Generalidades

Anatomia é a ciência que estuda a forma, a constituição, a organização do corpo humano e a relação entre suas partes. Possui origem do grego *anatome: ana* = através de, em partes; *tome* = cortar; e a palavra dissecação (*dis* = separar; *secare* = cortar) como termo latino equivalente.

O estudo da anatomia pode ser realizado sob diferentes aspectos e objetivos: 1) de forma sistêmica (estudando os órgãos e estruturas que constituem isoladamente cada um dos sistemas do corpo humano, por exemplo: sistema muscular, sistema nervoso etc.); 2) de forma regional ou segmentar (a partir do estudo de todos os sistemas presentes nos respectivos segmentos corpóreos, por exemplo: cabeça, tórax, entre outros; o que permite o estudo das relações ou sintopias entre as estruturas anatômicas, importante no exame clínico e nas cirurgias); 3) de forma comparativa (anatomia veterinária) entre as diferentes famílias, ordens e classes animais, por exemplo; e 4) pela anatomia de superfície (estudo de estruturas anatômicas que se projetam na superfície do corpo humano, como, por exemplo, ossos, músculos e tendões).

O estudo do corpo humano é algo que desperta curiosidade há milhares de anos. Há relatos de que as primeiras dissecações em animais foram realizadas por Alcméon de Crotona, na Itália, cerca de 500 anos antes de Cristo.

São vários os personagens interessantes que participaram da evolução da anatomia, entre eles Hipócrates (século IV a.C.), considerado o pai da Medicina, cujos estudos descreveram procedimentos e instrumentos para a técnica de dissecação, e Galeno (século II d.C.), que dissecava animais e aplicava o conhecimento obtido para os seres humanos. Vários artistas renascentistas do século XV também contribuíram para o conhecimento da Anatomia Humana, entre eles Michelangelo e o genial Leonardo da Vinci.

O "pai da anatomia moderna" é Andreas Vesalius (1514-1564), médico belga que dissecou durante anos e utilizou sua experiência para publicar a obra *De Humani Corporis Fabrica*, expondo de forma magnífica seus conhecimentos anatômicos e sua capacidade em redigir seu texto em latim clássico, ilustrando, por meio de xilogravuras, a primorosa estrutura do corpo humano.

Na atualidade, os exames de imagem, tais como a tomografia computadorizada, a ultrassonografia e a angiografia, permitem o estudo da anatomia com detalhes sem que haja necessidade de métodos de dissecação. Além disso, o estudo da disciplina é possível também com a ajuda de softwares modernos que possibilitam o aprendizado utilizando o computador.

2. Terminologia Anatômica

É o conjunto de termos utilizados para identificar as estruturas anatômicas do corpo humano. A primeira nômina ou terminologia anatômica (NA) foi criada na Basiléia, em 1895 (*Basle Nomina Anatomica* – BNA). Alguns princípios são utilizados desde sua criação: 1) o latim foi escolhido como a língua oficial, pois, como uma língua morta, não sofreria modificações, embora cada país pudesse traduzi-la para o seu respectivo vernáculo; 2) evitar o uso de epônimos (termo utilizado para denominar uma estrutura a partir do nome do primeiro autor que a descreveu, como, por exemplo, polígono de Willis; fáscia de Camper; ligamento de Poupart etc); e 3) denominação dos termos anatômicos que trouxesse alguma característica inerente à estrutura, como, por exemplo, a sua forma, função, localização, entre outras (exemplos: músculo trapézio; músculo supinador; músculo grande dorsal). Na atual NA, são descritas cerca de 6.000 estruturas anatômicas e revisões periódicas da mesma são realizadas a partir de encontros entre os principais anatomistas do mundo.

3. Alguns Conceitos em Anatomia

Alguns conceitos são importantes para o conhecimento da anatomia, como:

Normal ou normalidade: se refere às estruturas anatômicas mais frequentes, ou seja, mais comuns, que são observadas na maioria da população. Por exemplo, a formação da artéria basilar ao nível do sulco bulbopontino.

Variação anatômica: alteração na forma da estrutura anatômica; porém, sem comprometer sua função. Por exemplo, a divisão do nervo isquiático em nervos tibial e fibular comum na região glútea (logo abaixo do músculo piriforme) e não próximo da região superior da fossa poplítea (área de transição entre coxa e perna localizada posteriormente ao joelho) (Figuras 1.1 e 1.2).

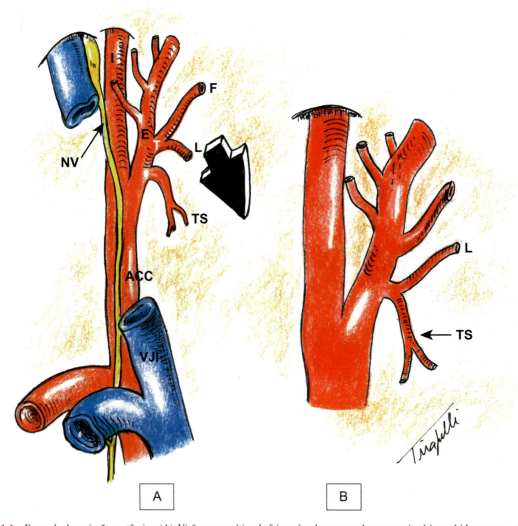

FIGURA 1.1 Exemplo de variação anatômica. (A): Visão esquemática do feixe vásculo nervoso do pescoço (artéria carótida comum – ACC; veia jugular interna – VJI e nervo vago – NV) e a bifurcação da ACC em artéria carótida interna (I) e externa (E). Nesta última, notar alguns dos seus ramos (artéria tireóidea superior – TS; artéria facial – F; artéria lingual – L). Observar uma das variações anatômicas mais frequentes na origem das artérias lingual e facial a partir de um tronco (T) comum (em 20% da população, segundo Aaron et al. [1967]). Em (B), detalhe de outra variação anatômica, agora na origem das artérias tireóidea superior e lingual a partir de um tronco (T) comum (em 5,9% da população, segundo Aaron et al. [1967]).

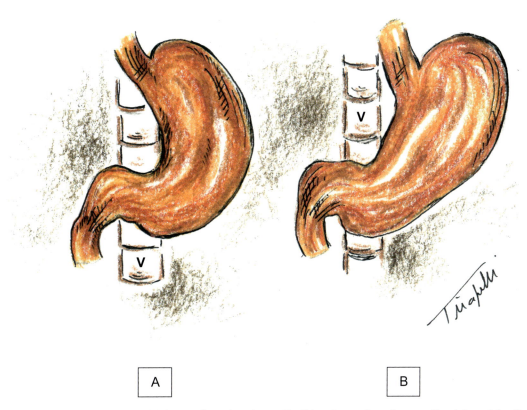

FIGURA 1.2 Exemplo de variação anatômica. Variação na forma do estômago. Em (A): estômago alongado no sentido crânio caudal ou "em J", comum no biótipo longilíneo; em (B): estômago com disposição transversal, mais comum no biótipo brevilíneo. Vértebras (V).

Anomalia: estrutura anatômica com alteração na forma, mas com prejuízo à sua função. Um exemplo de anomalia é a fenda palatina; uma malformação congênita que permite a comunicação entre as cavidades oral e nasal e que provoca prejuízo à deglutição, fonação e respiração (Figura 1.3).

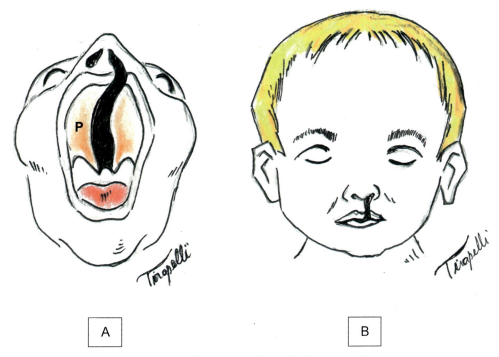

FIGURA 1.3 Exemplo de anomalia. Fenda palatina (A) e lábio leporino unilateral (B). Palato duro (P).

4 Anatomia Sistêmica

Monstruosidade: anomalia exacerbada que se torna incompatível com a vida. Um exemplo é a anencefalia, que é a ausência total ou parcial do encéfalo.

A **POSIÇÃO ANATÔMICA** é utilizada como referência para a descrição da posição e da relação das estruturas nos textos anatômicos. É descrita com o corpo na posição bípede, cabeça ereta com a face voltada anteriormente e olhar no horizonte, membros superiores estendidos ao longo do corpo e palmas das mãos voltadas para a região anterior. Os membros inferiores ficam estendidos e os pés, paralelos (Figura 1.4).

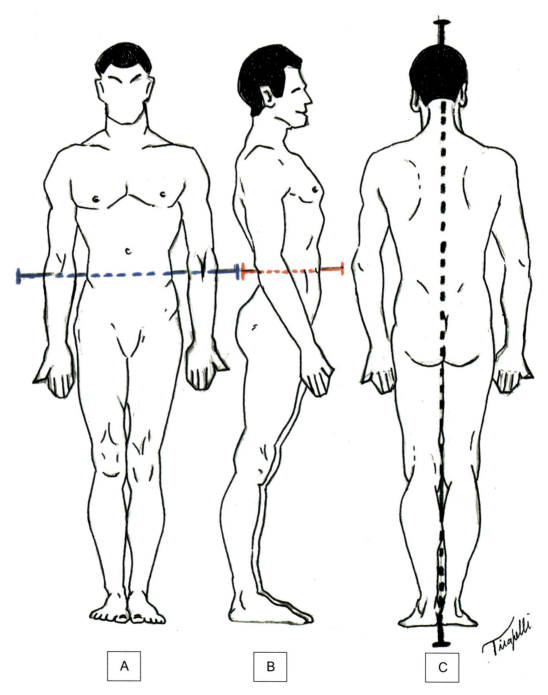

FIGURA 1.4 Corpo humano na posição anatômica. Observar membros superiores juntos ao tronco com as palmas das mãos voltadas anteriormente. As linhas coloridas representam os eixos do corpo humano: A. eixo látero-lateral; B. eixo anteroposterior; C. eixo longitudinal.

Objetivos teóricos

Após a leitura do tema INTRODUÇÃO À ANATOMIA, o aluno será capaz de:

A. Definir o termo anatomia e suas diferentes formas de estudo.
B. Descrever a importância da nomenclatura anatômica como linguagem científica.
C. Definir posição anatômica e sua importância.
D. Definir e enumerar os planos de inscrição do corpo humano.
E. Descrever como são obtidos os eixos corpóreos e, a partir deles, definir os planos de secção do corpo humano.
F. Definir alguns termos de posição, direção e relação do corpo humano: mediano, medial, lateral, proximal, distal, médio, intermédio, cranial, podálico, entre outros.
G. Definir normal, variação, anomalia e monstruosidade.
H. Definir os princípios de construção corpóreos: antimeria, paquimeria, metameria e estratigrafia.
I. Definir e descrever os tipos humanos constitucionais ou biótipos.

Objetivos práticos

Objetivo geral
Ao final deste capítulo, os alunos deverão ser capazes de identificar e nomear as principais regiões e estruturas anatômicas referentes ao assunto no laboratório de anatomia.

Examinando os modelos e peças anatômicas, o aluno será capaz de identificar e nomear:

ESTRUTURA ANATÔMICA	ETIMOLOGIA	CARACTERÍSTICAS/CURIOSIDADES
DIVISÕES DO CORPO HUMANO (Figura 1.5)		
Cabeça Pescoço Tronco (tórax, abdome, pelve e dorso) Membros superiores Membros inferiores		Separando o tórax do abdome encontra-se o principal músculo respiratório: o m. diafragma. Entre o abdome e a pelve, a separação é virtual, ou seja, através de uma linha imaginária traçada entre as cristas ilíacas (pelve maior) ou através do estreito superior da pelve (pelve menor) (Dica 1).
PLANOS DE DELIMITAÇÃO OU INSCRIÇÃO DO CORPO HUMANO (Figuras 1.6 e 1.7)		
Plano Posterior ou Dorsal Plano Anterior ou Ventral Planos Laterais Direito/Esquerdo Plano Podálico/Caudal* Plano Cranial ou Superior	(L) *Dorsum* = a parte de trás (L) *Frontalis, Frons* ou *Frontis* = frente ou testa (L) *Latus* = lado + AL (sufixo que indica condição) (L) Cauda, rabo, cauda e fim, extremidade ou *Cadere*, cair, pender (G) Kranion (= crânio); Karanion (= relativo à cabeça)	Estes planos são utilizados como referências para definir os limites do corpo humano ou da região a ser estudada. O plano caudal passa imediatamente abaixo da última vértebra coccígea da coluna vertebral e não é sinônimo de podálico (abaixo das plantas dos pés).
PLANOS DE SECÇÃO DO CORPO HUMANO (Figuras 1.8 a 1.10)		
Plano Sagital Mediano ou Mediano (PSM) Plano Frontal ou Coronal (PF) Plano Transversal (PT)	(L) *Sagitta* = seta + AL (sufixo de relação) (L) *Medianus* = que está no meio, central (L) *Frontalis, Frons* ou *Frontis* = frente ou testa (L) *Corona* = coroa, círculo + AL (sufixo de relação) (L) *Transversalis* = oblíquo, atravessado	Estes planos são formados a partir do deslocamento de dois eixos (linhas imaginárias que unem os centros dos planos de delimitação paralelos) entre si. No PSM, ocorre o deslocamento entre os eixos longitudinal e anteroposterior; no PF, ocorre o deslocamento entre os eixos longitudinal e látero-lateral; e, no PT, ocorre o deslocamento entre os eixos anteroposterior e látero-lateral. Exames de imagem se utilizam de planos de secção para investigação de possíveis patologias. Um exemplo é a tomografia computadorizada, que através de imagens em cortes sucessivos promove a visualização das estruturas anatômicas.
TERMOS DE POSIÇÃO, DIREÇÃO E RELAÇÃO DO CORPO HUMANO		
Medial Lateral Intermédio Ventral Dorsal Médio Proximal Distal Externo Interno Superficial Profundo	(L) *Mediale* = aquele que fica no meio (L) *Latus* = lado + AL (sufixo de condição) (L) *Inter* = entre + *Medius* = no meio, central (L) *Venter* = ventre, estômago, cavidade (L) *Dorsum* = a parte de trás (L) *Medium* = meio, centro (L) *Proximus* = próximo + AL (sufixo de relação). Significa mais próximo da raiz (L) *Distare* = distar, estar distante (L) *Externus* = vindo de fora, exterior (L) *Internus* = mais interno, comparativo de Intus, dentro (L) *Superficialis* = na superfície (L) *Profundus* = profundo, no fundo, subterrâneo	Estes termos podem ser utilizados de diversas formas para localizar as diversas estruturas anatômicas. A utilização de alguns destes termos são restritos a regiões específicas do corpo humano. Exemplo: proximal e distal (termos utilizados apenas para os membros superiores e inferiores) (Dica 2).

ESTRUTURA ANATÔMICA	ETIMOLOGIA	CARACTERÍSTICAS/CURIOSIDADES
PRINCÍPIOS GERAIS DE CONSTRUÇÃO CORPÓREA		
Antimeria (1) Paquimeria (2) Metameria (3) Estratigrafia (4)		1. Duas partes semelhantes (antímeros direito e esquerdo) delimitados pelo plano sagital mediano. 2. Duas partes semelhantes (paquímeros anterior e posterior) delimitados pelo plano coronal ou frontal. 3. Partes semelhantes (metâmeros) formados a partir do plano transversal. 4. Sobreposição de camadas ou estratos.

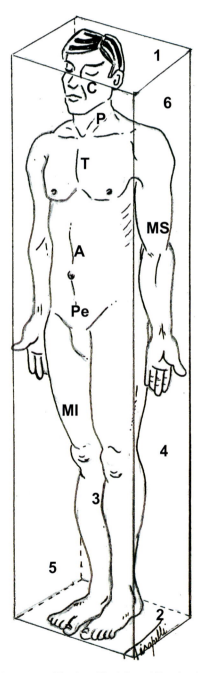

FIGURA 1.5 Divisão do corpo humano: cabeça (C); pescoço (P); tórax (T); abdome (A); pelve (Pe); membros superiores (MS) e membros inferiores (MI). As linhas delimitando o corpo mostram os planos de inscrição ou delimitação do corpo humano, paralelos entre si: Plano cranial (1) e podálico (2); plano ventral (3) e dorsal (4) e; plano lateral direito (5) e lateral esquerdo (6).

8 Anatomia Sistêmica

> **Dica 1**
>
> A crista ilíaca representa a margem superior do osso do quadril. Esta margem superior é o ponto de referência para a transição entre a cavidade abdominal e pélvica. Abaixo da crista ilíaca se encontra a pelve maior, ou falsa pelve. Já a margem anterior da crista ilíaca é denominada espinha ilíaca anterossuperior (EIAS). A EIAS é um importante ponto de referência em exames clínicos para avaliação de desvios posturais na região da pelve e local de origem do ligamento inguinal e do músculo sartório.

> **Dica 2**
>
> Embora as palavras mediano, medial, intermédio e médio sejam parecidas, não podem ser utilizadas de maneira aleatória. Cada uma destas palavras possui uma definição diferente! Mediano (estrutura atravessada pelo plano sagital mediano); medial (estrutura mais próxima ao plano sagital mediano); intermédio (estrutura localizada entre outras duas, mas apenas no sentido látero-lateral); médio (estrutura localizada entre duas outras no sentido proximal e distal e no sentido ântero-posterior). Cabe ressaltar que estes termos, com exceção de "mediano", sempre são utilizados de forma comparativa! Exemplo: o úmero é proximal em relação ao rádio (estrutura distal).

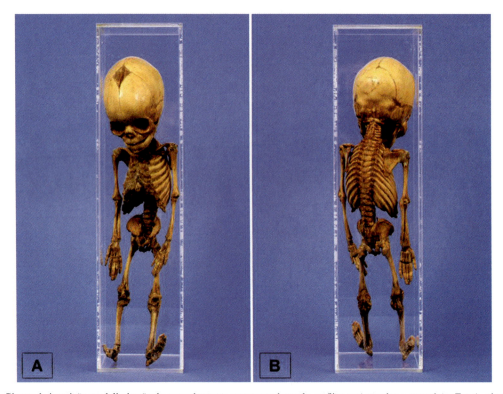

FIGURA 1.6 Planos de inscrição ou delimitação do corpo humano, representados pelo acrílico que envolve o esqueleto. Em A, observar o plano de inscrição anterior ou ventral e em B, o plano de inscrição posterior ou dorsal.

Introdução à Anatomia **Capítulo | 1** 9

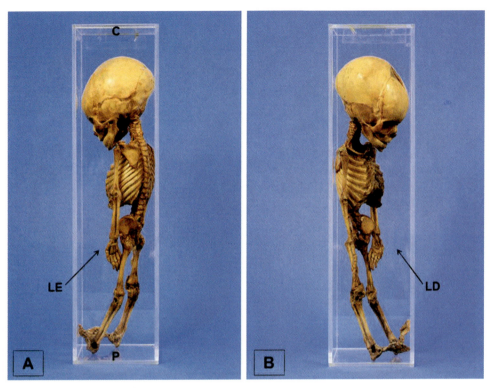

FIGURA 1.7 Planos de inscrição ou delimitação do corpo humano, representados pelo acrílico que envolve o esqueleto. Em A, observar o plano de inscrição cranial ou superior (C), podálico ou inferior (P) e lateral esquerdo (LE). Em B, observar o plano de inscrição lateral direito (LD).

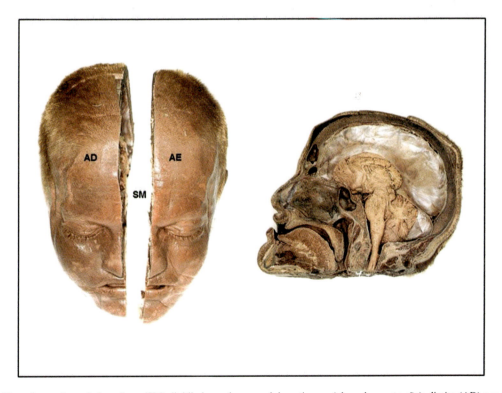

FIGURA 1.8 Plano de secção sagital mediano (SM) dividindo a cabeça em dois antímeros (plano de construção): direito (AD) e esquerdo (AE). À direita, visão mediana do antímero direito.

10 Anatomia Sistêmica

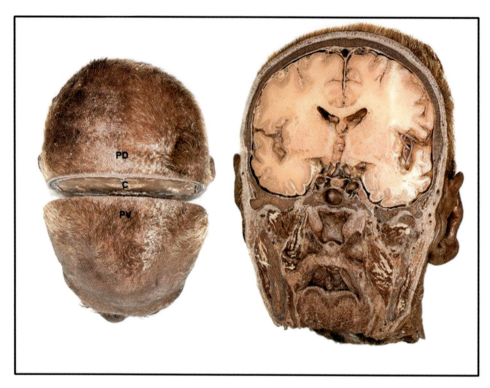

FIGURA 1.9 Plano de secção coronal ou frontal (C) dividindo a cabeça em dois paquímeros (plano de construção): ventral (PV) e dorsal (PD). À direita, visão do paquímero dorsal ou posterior.

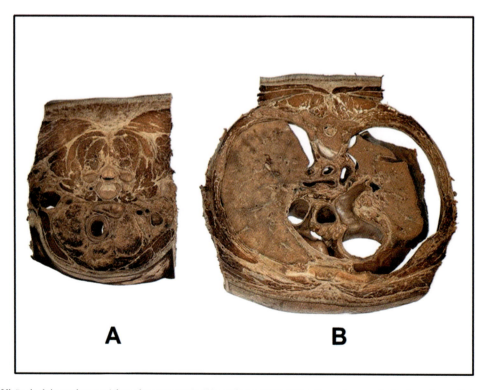

FIGURA 1.10 Visão de dois metâmeros (plano de construção): (A) cervical e (B) torácico, formados a partir do plano de secção transversal.

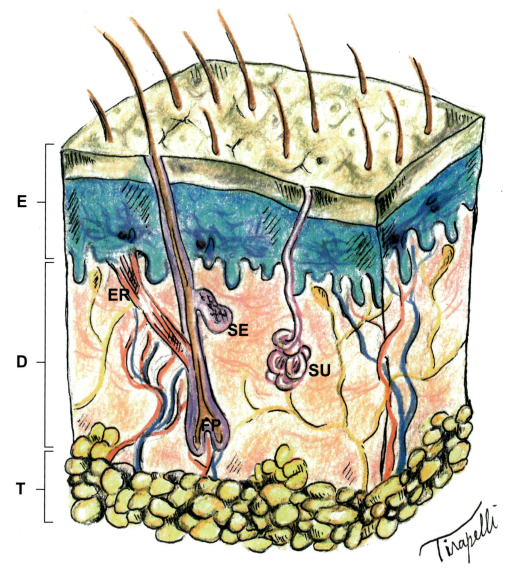

FIGURA 1.11 O esquema mostra um dos princípios de construção do corpo humano: a estratigrafia (sobreposição de camadas), como exemplo, as camadas do tegumento: epiderme (E), derme (D) e tela subcutânea (T). Folículo piloso (FP); músculo eretor do pelo (ER); glândula sebácea (SE) e glândula sudorípara (SU).

Exercícios de autoavaliação

1. Marque uma resposta nas questões a seguir.
    1.1. Para melhor estudarmos o corpo humano, devemos levar em consideração os princípios de construção corpórea:
    I. Antimeria leva em consideração um plano mediano que divide o corpo em anterior e posterior.
    II. Paquimeria dita que o segmento axial do corpo é constituído por dois tubos.
    III. Metameria é entendida como o corpo dividido em dois lados simétricos.
    IV. Estratigrafia é o princípio segundo o qual o corpo humano é construído por camadas. As afirmativas anteriores são:
    a) Verdadeira, verdadeira, falsa, verdadeira
    b) Falsa, verdadeira, falsa, verdadeira
    c) Falsa, verdadeira, verdadeira, verdadeira
    d) Todas verdadeiras
    e) Todas falsas
    1.2. O corpo humano está dividido em:
    a) Axial e apendicular
    b) Cabeça, tronco e membros
    c) Cabeça, coluna vertebral, tronco e membros
    d) Cabeça, pescoço, tronco e membros
    e) Cabeça, tronco, raízes e membros
    1.3. Por convenção dos anatomistas, foi padronizada uma posição do corpo humano, e a partir desta posição são determinados os termos de direção, posição e relação, bem como os planos corpóreos. Dentre as questões que seguem, escolha uma alternativa que melhor defina os planos de secção e de delimitação do corpo humano, respectivamente:
    1.3.1. Os planos que atravessam o corpo humano são:
    a) Mediano, coronal e transversal
    b) Longitudinal, frontal, vertical e transversal
    c) Anterior, posterior, laterais, cefálico e podálico
    d) Mediano, transversal, coronal e laterais
    e) Sagital, coronal, transversal e horizontal
    1.3.2 Os planos que delimitam o corpo são:
    a) Frente, verso, posterior, inferior, laterais e transversais
    b) Anterior, posterior, longitudinal, inferior, laterais e transversais
    c) Anterior, posterior, superior, inferior, lateral direito e lateral esquerdo
    d) Anterior, posterior, superior, inferior, longitudinal e transversal
    e) Longitudinal, transversal, posterior, superior e inferior

2. Leia o texto a seguir e correlacione as palavras em destaque com os casos apresentados.
    "Neste primeiro capítulo, foram apresentados os conceitos de normalidade, variação[a], anomalia[b] e monstruosidade[c]. Sabendo que normalidade em anatomia são os casos que se expressam com maior frequência na espécie humana, e que muitos dos casos de anomalias podem ser corrigidos graças aos avanços médicos cirúrgicos, identifique onde os casos a seguir melhor se enquadram."
    [ ] Hidrocefalia
    [ ] Anencefalia
    [ ] Rim em ferradura
    [ ] Polidactilia
    [ ] Gêmeos xifópagos
    [ ] Ausência do músculo plantar (região da panturrilha)
    [ ] Coração *Situs Inversus*

3. Observe as imagens a seguir, identifique o plano de secção utilizado e crie uma legenda.
    3.1. _____
    _____
    _____

3.2. _____

3.3. _____

Responda às questões a seguir.

1. Quais são os níveis de organização do corpo humano, do microscópico para o macroscópico?
2. É importante, na introdução dos estudos anatômicos, ter uma visão simplificada da organização e função de cada sistema que compõe o organismo humano. Sendo assim, crie uma tabela onde deva constar o nome do sistema, sua função primordial e quais órgãos compõem cada sistema. Segue exemplo:

Sistema	Função primordial	Órgãos
Respiratório	Trocas gasosas – Hematose	Nariz externo e cavidades nasais – faringe – laringe – traqueia – ramificação da árvore brônquica e pulmões.

Referências

1. Aaron, C.; Chawaf, A.R. (1967) Variations de la carotide externe et de sesbranches. Bull Assoc Anat; 13:125-13.
2. Dupin, J.B. (2011) Anatomia desmistificada: Dicionário de termos anatômicos. Belo Horizonte: Asa de Papel.
3. Fernandes, G.J.M. (1999) Eponímia e Etimologia. São Paulo: Editora Plêiade.
4. Melhem, S. (1997) Dicionário de epônimos. Taubaté: Editora da Universidade de Taubaté.
5. Sociedade Brasileira de Anatomia. (2001) Terminologia anatômica. São Paulo: Editora Manole.
6. Tirapelli, L.F. (2008) Bases morfológicas do corpo humano. Rio de Janeiro: Editora Guanabara Koogan.

Capítulo 2

Sistema Esquelético

Objetivo geral
Ao final deste capítulo, todos deverão conhecer os aspectos gerais do sistema esquelético, com destaque para a divisão do esqueleto e os respectivos ossos constituintes, assim como a classificação dos ossos do corpo humano.

1. Generalidades

Neste capítulo, estudaremos os ossos do corpo humano. Os ossos são estruturas rígidas com número, coloração e forma variáveis; e que, em conjunto, formam o esqueleto humano (do grego "corpo seco"), que resiste à decomposição devido à sua porção inorgânica, representada pelo seu principal mineral, o cálcio. A osteologia corresponde ao estudo dos ossos que constituem o esqueleto.

É importante destacar que o osso é um órgão vivo! Embora possua uma porção inorgânica, também é constituído por células que recebem inervação e vascularização. Além disso, está em constante remodelação de acordo com a solicitação mecânica dos músculos que estão fixos ao esqueleto por meio de seus tendões e aponeuroses. A maior prova de que o osso é um órgão vivo é sua capacidade de reparo nos casos de fraturas.

Os ossos possuem várias funções, tais como: 1) sustentação e conformação corporal; 2) proteção para órgãos (o crânio, por exemplo, protege o encéfalo e as meninges); 3) armazenamento de sais minerais, tais como: cálcio e fósforo; 4) constituir o aparelho locomotor, em conjunto com os sistemas articular e muscular, que é o responsável pelos deslocamentos do corpo; 5) abrigo para a medula óssea.

Dica 1
A **medula óssea** (Figura 2.2) não tem qualquer relação com a medula espinhal. Medula é um termo utilizado para "o que está no meio". Sendo assim, a medula óssea está presente principalmente no canal medular da diáfise dos ossos longos e sua função está relacionada com a formação das células do sangue. Por outro lado, a **medula espinal** corresponde ao tecido nervoso localizado no interior da maior parte do canal vertebral e sua função é a transmissão de impulsos nervosos.

O esqueleto humano é constituído por 206 ossos considerados constantes, número que pode variar de acordo com a idade (número de ossos diminui com a idade) e com alguns critérios de contagem utilizados pelos anatomistas.

Dica 2
Em diferentes fases da vida e em algumas regiões do esqueleto ocorre a fusão dos ossos com desaparecimento da articulação entre eles, processo denominado **sinostose** (Figura 2.17). O principal local onde esse processo ocorre é o crânio, com o desaparecimento de algumas suturas como a coronal, sagital e escamosa, a partir da quarta década de vida.

Os ossos possuem diferentes formas e dimensões, podendo ser classificados morfologicamente como: longos, alongados, curtos, planos, irregulares, pneumáticos, sesamoides, papiráceos, arqueados e acessórios (ou supranumerários) (Figuras 2.1 a 2.3). Alguns ossos podem ser classificados em mais de um tipo descrito, como, por exemplo, o osso frontal, um osso plano, mas também pneumático.

16 Anatomia Sistêmica

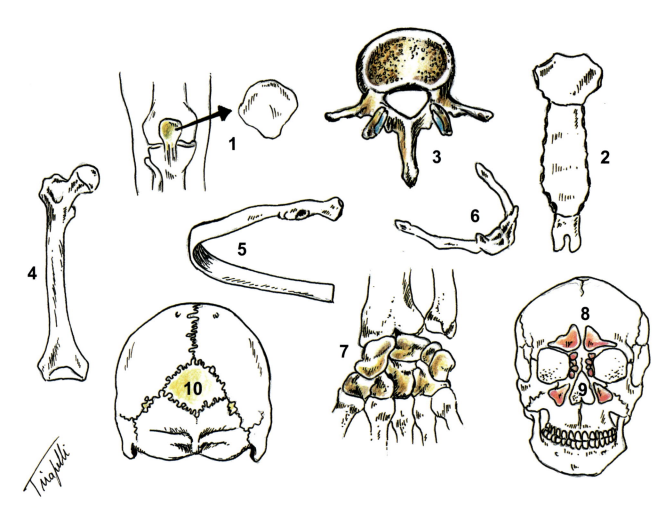

FIGURA 2.1 Classificação morfológica dos ossos do esqueleto. Alguns exemplos são observados na figura: (1) patela (osso sesamoide); (2) esterno (osso plano ou laminar); (3) vértebra (osso irregular); (4) úmero (osso longo); (5) costela (osso alongado); (6) hioide (osso arqueado); (7) ossos do carpo (curtos); (8) seio frontal (em vermelho - pneumático); (9) ossos nasais (em amarelo – papiráceos) e (10) ossos suturais na sutura lambdóidea (acessórios ou extranumerários).

Aplicação clínica 1

Os ossos pneumáticos (Figuras 2.18 a 2.22) estão presentes no crânio e, com exceção do osso temporal, estão adjacentes às cavidades nasais; portanto, suas cavidades ou espaços são denominados seios paranasais. A inflamação dos seios paranasais, geralmente associada a um processo infeccioso causado por bactérias, vírus ou fungos, ou por agentes não patogênicos, como alergias, é denominada sinusite. Nesta patologia, a mucosa que reveste os seios paranasais produz secreção em abundância provocando uma sensação de peso e pressão na região cefálica.

Dica 3

Os ossos possuem ampla **irrigação sanguínea**, que é muito particular em cada osso. Os ossos longos possuem uma ou duas artérias nutrícias (ramos de artérias adjacentes) que penetram os respectivos forames na sua diáfise e atingem o canal medular se dividindo em direção às epífises (Figura 2.2). Artérias periosteais e epifisárias também irrigam os ossos.

A **inervação** dos ossos é vasomotora e sensitiva (em especial no periósteo), e os nervos acompanham as artérias.

Sistema Esquelético **Capítulo | 2** 17

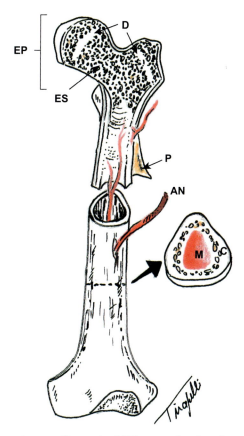

FIGURA 2.2 Principais características de um osso longo: epífise proximal (EP) mostrando a disposição central das traves de tecido ósseo esponjoso (ES) e um delgado revestimento externo de osso compacto. Observar os discos cartilaginosos epifisários (D). A secção transversal da diáfise mostra uma camada externa espessa de osso compacto (C), algumas traves de osso esponjoso e o canal medular (M) ocupado por medula óssea vermelha. Passagem de uma artéria nutrícia (AN) pelo seu respectivo forame e sua disposição central na diáfise. O periósteo (P) está destacado e alguns ramos das artérias periosteais.

Os constituintes do tecido ósseo formam um arcabouço mineral em forma de rede chamado trabéculas ósseas. De acordo com seu grau de compactação, pode-se classificar a substância óssea compacta (mais externa, rígida e densa) e a substância esponjosa (mais interna e com trabéculas bastante espaçadas) (Figura 2.6).

Dica 4

As fibras colágenas da matriz óssea absorvem os esforços de pressão sofridos pelos ossos. A disposição das fibras colágenas permite suportar essas forças de pressão e são denominadas **linhas de fenda ou linhas de tensão**. Por outro lado, as trabéculas do osso esponjoso também se dispõem formando **traves de direção** (Figura 2.52) que suportam e distribuem as forças de tração recebidas principalmente pela ação muscular.

Dica 5

A substância óssea esponjosa que se encontra entre as lâminas compactas de alguns ossos do crânio, é denominada **díploe** (Figura 2.20). Os canais venosos que ocupam a díploe dos ossos cranianos contêm as denominadas **veias diplóicas**.

Como característica específica, cada osso do esqueleto possui saliências e depressões de tamanho e forma variáveis que, no conjunto, são denominadas acidentes ósseos (ver imagens de apoio). Estes acidentes correspondem a locais de passagem de vasos, nervos, assim como locais de fixação (origem e inserção) de tendões musculares. Como exemplo de acidentes ósseos salientes podemos citar: o processo espinhoso e o processo transverso; os epicôndilos; os tubérculos; as tuberosidades; os trocânteres; as cristas; as eminências, entre outros; e como acidentes ósseos em forma de cavidades ou depressões, podemos citar: as fossas; os canais; os meatos; as incisuras, entre outros.

> **Aplicação clínica 2**
>
> A determinação da **idade óssea** tem grande importância clínica e pode ser determinada pela maturação tardia dos ossos do antebraço, joelho, tarso e, principalmente, dos ossos metacárpicos e do carpo (Figura 2.64).

> **Aplicação clínica 3**
>
> A formação da imagem radiológica está relacionada com a absorção diferencial dos raios X pelas diferentes estruturas anatômicas, em virtude de suas diferentes densidades e composições químicas. Assim, o ar contido no interior dos pulmões ou traqueia, o tecido adiposo e os tecidos moles de vísceras, por exemplo, absorvem poucos raios X e são denominados **radiolúcidos (aparecem escuro na imagem radiológica)**. Ao contrário disso, os ossos e o esmalte dos dentes absorvem grande quantidade de raios X e são denominados **radiopacos (aparecem claro na imagem radiológica)** (Figuras 2.46, 2.52, 2.53, 2.54 e 2.64).

> **Dica 6**
>
> O esqueleto pode ser dividido em duas partes: 1) **esqueleto axial** (constituído pelos ossos do crânio, coluna vertebral e caixa torácica); e 2) **esqueleto apendicular** (constituído pelos ossos dos membros superiores e inferiores, assim como pelos ossos dos respectivos cíngulos apendiculares). Agora, identifique cada um dos ossos que constituem as duas divisões do esqueleto citadas. Para treinar, tente identificar a que antímero alguns dos ossos pares pertencem. Exemplo: saber se o úmero é direito ou esquerdo, colocando sua cabeça medialmente e a depressão única localizada na sua epífise distal (a fossa do olécrano), posteriormente.

> **Dica 7**
>
> Na região anterior do pescoço existe um osso de forma arqueada denominado **hioide**. Este osso é um ponto de origem e inserção para vários músculos e ligamentos do pescoço (Figura 2.38).

Objetivos teóricos

Após a leitura do tema SISTEMA ESQUELÉTICO, o aluno será capaz de:

A. Definir o termo esqueleto e saber quais os ossos que constituem o esqueleto axial e apendicular.
B. Enumerar os ossos que formam o crânio (22 ossos), os ossículos da orelha média (6 ossos), a coluna vertebral (33 vértebras considerando as regiões sacral e coccígea isoladamente), o osso hioide (pescoço), a caixa torácica (25 ossos), os ossos dos cíngulos dos membros superiores (4 ossos), os ossos dos cíngulos dos membros inferiores (2 ossos do quadril fundidos), ossos das porções livres dos membros superiores (60 ossos) e os ossos das porções livres dos membros inferiores (60 ossos).
C. Descrever as principais funções do esqueleto.
D. Descrever as principais características de um osso longo (epífises, diáfise, canal medular etc.).
E. Classificar os ossos quanto às suas dimensões (classificação quanto à forma), exemplificando.
F. Definir acidentes ósseos articulares e não articulares (mais comuns).
G. Descrever a irrigação e a inervação dos ossos.
H. Localizar e descrever a importância da cartilagem de conjugação.
I. Definir periósteo e explicar sua função.

Objetivos práticos

Objetivo geral

Ao final deste capítulo, os alunos deverão ser capazes de identificar, nomear e classificar os ossos do esqueleto, assim como as suas principais características, no laboratório de anatomia.

Examinando os modelos e peças anatômicas, o aluno será capaz de identificar e nomear:

ESTRUTURA ANATÔMICA	ETIMOLOGIA	CARACTERÍSTICAS/CURIOSIDADES
Identificar um osso macerado e um osso fixado		Macerado: após remoção das partes moles como o periósteo, cartilagens articulares e restos de tendões. Fixado: ainda mantém suas partes moles.
Divisões do **esqueleto axial**: o crânio, o osso hioide (no pescoço), a coluna vertebral e a caixa torácica.	(L) *Axis* = eixo ou pivô	Ossos localizados ao longo do eixo longitudinal nos segmentos cabeça, pescoço e tronco. A cavidade craniana abriga o encéfalo e o canal vertebral abriga a medula espinhal.
As divisões do **esqueleto apendicular:** os cíngulos dos membros superiores e inferiores e as suas porções livres.	(L) *Appendiculare* = o que pende	É formado pelos ossos dos membros superiores e inferiores. Os cíngulos ou cinturas escapular e pélvica conectam as partes livres do esqueleto apendicular ao esqueleto axial (Dica 6).
Classificação dos ossos quanto às dimensões: 1. Ossos longos*: úmero, rádio, ulna, fêmur, tíbia, fíbula, metatarsos, falanges etc.	(L) *Longus* = comprido, longo, demorado	Os ossos longos são maioria em nosso esqueleto. Quanto às suas dimensões, o comprimento predomina sobre a sua largura e espessura (Figura 2.1). Possuem algumas características* (Figura 2.2).
*Diáfise	(Gr) *Dia* = entre, através + *Physis* = sulco, crescimento	Parte média do osso longo que apresenta o canal medular internamente.
*Epífises (distal ou proximal)	(Gr) *Epi* = sobre, em cima + *Physis* = sulco, crescimento	Extremidades do osso longo que são preenchidas por tecido ósseo esponjoso internamente.
*Metáfise (distal ou proximal)	(Gr) *Meta* = depois, entre + *Physis* = crescimento, sulco	Responsável pelo crescimento em comprimento de um indivíduo. Também denominada cartilagem de conjugação ou disco cartilaginoso epifisário (Figura 2.5). Desaparece por volta dos 20 anos com fusão entre as epífises e a diáfise.
*Canal medular	(L) *Canalis* = canal, sulco profundo	Cavidade na diáfise que aloja a medula óssea (Dica 1 e Figura 2.6).
2. Ossos alongados: costelas	A + (L) *longus* +ar = tornar-se longo, encompridar-se.	Semelhantes aos ossos longos; porém, são mais achatados e não possuem canal medular na sua diáfise.
3. Ossos planos ou laminares: esterno, occipital, parietais, escápula, ilíaco etc.	(L) *Planus* = achatado, nivelado	As dimensões comprimento e largura são equivalentes e predominam sobre a espessura.
4. Ossos curtos: ossos do tarso e do carpo.	(L) *Brevis* = curto, baixo, estreito	As dimensões espessura, largura e comprimento são equivalentes.
5. Ossos irregulares: vértebras	Ir + (L) *Regularis* = sem regularidade	Sua forma complexa não permite o agrupamento entre as demais classificações.
6. Ossos pneumáticos: temporais, frontal, maxilares, etmoide e esfenoide.	(Gr) *Pneumatykos* = relativo ao ar; *Pneuma* = sopro, espírito	Possuem cavidades denominadas seios. Essas cavidades contêm ar e são revestidas por mucosa. No interior dos ossos temporais e do etmoide, são pequenas cavidades denominadas células da mastoide (Figura 2.22) e células etmoidais (Figuras 2.19 e 2.20), respectivamente.
7. Ossos sesamoides: patela (constante).	(Gr) *Sesamen* = Gergilim + *Oide* = forma de	Intratendíneos: desenvolvem-se nos tendões musculares. (L) Intra = dentro + Tendineus = estendido. Periarticulares: desenvolvem-se na cápsula articular. (Gr) Peri = em torno de + (L) Articulus = junta.
8. Ossos arqueados: mandíbula e hioide.		Possuem forma de ferradura (Dica 7 e Figura 2.38).
9. Ossos papiráceos: lacrimais, vômer, nasais.		São formados apenas por uma lâmina delgada de osso compacto.

ESTRUTURA ANATÔMICA	ETIMOLOGIA	CARACTERÍSTICAS/CURIOSIDADES
10. Ossos Supranumerários ou Acessórios: estão juntos a algumas das suturas, principalmente a sutura lambdóidea (entre os parietais e o occipital).		São inconstantes e encontrados em locais onde não ocorreu a junção entre dois centros de ossificação. No crânio, são chamados também ossos suturais (Figura 2.13).
Substância óssea compacta: observar, por exemplo, na diáfise de um osso longo em corte coronal.	(L) Compacta = Feminino de *compactus*, estreitar, segurar	Confere resistência ao osso pela proximidade das trabéculas ósseas.
Substância óssea esponjosa: observar, por exemplo, na parte central das epífises de um osso longo em corte coronal.	(Gr) *Spongos* = Esponja oriunda de animal marinho	No interior das suas trabéculas ósseas encontra-se medula óssea (Dicas 4 e 5).
Periósteo	(Gr) *Peri* = ao redor + *Osteon* = osso	Membrana de tecido conjuntivo fibroso (Figura 2.3) que envolve externamente o osso, exceto nas superfícies articulares. Responsável pela formação do osso em espessura e largura e pela formação do calo ósseo (Figura 2.4), na recomposição das fraturas.
Endósteo	(Gr) *Endon* = dentro + *Osteon* = osso	Essa camada também é osteogênica, produzindo tecido responsável pelo crescimento em espessura do osso.
Forames nutrícios		Presentes na diáfise dos ossos longos, em número de um ou dois forames que permitem a passagem oblíqua dos vasos nutrícios (artérias e veias nutrícias) em direção ao canal medular. As artérias se originam como ramos de artérias adjacentes, como as musculares (Dica 3).
Acidentes ósseos: identifique algumas saliências e depressões ósseas, como o trocânter maior do fêmur, a tuberosidade deltóidea do úmero, a espinha da escápula, os processos espinhosos das vértebras torácicas, o meato acústico externo etc.		Identificar alguns acidentes ósseos para seu melhor entendimento.

OSSOS DO ESQUELETO AXIAL
1. CRÂNIO

(Gr) Crânio = *kranion*, *karaníon*, relativo à cabeça

ESTRUTURA ANATÔMICA	CLASSIFICAÇÃO MORFOLÓGICA	ETIMOLOGIA	CARACTERÍSTICAS/ CURIOSIDADES
Neurocrânio Frontal	Plano/ Pneumático	(L) *Frons* = frente	Ao nascimento, este osso encontra-se dividido em duas partes pela sutura metópica. A fusão ocorre normalmente até os 2 anos.
Parietais	Plano	(L) *Pariet (em)* = parede	Forma com o osso frontal e o osso occipital a calvária ou calota craniana. Entre estes ossos são observadas as fontanelas ou fontículos (anterior e posterior) durante a vida fetal e alguns meses após o nascimento (Figura 2.16).
Occipital	Plano	(L) *Occipitium* = parte posterior da cabeça	É o osso que se articula com a primeira vértebra cervical denominada atlas e possui o forame magno que comunica a cavidade craniana com o canal vertebral.
Temporais	Irregular/ pneumático	(L) *Temporalis* = relativo ao tempo ou *Tempus* = tempo	O nome foi dado porque, normalmente, os primeiros cabelos brancos aparecem nesta região. Ossos que protegem a orelha interna (que possui o órgão vestíbulo coclear) e a orelha média (contém os ossículos).
Etmoide	Irregular/ Pneumático	(Gr) *Ethmos* = peneira + *eidos* = semelhante a	Forma o septo nasal juntamente com o vômer.
Esfenoide	Irregular/ Pneumático	(Gr) *Sphen* = cunha, arado + *Oidés* = forma de	Possui uma região denominada sela turca que possui a fossa hipofisária onde se encontra uma das mais importantes glândulas endócrinas: a hipófise.

OSSOS DO ESQUELETO AXIAL
1. CRÂNIO

Viscerocrânio Zigomáticos	Irregulares	(Gr) *Zygos* = canga, jugo, ligação + *ico* = sufixo de condição	É um dos ossos que constituem a órbita óssea, com papel importante na forma da face, por participar da proeminência conhecida como "maçã do rosto".
Conchas nasais inferiores	Irregulares	(L) *Concha* = concavidade, colher côncava, prato de balança (L) *Nasal* = nariz + *al* = relativo ao nariz	Em cada parede lateral da cavidade nasal, existem três conchas nasais que, revestidas por mucosa, são responsáveis pelo aquecimento e umedecimento do ar inspirado. As duas superiores pertencem ao osso etmoide.
Lacrimais	Irregulares/ papiráceos	(L) *Lacrima* = lágrima	Possuem relação com os sacos lacrimais nas faces mediais das órbitas ósseas.
Mandíbula	Irregular/arqueado	(L) Maxila inferior, queixo e *Mandere* = mastigar.	É o único osso móvel do crânio. Possui a inserção dos músculos da mastigação.
Maxilares	Irregulares/ pneumáticos	(L) *Maxilla* = parte superior da face, bochechas	Os maxilares e a mandíbula possuem os alvéolos dentários, depressões que recebem e se articulam com as raízes dentárias (as gonfoses).
Nasais	Papiráceos	(L) *Nasalis* = relativo ao nariz ou *Nasus* = Nariz	É o osso mais acometido em fraturas da região da face.
Vômer	Papiráceo	(L) *Vomer* ou *Vomere* = vomitar	Forma o septo nasal juntamente com o etmoide.
Palatinos	Irregulares	(L) *Palatinum* = relativo ao palato	Forma o palato ósseo (céu da boca) em conjunto com os maxilares.
Ossículos da audição: martelo, bigorna e estribo	Irregulares	(L) *Malleus* = martelo (L) *Bicornia* = utensílio de ferro onde se amoldam metais (L) *Stribu* = peça de madeira ou sola que faz parte da sela de montar e serve de apoio para o pé do cavaleiro.	Estes três ossículos são responsáveis pela transmissão das vibrações causadas pelas ondas sonoras na membrana timpânica para o processamento da audição na orelha interna.

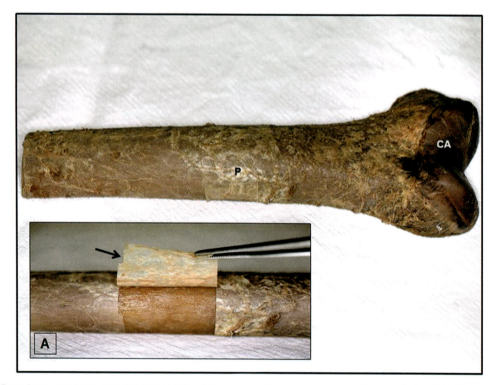

FIGURA 2.3 Parte de um osso longo revestido pelo periósteo (P) e na sua epífise, a presença da cartilagem articular (CA). Na imagem A, observar o rebatimento parcial do periósteo (seta).

Sistema Esquelético **Capítulo | 2** 23

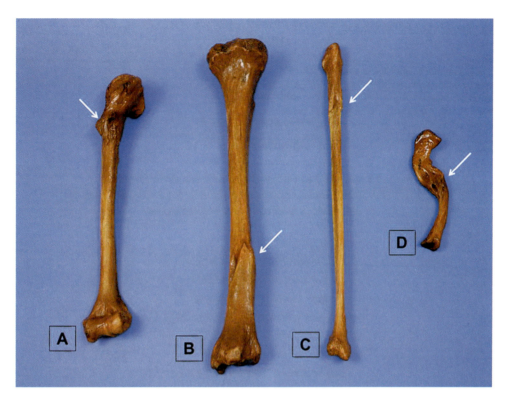

FIGURA 2.4 Formação de calos ósseos após consolidação de fraturas no úmero (A), tíbia (B), fíbula (C) e clavícula (D).

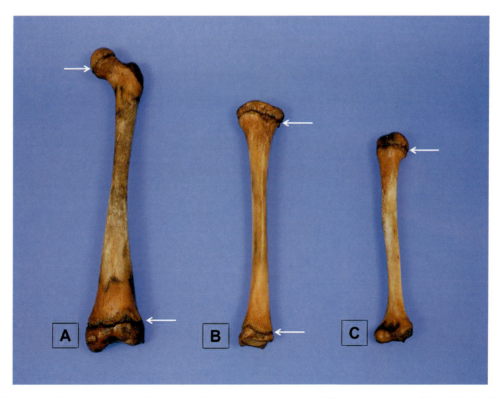

FIGURA 2.5 Presença de disco cartilaginoso epifisário ou cartilagem de conjugação na metáfise dos ossos longos: fêmur (A), tibia (B) e úmero (C).

24 Anatomia Sistêmica

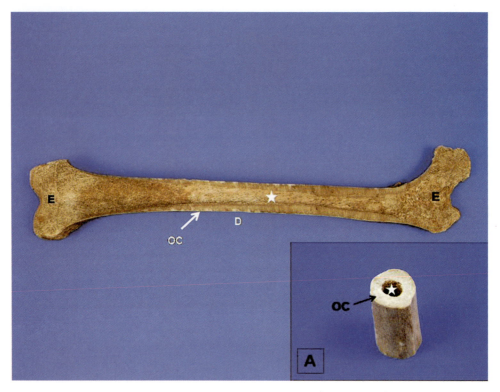

FIGURA 2.6 Secção coronal ou frontal do fêmur (osso longo). Observar as duas epífises (E) e a diáfise (D), esta última revestida por osso compacto espesso (OC) e com a presença do canal medular (estrela), também observados na figura A, a partir do corte transversal da diáfise.

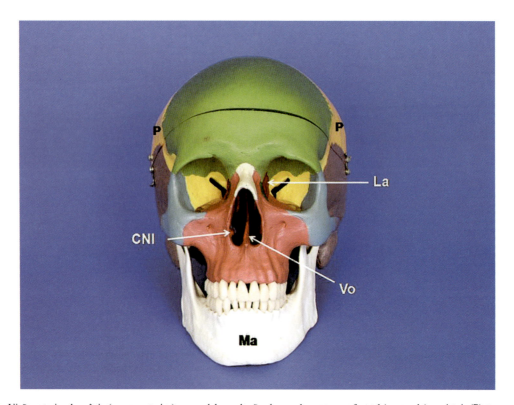

FIGURA 2.7 Visão anterior do crânio (norma anterior) em modelo, onde são observados os ossos: frontal (em verde); parietais (P); temporais (em lilás); maxilares (em vermelho escuro); zigomáticos (em azul); esfenóide (em amarelo); nasais (em branco); um dos ossos lacrimais (La); uma das conchas nasais inferiores (CNI); vômer (Vo) e a mandíbula (Ma).

Sistema Esquelético Capítulo | 2   25

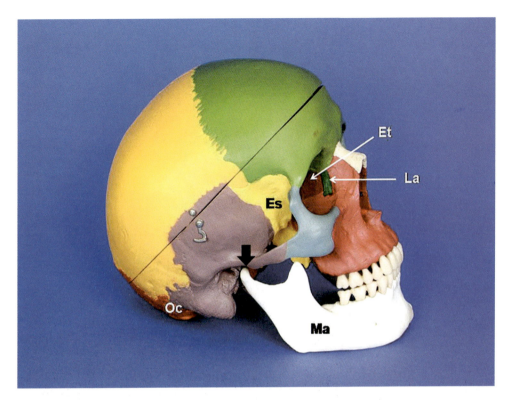

FIGURA 2.8 Visão lateral do crânio (norma lateral) em modelo. Identificar os ossos: frontal (em verde); parietal (em amarelo); temporal (em lilás); maxilar (em vermelho escuro); zigomático (em azul); esfenóide (Es); nasal (em branco); lacrimal (La); etmóide (Et); occipital (Oc) e a mandíbula (Ma). A seta preta indica a articulação têmporo-mandibular (ATM).

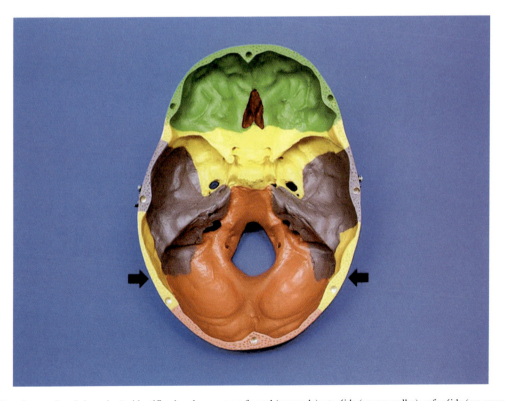

FIGURA 2.9 Base interna do crânio onde são identificados alguns ossos: frontal (em verde); etmóide (em vermelho); esfenóide (em amarelo); temporais (em lilás); occipital (em laranja) e parietais (setas).

26 Anatomia Sistêmica

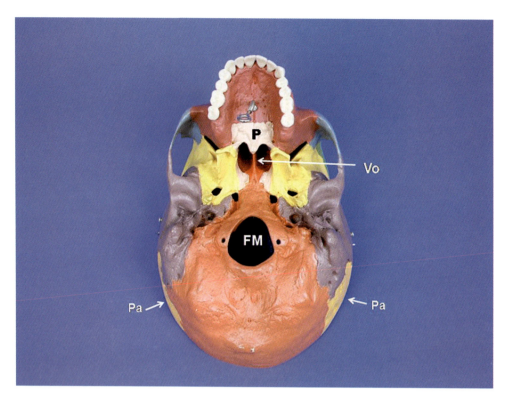

FIGURA 2.10 Visão da base externa do crânio com identificação dos ossos: maxilares (em vermelho escuro); palatinos (P); zigomáticos (em azul e lateralmente aos maxilares); esfenóide (em amarelo); vômer (Vo) em vermelho; temporais (em lilás) e occipital (em laranja) com seu forame magno (FM). Ossos parietais (Pa).

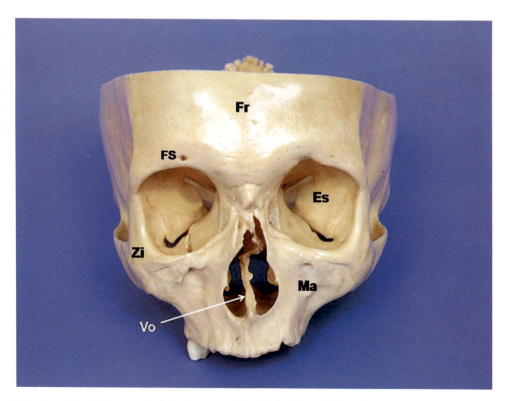

FIGURA 2.11 Visão anterior do crânio (norma anterior) e alguns ossos identificados: frontal (Fr) e seu forame supra-orbital (FS); esfenóide (Es); maxilar (Ma); zigomático (Zi); e vômer (Vo) formando a parte inferior do septo nasal.

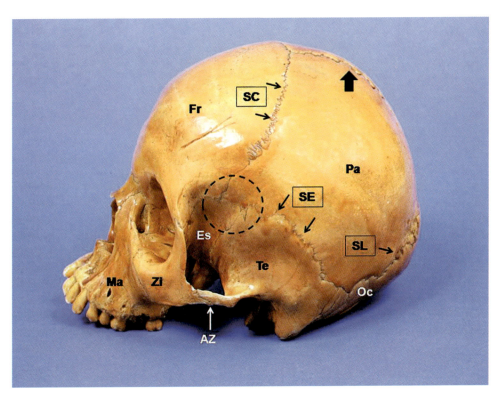

FIGURA 2.12 Visão lateral do crânio (norma lateral). Observar os ossos frontal (Fr), parietal (Pa); occipital (Oc); temporal (Te); esfenóide (Es); maxilar (Ma) e zigomático (Zi). Algumas suturas são identificadas: coronal (SC); sagital (seta espessa); escamosa (SE) e lambdóidea (SL). A região circundada representa o ptério (junção dos ossos frontal, parietal, esfenoide e temporal). Arco zigomático (AZ).

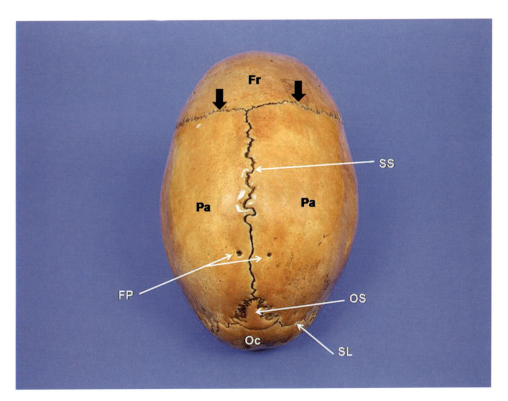

FIGURA 2.13 Visão superior do crânio (norma superior). Observar os ossos frontal (Fr), parietais (Pa) e os forames parietais (FP); occipital (Oc), além das suturas coronal (setas pretas); sagital (SS) e lambdóidea (SL). No interior dessa última, a presença de um osso sutural (OS), acessório ou extranumerário.

28 Anatomia Sistêmica

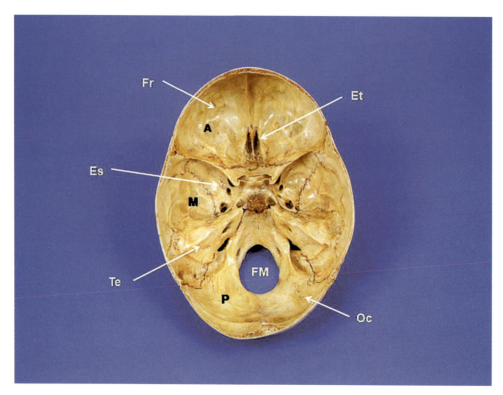

FIGURA 2.14 Base interna do crânio onde são identificadas as três fossas crânicas: anterior (A); média (M) e posterior (P) e alguns ossos: esfenoide (Es); etmóide (Et); frontal (Fr); occipital (Oc) e temporal (Te), além do forame magno (FM).

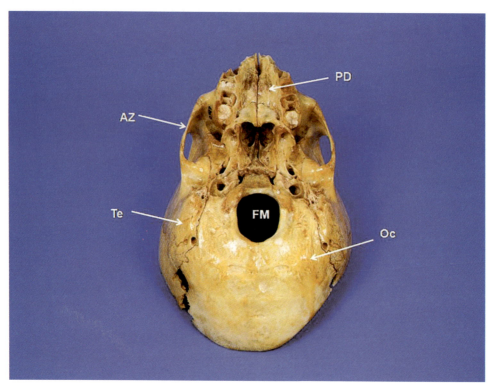

FIGURA 2.15 Base externa do crânio onde são identificados os ossos occipital (Oc) e temporal (Te), além do forame magno (FM); arco zigomático (AZ) e palato duro (PD).

Sistema Esquelético **Capítulo | 2** 29

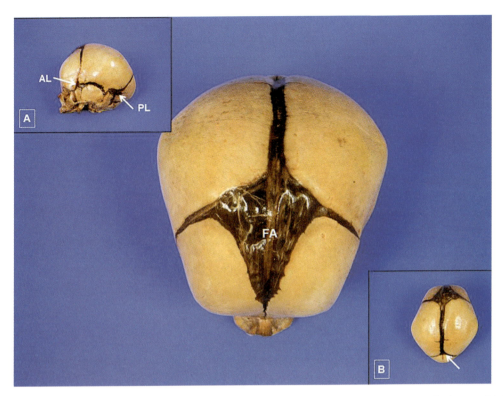

FIGURA 2.16 Fontículos ou fontanelas. Visão superior do crânio de um feto mostrando o fontículo anterior ou bregmático (FA). Em A visão lateral do crânio com a identificação dos fontículos anterolateral ou ptérico (AL) e posterolateral ou astérisco (PL). Em B, visão do fontículo posterior ou lambdóideo (seta).

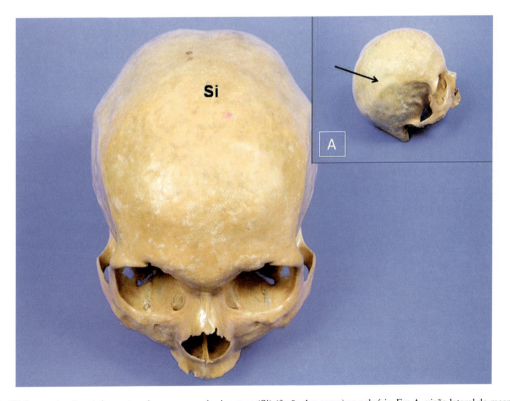

FIGURA 2.17 Visão anterior do crânio mostrando o processo de sinostose (Si) (fusão dos ossos) na calvária. Em A, visão lateral do mesmo crânio com desaparecimento da sutura escamosa ou temporoparietal (seta).

30 Anatomia Sistêmica

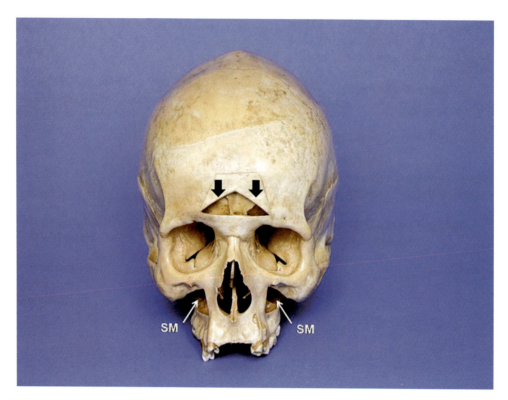

FIGURA 2.18 Visão anterior do crânio (norma anterior), onde são identificados os seios paranasais maxilares (SM) e o seio paranasal frontal (setas).

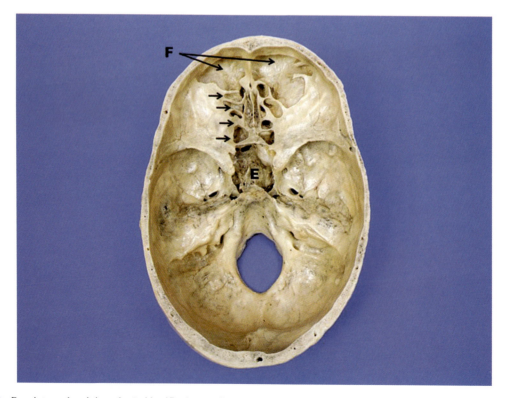

FIGURA 2.19 Base interna do crânio onde são identificados os seios paranasais: frontal (F); esfenoidal (E) e as células etmoidais (setas curtas).

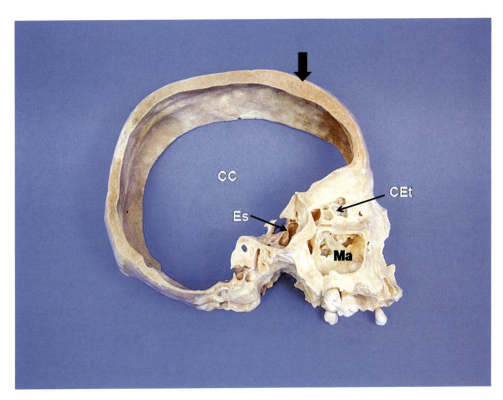

FIGURA 2.20 Secção sagital do crânio mostrando alguns seios paranasais: esfenoidal (Es); maxilar (Ma) e as células etmoidais (CEt). Observar superiormente, a díploe nos ossos da calvária (seta espessa). Cavidade craniana (CC).

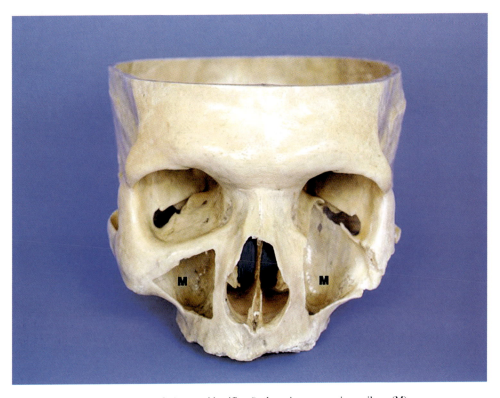

FIGURA 2.21 Visão anterior do crânio (norma anterior) com a identificação dos seios paranasais maxilares (M).

32 Anatomia Sistêmica

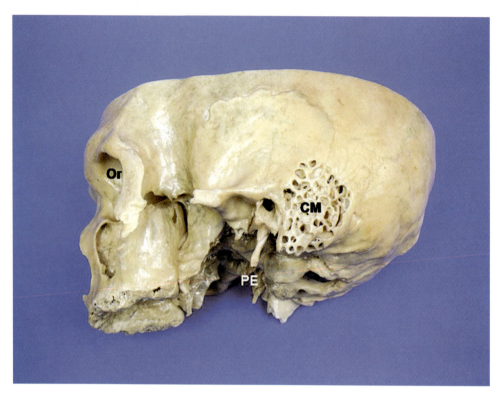

FIGURA 2.22 Visão lateral do crânio com a identificação das células da mastóide (CM) e do processo estiloide (PE) no osso temporal. Órbita óssea (Or).

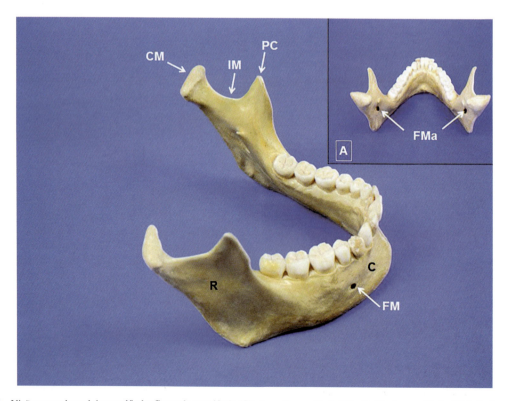

FIGURA 2.23 Visão superolateral da mandíbula. Corpo da mandíbula (C); ramo da mandíbula (R); côndilo da mandíbula (CM); incisura da mandíbula (IM); forame mentual (FM) e processo coronóide da mandíbula (PC). Em A, visão posterossuperior da mandíbula indicando os forames da mandíbula (FMa).

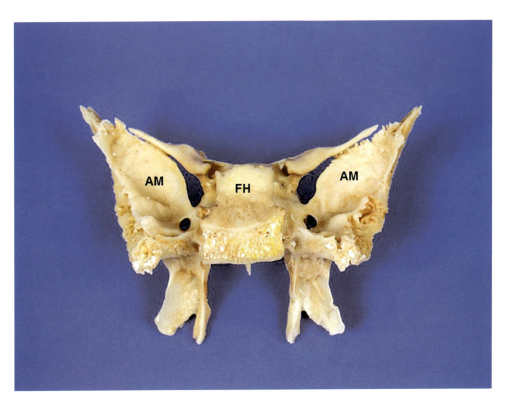

FIGURA 2.24 Visão posterossuperior do osso esfenoide. Asas maiores do esfenóide (AM) e sela túrcica ou fossa hipofisária (FH).

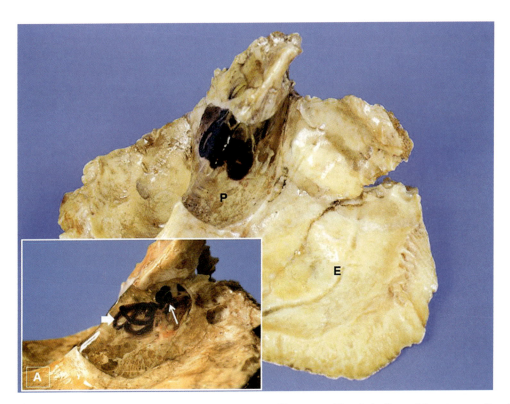

FIGURA 2.25 Visão interna do osso temporal mostrando a porção escamosa (E) e petrosa (P), substituída parcialmente por acrílico. Na imagem A, observar detalhe da porção petrosa com a identificação do labirinto membranoso (mais escuro): os ductos semicirculares (seta espessa) e do ducto coclear (seta delgada).

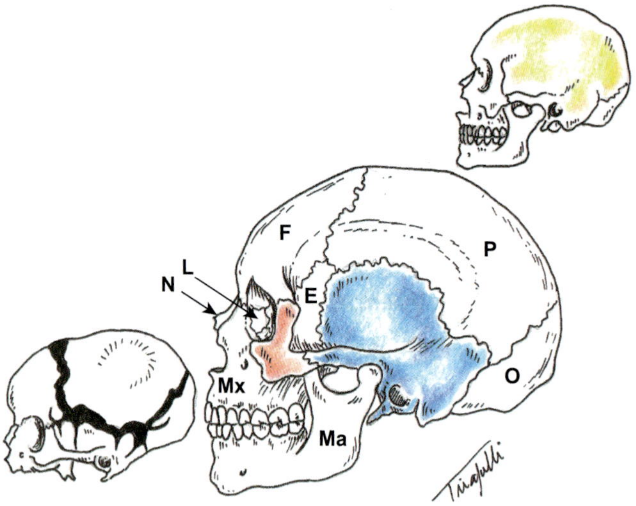

34 Anatomia Sistêmica

FIGURA 2.26 Norma lateral (visão lateral) do crânio onde podem ser identificados alguns ossos do neurocrânio: frontal (F), parietal (P), occipital (O), asa maior do esfenoide (E) e destaque em azul para o osso temporal; e do viscerocrânio: mandíbula (Ma), maxilar (Mx), nasal (N), lacrimal (L) com destaque em laranja para o osso zigomático. A imagem inferior esquerda destaca a presença das fontanelas ou fontículos no crânio de um feto, representando o tecido conjuntivo entre os ossos durante o crescimento do crânio. Por outro lado, a visão superior direita do crânio destaca, em amarelo, o local da ocorrência de sinostose (desaparecimento natural de algumas suturas) em alguns ossos da calota craniana, a partir da quarta década de vida.

Complete a legenda da Figura 2.27, a seguir.

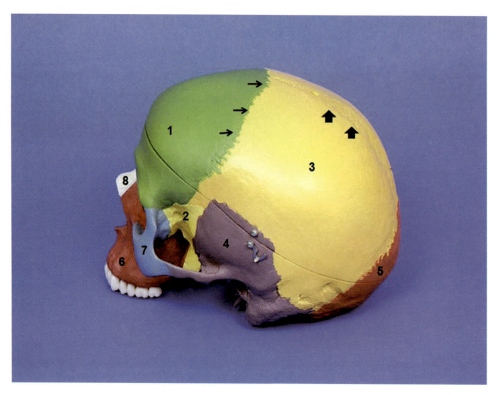

FIGURA 2.27 Visão súperolateral do crânio. Assinale cada número de acordo com o nome do osso. Identifique também as suturas (setas delgadas e espessas).

1._____
2._____
3._____
4._____
5._____
6._____
7._____
8._____
Setas delgadas _____
Setas espessas _____

2. COLUNA VERTEBRAL + HIOIDE

(L) Coluna = *columna*, apoio, sustentáculo + (L) Vértebra = originada de *vertere*, girar

ESTRUTURA ANATÔMICA	CLASSIFICAÇÃO MORFOLÓGICA	ETIMOLOGIA	CARACTERÍSTICAS/CURIOSIDADES
Atlas	Irregular	(Gr) Atlas = Herói mitológico que suportava o maior peso sobre os ombros	Articula-se superiormente com os côndilos occipitais. Não possui corpo vertebral e processo espinhoso.
Áxis	Irregular	(L) *Axis* = eixo ou pivô	Possui o processo odontoide que se articula com o atlas superiormente (permitindo a rotação da cabeça e pescoço). Sua fratura e luxação geralmente ocorrem em função da hiperextensão da cabeça sobre o pescoço (lesão chicote). Pode causar quadriplegia.
Vértebra proeminente (C7)	Irregular		Vértebra de transição cérvico torácica que possui como principal característica um longo processo espinhoso não bífido.
Vértebras típicas	Irregulares	(L) *Vertere* = voltar, virar	C3-C6: Com o atlas, o áxis e a vértebra proeminente formam a região cervical da coluna e possui uma curvatura denominada lordose (Dica 8). T1-T12: Formam a região torácica da coluna e possui uma curvatura denominada cifose. Possuem faces articulares para as costelas. L1-L5: Formam a região lombar da coluna e possui uma curvatura denominada lordose. Grande corpo vertebral para sustentação do peso.
Sacro	Irregular	(L) *Sacrum* = sagrado, consagrado, santo	É formado pela fusão de 5 vértebras.
Cóccix	Irregular	(Gr) *Kokkyx* = cuco (pássaro)	É formado pela fusão de 4 vértebras.
Hioide	Arqueado	(Gr) *Hyo* = letra U e *Oides* = forma de.	Não se articula diretamente a nenhum outro osso do esqueleto, se mantendo em posição no pescoço por ligamentos e músculos.

Aplicação clínica 4

Cada região da coluna vertebral apresenta uma curvatura (Figura 2.28). As regiões torácica e sacrococcígea apresentam as denominadas **curvaturas cifóticas** (posteriormente convexas). São consideradas curvaturas primárias, pois são formadas durante o desenvolvimento fetal. As regiões cervical e lombar apresentam as curvaturas denominadas **lordóticas** (posteriormente côncavas). São consideradas secundárias pois surgem com o desenvolvimento do bebê: a curvatura cervical quando o latente começa a levantar a cabeça e a curvatura lombar quando a criança começa a manter uma postura vertical (ficar de pé e na aquisição da marcha). A má postura é a causa mais frequente do aumento ou desvio destas curvaturas e pode causar dores. O desvio lateral é denominado escoliose e o aumento das curvaturas descritas pode caracterizar a hipercifose ou a hiperlordose.

Dica 8

As **vértebras** são nomeadas quanto à sua região e seu número. Por exemplo, a vértebra "L5" corresponde à quinta vértebra lombar. A vértebra "T10" corresponde à décima vértebra torácica (Figuras 2.29 a 2.37).

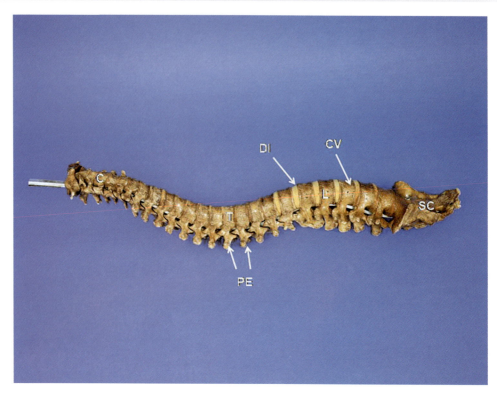

FIGURA 2.28 Visão lateral da coluna vertebral. São identificadas suas regiões: cervical (C); torácica (T); lombar (L) e sacrococcígea (SC). Corpo vertebral (CV) de posição anterior; disco intercorpovertebral (DI) e processos espinhosos (PE), posteriormente.

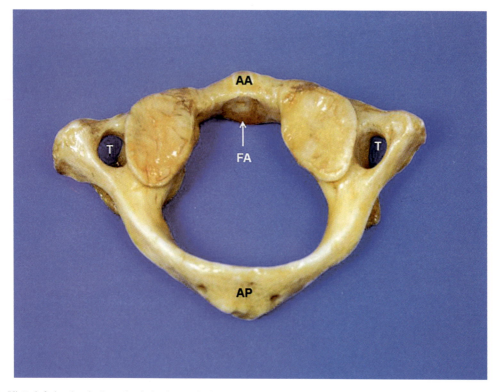

FIGURA 2.29 Visão inferior da vértebra atlas (primeira cervical). Arco anterior (AA); arco posterior (AP); face articular para o dente do áxis (FA) e forames transversos (T).

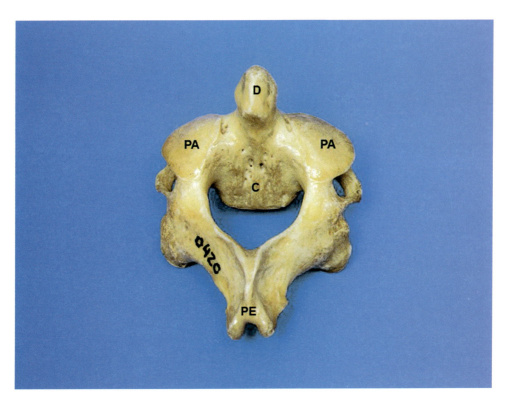

FIGURA 2.30 Visão superior da vértebra áxis (segunda cervical). Corpo da vértebra (C); processo odontóide ou dente do áxis (D); processos articulares superiores (PA) e processo espinhoso bífido (PE).

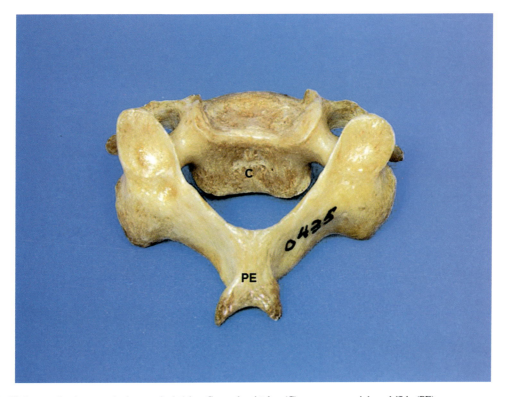

FIGURA 2.31 Visão superior de uma vértebra cervical típica. Corpo da vértebra (C) e processo espinhoso bífido (PE).

38 Anatomia Sistêmica

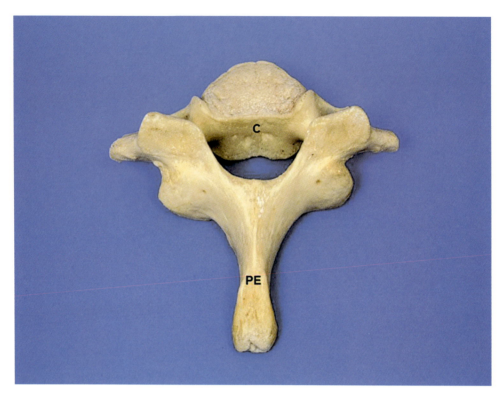

FIGURA 2.32 Visão superior da vértebra cervical proeminente (C7) com a presença de um processo espinhoso alongado (PE). Corpo da vértebra (C).

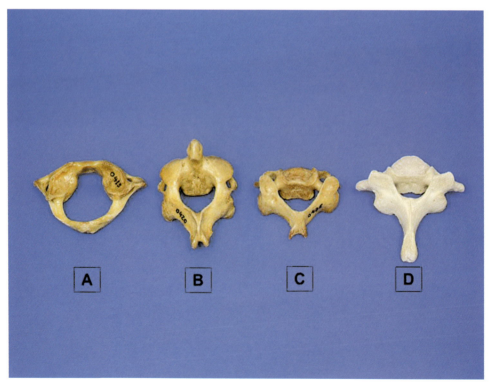

FIGURA 2.33 Visão superior das vértebras cervicais: atlas (A); áxis (B); típica (C) e proeminente (D).

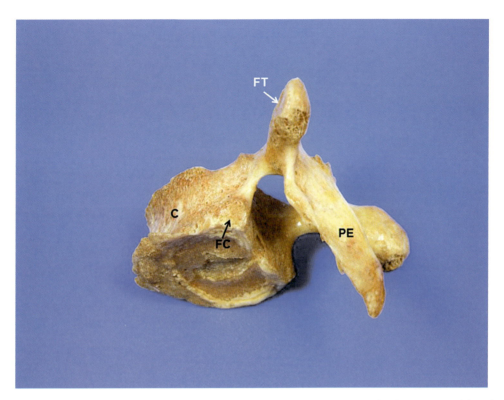

FIGURA 2.34 Visão inferolateral de uma vértebra torácica. Observar a presença do corpo vertebral (C), do processo espinhoso longo e inclinado inferiormente (PE), da fóvea costal do processo transverso (FT) e da fóvea costal inferior (FC).

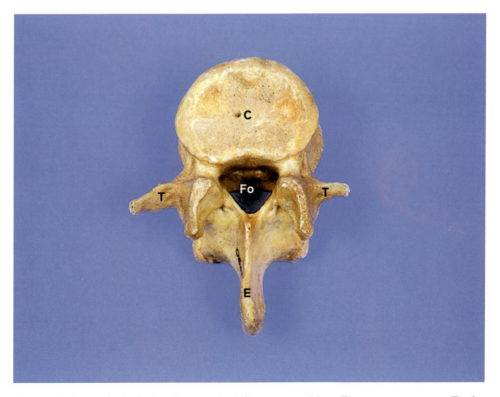

FIGURA 2.35 Visão superior de uma vértebra lombar. Corpo vertebral (C); processo espinhoso (E); processos transversos (T) e forame vertebral (Fo).

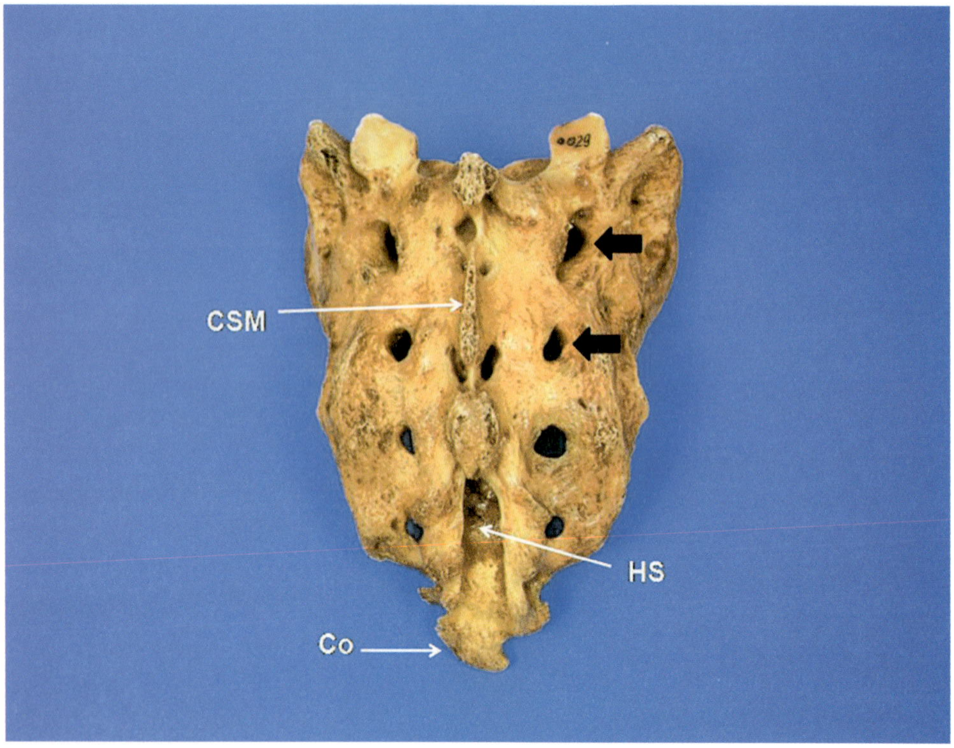

40 Anatomia Sistêmica

FIGURA 2.36 Visão dorsal ou posterior dos ossos sacro e cóccix. Estão identificados os forames sacrais posteriores (setas pretas); a crista sacral mediana (CSM); o hiato sacral (HS) e o osso cóccix (Co).

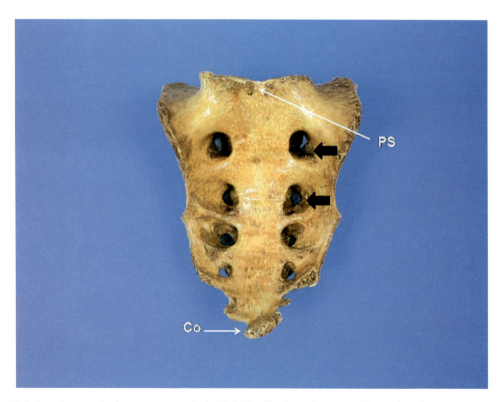

FIGURA 2.37 Visão ventral ou anterior dos ossos sacro e cóccix. Estão identificados os forames sacrais anteriores (setas pretas); o promontório sacral (PS) e o osso cóccix (Co).

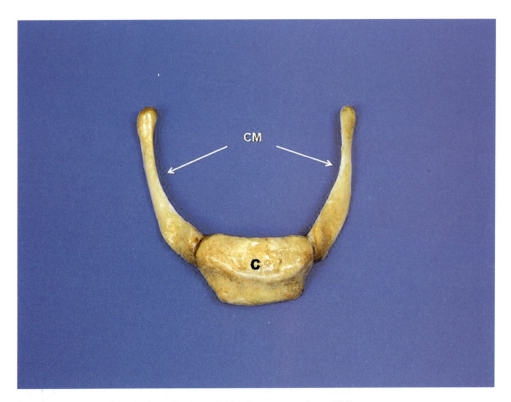

FIGURA 2.38   Visão anterossuperior do osso hioide. Corpo do hioide (C) e cornos maiores (CM).

Complete a legenda da Figura 2.39, a seguir.

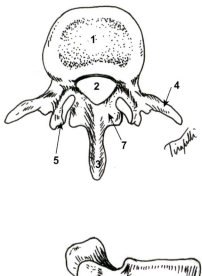

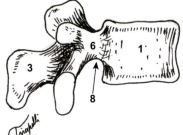

FIGURA 2.39   Vista superior e lateral de uma vértebra lombar. Assinale cada número de acordo com a estrutura indicada.

1._____
2._____
3._____
4._____
5._____
6._____
7._____
8._____

3. CAIXA TORÁCICA

(L) Caixa = *compages*, estrutura articulada, gaiola, prisão + (Gr) Torácica = *thorachykos*, relativo ao tórax = couraça, parte frontal da armadura

ESTRUTURA ANATÔMICA	CLASSIFICAÇÃO MORFOLÓGICA	ETIMOLOGIA	CARACTERÍSTICAS/CURIOSIDADES
Costelas	Alongados	(L) *Costae* = costela, ilharga, flanco.	Possuem cartilagens costais que permitem flexibilidade. Podem ser divididas em relação à articulação com o osso esterno: Verdadeiras: Os sete primeiros pares que possuem articulação direta com o osso esterno. Falsas: três pares que se articulam indiretamente com o osso esterno. Falsas flutuantes: não se articulam com o osso esterno (Dica 9). A divisão do esterno necessária para acesso à cavidade torácica em cirurgias como a de revascularização do miocárdio é denominada esternotomia mediana.
Esterno	Plano	(Gr) *Stérnon* = Peito, tórax.	
Vértebras torácicas*			* Descritas com a coluna vertebral.

Dica 9

As **costelas** (Figura 2.41) são classificadas de acordo com a maneira que se articulam (ou não) ao osso esterno. Os sete primeiros pares de costelas são classificados como costelas "verdadeiras", já que, por meio de suas cartilagens costais, conectam-se diretamente ao esterno. Os pares de costelas de número oito, nove e dez são classificados como "costelas falsas"; pois não se fixam diretamente ao esterno, mas por intermédio de cartilagens costais de outras costelas. Já os dois últimos pares de costelas são classificados como "falsas flutuantes", pois não se articulam nem indiretamente às cartilagens costais de outros pares de costelas.

Aplicação clínica 5

O tórax possui uma forma normal que permite uma mecânica ventilatória eficiente para as trocas gasosas. Porém, em algumas doenças, o tórax pode adquirir deformidades que trazem prejuízos à capacidade respiratória. O **tórax "em tonel"**, por exemplo, ocorre na Doença Pulmonar Obstrutiva Crônica (DPOC). Esta doença possui duas interfaces: bronquite e enfisema. O tórax permanece em estado de insuflação e, portanto, não se movimenta de forma eficaz para obter uma inspiração com volume de ar satisfatório.

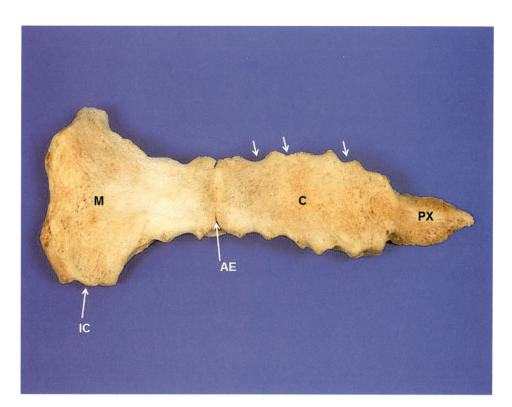

FIGURA 2.40 Visão anterior do osso esterno. Manúbrio esternal (M); corpo esternal (C); processo xifóide (PX); ângulo esternal (AE); incisura clavicular (IC) e incisuras costais (setas menores).

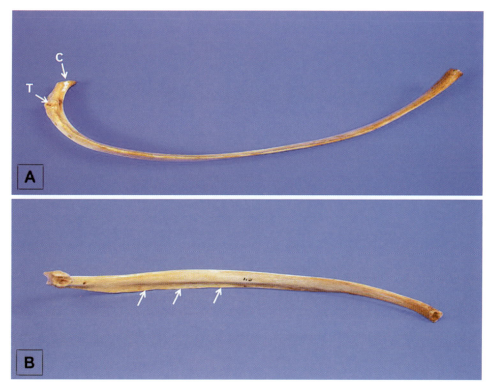

FIGURA 2.41 Visão superior (A) e interna (B) de uma costela típica. Cabeça da costela (C); tubérculo da costela (T) e sulco costal (setas).

Complete a legenda da Figura 2.42, a seguir.

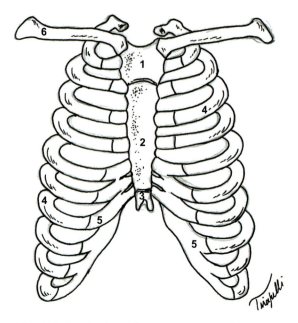

FIGURA 2.42 Vista anterior da caixa torácica. Assinale cada número de acordo com o nome da estrutura.

1._____
2._____
3._____
4._____
5._____
6._____

OSSOS DO ESQUELETO APENDICULAR
1. CÍNGULO DO MEMBRO INFERIOR

(L) Cíngulo = cintura, prender pela cintura ou *cingulus*, faixa de terra. Estrutura que rodeia ou abraça outra.

ESTRUTURA ANATÔMICA	CLASSIFICAÇÃO MORFOLÓGICA	ETIMOLOGIA	CARACTERÍSTICAS/CURIOSIDADES
Osso do quadril	Irregular	(L) *quadrus* = esquadro, quadrado, equilibrado	No recém-nascido, o osso do quadril está dividido em três partes (ílio, ísquio e púbis). A fusão inicia-se entre 15 a 17 anos e termina por volta de 20 a 25 anos.
Ílio		(L) *Ilium* = flanco	Em acidentes de esmagamento, pode ocorrer compressão lateral da pelve, costumeiramente causando fratura de ílio, já que eles são empurrados um em direção ao outro. Suas margens superiores (as cristas ilíacas) são utilizadas muitas vezes para a coleta de medula óssea nos doadores.
Ísquio		(Gr) *Iskion* = quadril, bacia	Quando sentamos de forma correta, podemos sentir uma proeminência óssea que pertence aos ísquios (os túberes isquiáticos).
Púbis		(L) *Pubes* = Pelo	Os ossos púbicos são unidos anteriormente por meio de uma articulação cartilaginosa denominada sínfise púbica.

2. PARTE LIVRE DO MEMBRO INFERIOR

ESTRUTURA ANATÔMICA	CLASSIFICAÇÃO MORFOLÓGICA	ETIMOLOGIA	CARACTERÍSTICAS/ CURIOSIDADES
Fêmur (coxa)	Longo	(L) Fêmur = coxa	É o maior osso do corpo humano.
Tíbia (perna)	Longo	(L) Tíbia = Flauta	A região anterior da tíbia, na linguagem cotidiana é denominada canela.
Fíbula (perna)	Longo	(L) Fíbula = alfinete, pequena fivela, broche, colchete	Fraturas da fíbula podem ocorrer nas entorses de tornozelo, principalmente na região da epífise distal denominada maléolo lateral.
Patela	Sesamoide	(Gr) *Sesamen* = Gergelim + *Oide* = forma de	Osso localizado na região anterior do joelho e que se articula à epífise distal do fêmur.

TARSO
(Gr) Tarsos = objetos dispostos em linha

Tálus	Curto	(L) *Talus* = tornozelo, astrágalo	É o osso que se articula com a tíbia e a fíbula formando o tornozelo.
Calcâneo	Curto	(L) *Calx* = calcanhar	É o osso que mais absorve o impacto no pé e, por isso, microlesões causadas podem evoluir para uma situação usualmente denominada "esporão de calcâneo" provocando muita dor.
Navicular	Curto	(L) *Navicula* = diminutivo de navio, escuna	Os ossos do pé como um todo formam dois arcos: o longitudinal e o transversal que fazem a distribuição do peso protegendo contra choques mecânicos e ainda ajudando também a fase de impulso da marcha.
Cuboide	Curto	(Gr) *Kúbos* = cubo + *Oides* = Forma de	
Cuneiformes medial, intermédio e lateral	Curtos	(L) *Cunoeus* = cunha + *Formis* = Forma de	
I – V Metatarsos	Longos	Gr) *Meta* = depois + (Gr) *Tarsos* = tornozelo	Fratura dos ossos metatarsais: comum em dançarinos, especialmente em bailarinas que usam a técnica da meia-ponta (Fratura do Dançarino), mas também pode ocorrer quando há inversão súbita e violenta do pé.
Hálux - Falanges proximal e distal; II – V: Falanges proximal, média e distal.	Longos	(Gr) *Phalange* = soldados enfileirados	O primeiro dedo do pé é denominado Hálux = (L) Allex ou Hallus = dedo grande (Dica 10).

Dica 10
O "dedão do pé" é chamado **hálux** (do latim *hallus*, ou dedo grande) e se localiza medialmente se comparado aos demais dedos do pé (Figuras 2.51 e 2.53).

46 Anatomia Sistêmica

Cíngulo e parte livre do membro inferior

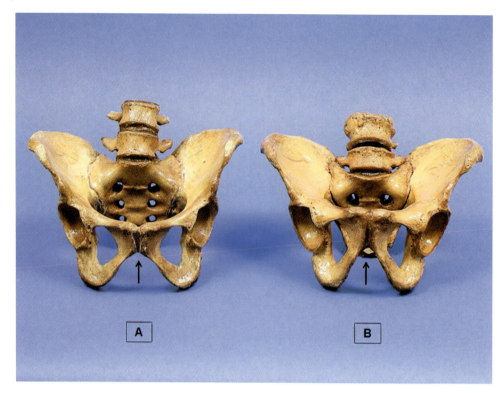

FIGURA 2.43 Visão anterior da pelve feminina (A) e masculina (B), mostrando a diferença no ângulo subpúbico (setas) nos dois sexos: entre 80°-85° no sexo feminino e entre 50° a 60° no sexo masculino.

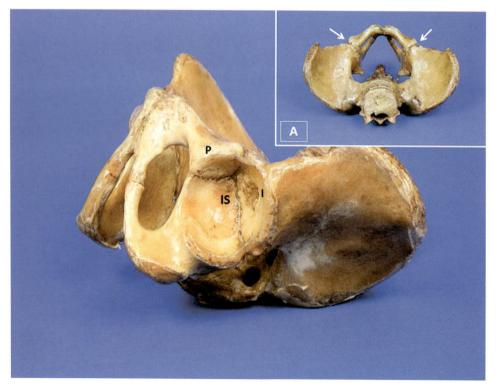

FIGURA 2.44 Visão lateral da pelve de indivíduo jovem mostrando as articulações entre os ossos do quadril no interior do acetábulo: ísquio (IS), ílio (I) e púbis (P). Em A, visão superior mostrando as articulações iliopúbicas (setas).

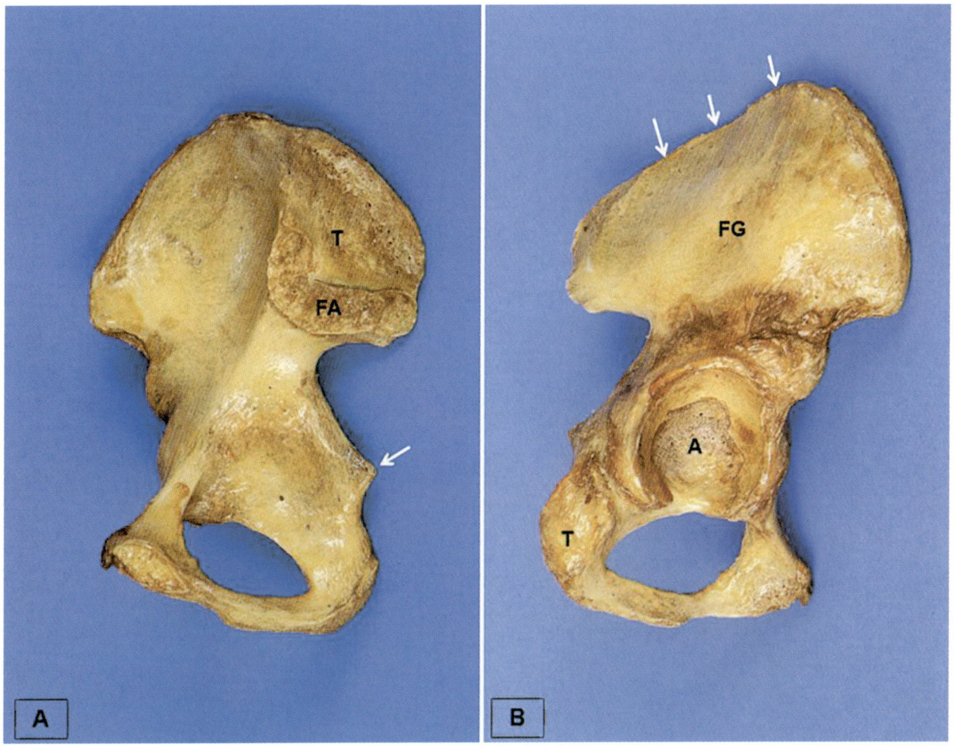

Sistema Esquelético **Capítulo | 2** 47

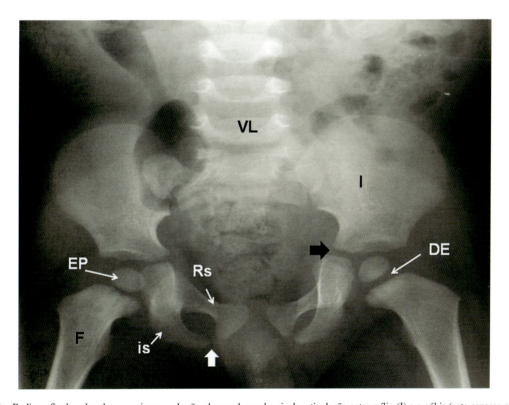

FIGURA 2.45 Osso ilíaco e alguns dos seus acidentes ósseos. Em A, visão medial do osso, com a presença da face sacropélvica constituída pela tuberosidade ilíaca (T) e pela face auricular (FA). Espinha isquiática (seta). Em B, observar a partir da visão lateral do osso, a crista ilíaca (setas), a face glútea (FG), o acetábulo (A) e o túber isquiático (T).

FIGURA 2.46 Radiografia da pelve de uma criança onde são observados os locais de articulação entre o ílio (I) e o púbis (seta espessa preta) e entre o ramo inferior do púbis e o ísquio (is) (seta espessa branca). Destaca-se também a presença do disco cartilaginoso epifisário (DE) entre a epífise proximal do fêmur (EP) e a diáfise do fêmur (F). Ramo superior do púbis (Rs) e vértebra lombar (VL).

48 Anatomia Sistêmica

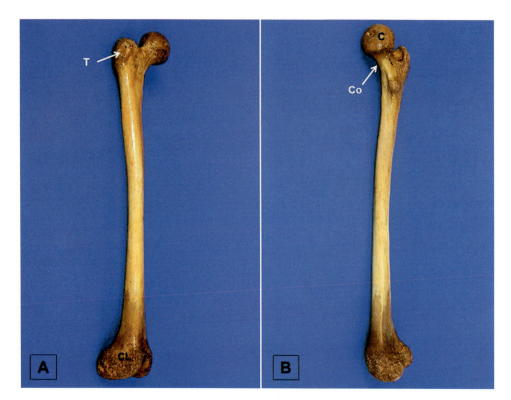

FIGURA 2.47 Visão lateral (A) e medial (B) do fêmur. São observados alguns dos seus acidentes ósseos: cabeça do fêmur (C); colo do fêmur (Co); côndilo lateral (CL) e trocânter maior (T).

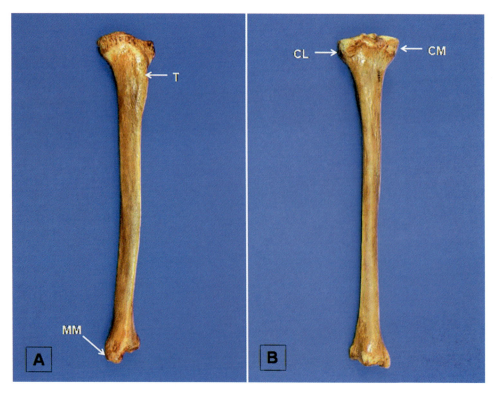

FIGURA 2.48 Visão anteromedial (A) e posterior (B) da tíbia. Côndilo lateral (CL); côndilo medial (CM); maléolo medial (MM) e tuberosidade da tíbia (T).

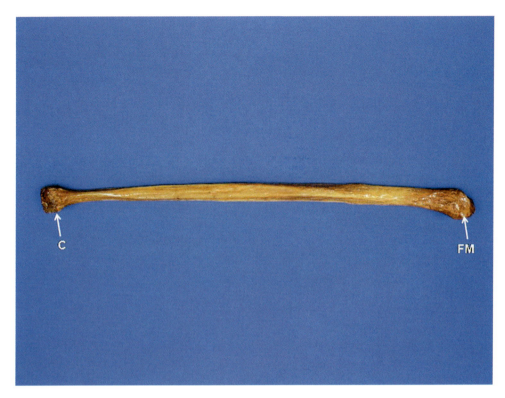

FIGURA 2.49 Visão medial da fíbula. Cabeça da fíbula (C) e face articular do maléolo (FM).

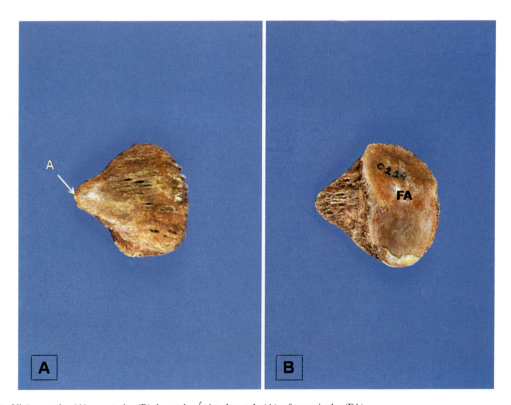

FIGURA 2.50 Visão anterior (A) e posterior (B) da patela. Ápice da patela (A) e face articular (FA).

50 Anatomia Sistêmica

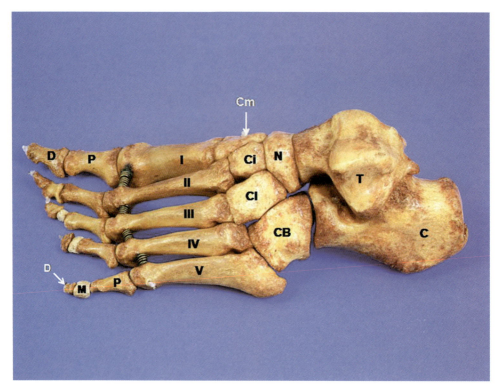

FIGURA 2.51 Ossos do pé em vista dorsal. Identificar os ossos do tarso: calcâneo (C), tálus (T), navicular (N), cuboide (CB), cuneiforme medial (Cm), cuneiforme intermédio (Ci) e cuneiforme lateral (Cl); os ossos metatársicos: I ao V, a partir do hálux; e as falanges: proximal (P) e distal (D) no hálux e proximal (P), média (M) e distal (D) nos demais dedos.

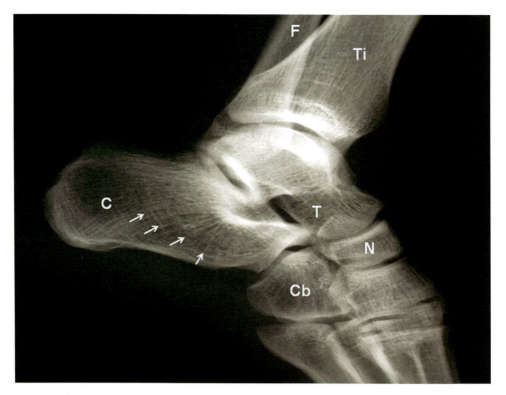

FIGURA 2.52 Radiografia lateral da articulação talocrural (do tornozelo). Na parte distal da perna identificar a tíbia (Ti) e a fíbula (F). No pé identificar o osso tálus (T); cubóide (Cb); navicular (N) e calcâneo (C). Neste último, a presença de traves de direção (setas curtas), ou seja, a orientação das trabéculas do osso esponjoso internamente.

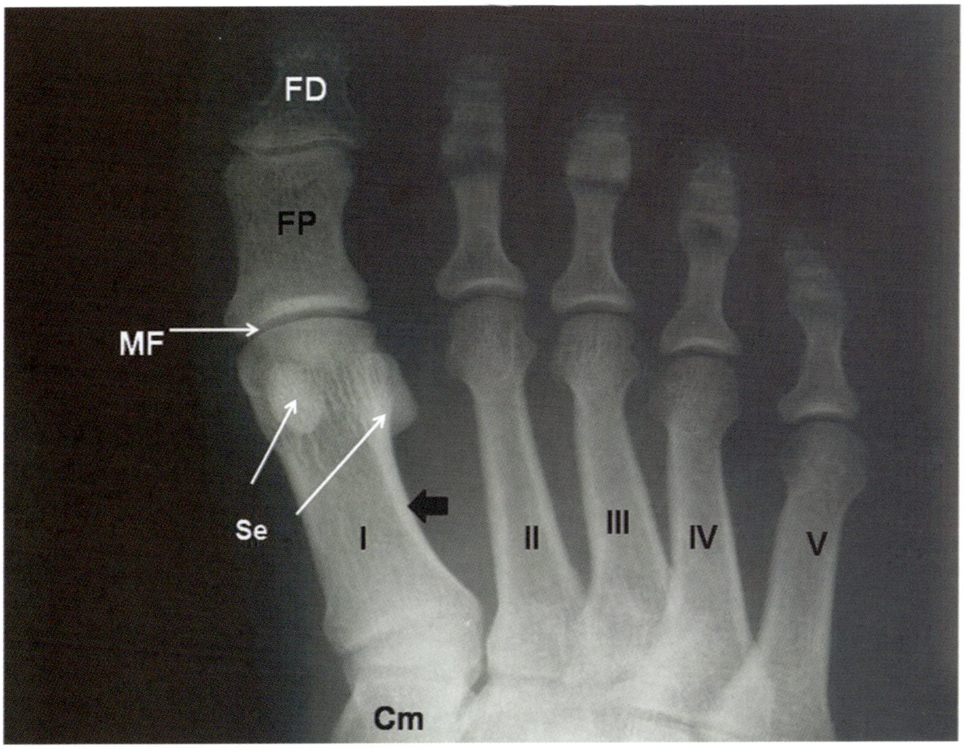

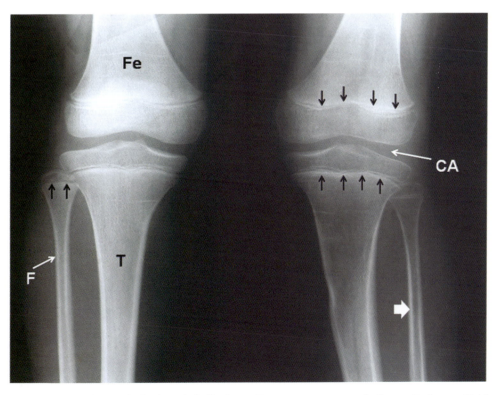

FIGURA 2.53 Radiografia do pé destacando a presença de ossos sesamóides (Se) próximo à articulação metatarsofalângica (MF) do hálux. Estão identificados os ossos metatársicos (I ao V), as falanges proximal (FP) e distal (FD) do hálux, o osso cuneiforme medial (Cm) e o osso compacto externamente ao I metatársico (seta preta).

FIGURA 2.54 Radiografia da articulação do joelho de um indivíduo jovem. Destaque para a presença do disco cartilaginoso epifisário ou cartilagem de conjugação (setas pretas curtas) nos três ossos envolvidos nesta articulação: fêmur (Fe); tíbia (T) e fíbula (F). A seta branca espessa indica o tecido ósseo compacto externo na diáfise da fíbula. Cavidade articular (CA).

Complete as legendas das Figuras 2.55, 2.56 e 2.57, a seguir.

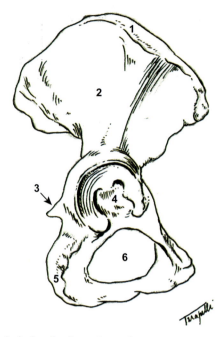

FIGURA 2.55 Vista lateral do osso do quadril. Assinale cada número de acordo com a estrutura anatômica indicada.

1._____
2._____
3._____
4._____
5._____
6._____

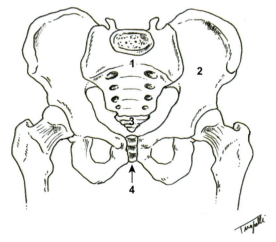

FIGURA 2.56 Vista anterior da pelve óssea. Assinale cada número de acordo com o nome do osso.

1._____
2._____
3._____
4._____

Sistema Esquelético **Capítulo | 2** 53

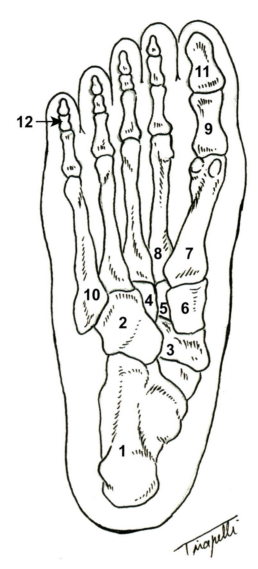

FIGURA 2.57 Vista anterior dos ossos do pé direito. Assinale cada número de acordo com o nome do osso.

1._____
2._____
3._____
4._____
5._____
6._____
7._____
8._____
9._____
10._____
11._____
12._____

1. CÍNGULO DO MEMBRO SUPERIOR

(L) Cíngulo = cintura, prender pela cintura ou *cingulus*, faixa de terra. Estrutura que rodeia ou abraça outra.

ESTRUTURA ANATÔMICA	CLASSIFICAÇÃO MORFOLÓGICA	ETIMOLOGIA	CARACTERÍSTICAS/CURIOSIDADES
Clavícula	Longo	(L) *Clavicula* = diminutivo de clavis (chave, tranca)	Duas versões podem explicar o nome deste osso: a primeira, porque ele gira em torno do próprio eixo lembrando uma chave. A segunda é que, antigamente, os anatomistas acreditavam que a clavícula era o primeiro osso a se formar e o último a se decompor. Portanto, há uma associação com a "chave da vida" e a "chave da morte".
Escápula	Plano	(L) *Scapulae* = espáduas, ombros	A discinesia da escápula (escápula alada) é uma condição em que há separação da parede do tórax por lesão nervosa, por exemplo.

2. PARTE LIVRE DO MEMBRO SUPERIOR

ESTRUTURA ANATÔMICA	CLASSIFICAÇÃO MORFOLÓGICA	ETIMOLOGIA	CARACTERÍSTICAS/CURIOSIDADES
Úmero (braço)	Longo	(L) *humerus* ou *umerum* = ombros, espáduas	Articula-se pela sua epífise proximal com a escápula (articulação do ombro).
Ulna (antebraço)	Longo	(L) *Ulna* = antebraço ou *Oléne* = cotovelo	Geralmente a fratura se dá em ambos os ossos, devido à relação íntima entre eles através da membrana interóssea.
Rádio (antebraço)	Longo	(L) *Radius* = raio de uma roda	
CARPO (Gr) *Karpós*, pulso ou *Karpologeo*, colher frutos, e no latim, a partir daí, *Carpere*, colher, arrancar.			
Escafoide	Curto	(Gr) *Scaphos* = barco + eidos = semelhante a	Fraturas na região do carpo e metacarpo: Fratura do osso escafoide: o osso carpal mais fraturado, geralmente por queda sobre a palma da mão em abdução. A consolidação óssea demora, no mínimo, três meses. Fratura do osso hamato: pode lesar o nervo ulnar e diminuir a força de apreensão da mão. Também há risco de lesão da artéria ulnar.
Semilunar	Curto	(L) *Semi* = meio, metade+ *Luna* = lua + *ar* = sufixo de relação	
Piramidal	Curto	(Gr) *Puramis* = pirâmide + *al* = sufixo de relação	
Pisiforme	Curto	(L) *Pisum* = ervilha + *forme* = em forma de	
Trapézio	Curto	(Gr) *Trapezius* = mesa	
Trapezoide	Curto	(Gr) *Trapezius* = mesa + *eidos* = semelhante a	
Capitato	Curto	(L) *Capillus* = cabelo + *ato* = sufixo que designa propriedade	
Hamato	Curto	(L) *Hamatus* = em forma de gancho	
Metacarpos I – V	Longos	(Gr) *Meta* = depois de, entre, após e *Karpus* = punho.	
Polegar: Falanges proximal e distal II – V: Falanges proximal, média e distal	Longos	(Gr) *Phalange* = soldados enfileirados	A artrite é uma inflamação nas articulações que causa dor e inchaço, além de deformidades entre as falanges.

> **Aplicação clínica 6**
>
> A fratura na região do carpo é comum por causa do reflexo que as pessoas possuem de aparar uma queda com as mãos. O osso mais comumente fraturado é o escafoide em virtude de sua posição anatômica (Figura 2.63).

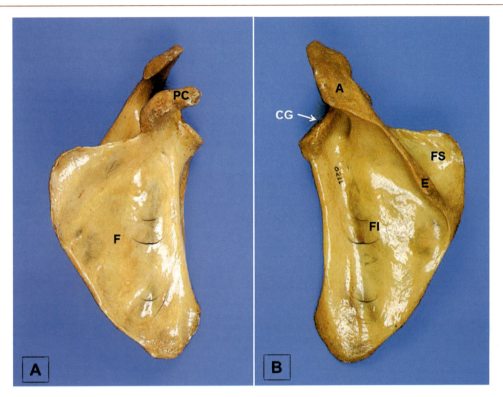

FIGURA 2.58 Escápula na visão ventral (A) e dorsal (B). São observados alguns dos seus acidentes ósseos: acrômio (A); cavidade glenoide (CG); espinha da escápula (E); fossa subscapular (F); fossa infraespinhal (FI); fossa supraespinhal (FS); processo coracoide (PC).

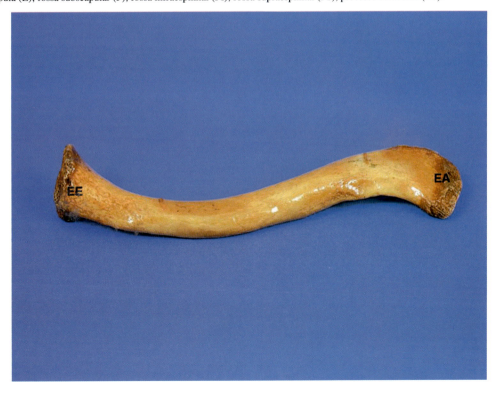

FIGURA 2.59 Face superior da clavícula com visão das suas extremidades esternal (EE) e acromial (EA).

56 Anatomia Sistêmica

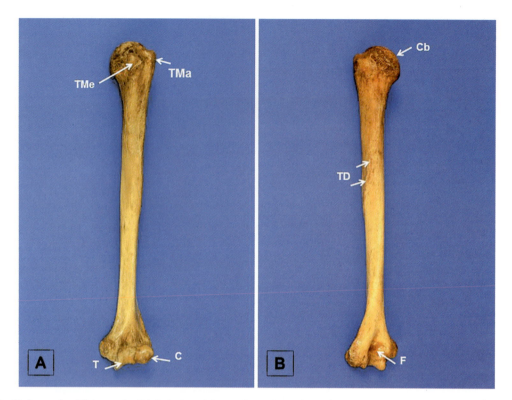

FIGURA 2.60 Visão anterior (A) e posterior (B) do úmero. Alguns acidentes ósseos indicados: capítulo (C); cabeça do úmero (Cb); fossa do olécrano (F); tróclea (T); tuberosidade deltóidea (TD); tubérculo maior (TMa) e tubérculo menor (TMe).

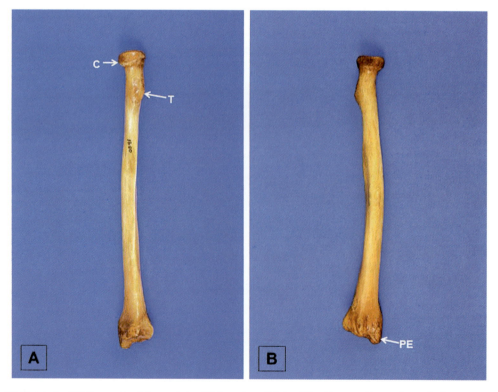

FIGURA 2.61 Visão anterior (A) (em supinação) e posterior (B) (em pronação) do rádio. Alguns acidentes ósseos indicados: cabeça (C); processo estiloide do rádio (PE); tuberosidade do rádio (T).

Sistema Esquelético **Capítulo | 2** 57

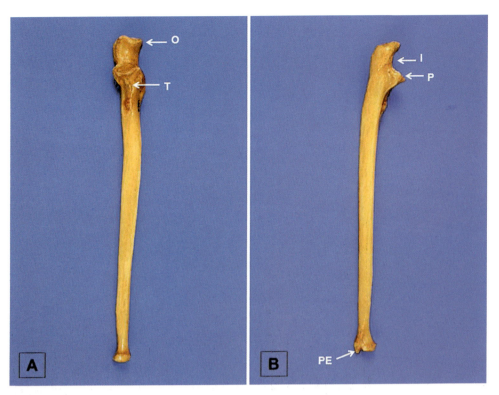

FIGURA 2.62 Visão anterior (A) e lateral (B) da ulna. Alguns acidentes ósseos indicados: incisura troclear (I); olécrano (O); processo coronoide (P); processo estiloide da ulna (PE); tuberosidade da ulna (T).

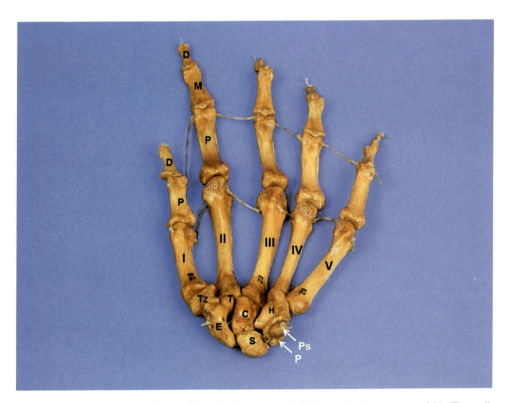

FIGURA 2.63 Visão anterior (palmar) dos ossos da mão. São indicados os ossos da fileira proximal do carpo: escafoide (E); semilunar (S); piramidal (P) e pisiforme (Ps); da sua fileira distal: trapézio (Tz); trapezoide (T); capitato (C) e hamato (H); os ossos metacárpicos (I ao V a partir do polegar); assim como as falanges proximal (P) e distal (D) do polegar e as falanges proximal (P); média (M) e distal (D) nos demais dedos.

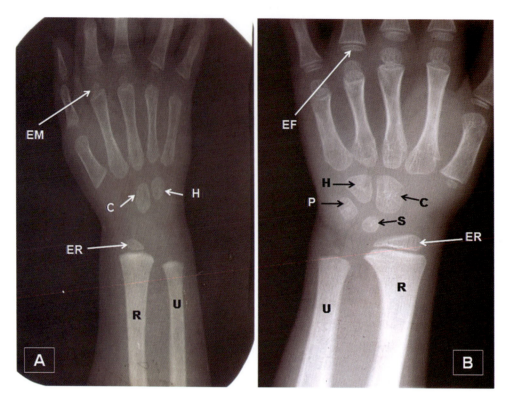

FIGURA 2.64 Radiografia PA (posteroanterior) da mão de uma criança com aproximadamente dois anos (em A) e quatro anos (em B). Observar: o rádio (R) e a ulna (U), os ossos capitato (C), hamato (H), semilunar (S) e piramidal (P) no carpo, além da epífise distal do rádio (ER), da epífise distal do II metacárpico (EM) e da epífise proximal da falange proximal do IV dedo (EF).

Complete as legendas das Figuras 2.65 e 2.66, a seguir.

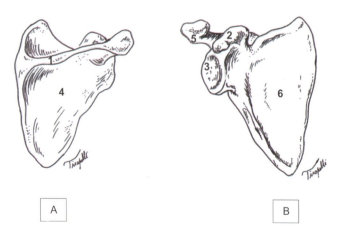

FIGURA 2.65 Vista posterior (A) e anterior (B) da escápula. Assinale cada número de acordo com o nome da estrutura.

1._____
2._____
3._____
4._____
5._____
6._____

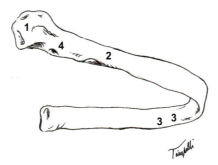

FIGURA 2.66 Vista posterior de uma costela típica. Assinale cada número de acordo com o nome do osso.

1._____
2._____
3._____
4._____

Exercícios de autoavaliação

1. Marque uma resposta nas questões a seguir.
   1.1. O crânio é um dos elementos do esqueleto axial e uma das suas funções é proteger as estruturas encefálicas, basicamente um estojo ósseo. A porção superior desse estojo é denominada calvária que é composta pelos seguintes ossos:
       a) Frontal, parietais e temporal
       b) Frontal, parietais e occipital
       c) Frontal, parietais, temporal e occipital
       d) Frontal, parietais, esfenoide, temporal e occipital
       e) Parietais, temporal e occipital
   1.2. Dos ossos a seguir, qual pode se agrupado em duas classificações morfológicas:
       a) Occipital
       b) Esfenoide
       c) Vértebra
       d) Patela
       e) Sacro
   1.3. Qual afirmativa descreve o número correto de vértebras por região?
       a) Cervical C1-C5, torácica T1-T12, lombar L1-L5, sacro (5 fusionadas), cóccix (4 fusionadas)
       b) Cervical C1-C5, torácica T1-T12, lombar L1-L5, sacro (1), cóccix (1)
       c) Cervical C1-C7, torácica T1-T12, lombar L1-L5, sacro (1), cóccix (1)
       d) Cervical C1-C7, torácica T1-T12, lombar L1-L5, sacro (5 fusionadas), cóccix (4 fusionadas)
       e) Cervical C1-C7, torácica T1-T12, lombar L1-L5, sacrococcígea (1)

2. Complete os espaços.
   2.1. O osso _____ tem a forma alongada, localizado na caixa torácica atravessado pelo plano _____ e composto por três porções denominadas: _____.
   2.2. Na anatomia humana, os membros superiores (MMSS) são elementos da divisão _____ do esqueleto, composto pelos segmentos: braço, onde encontramos o osso _____; antebraço, onde encontramos, de forma lateral e medial, respectivamente, os ossos _____; e mão, segmento subdividido em ossos do _____, ossos do _____ e as _____. As falanges do 2° ao 5° dedo são três e denominadas _____. O cíngulo superior, formado pela _____ e pela _____, une o MMSS ao esqueleto axial, mais precisamente através da articulação esterno clavicular.

3. Leia os textos a seguir e correlacione as palavras em destaque com a melhor definição.
   3.1. "O tecido ósseo pode ser encontrado em duas formas, compacto ou esponjoso. No adulto, o tecido esponjoso[a] é preenchido por medula óssea vermelha[b], sendo um importante local para hematopoiese (produção de células sanguíneas). No osso longo, o tecido compacto[c] está relacionado principalmente com a diáfise[d], onde se encontra o canal medular preenchido por medula óssea amarela ou flava[e]".
       [ ] Quando é possível a observação de cavidades
       [ ] Não apresenta lacunas visíveis
       [ ] Responsável pela formação de células sanguíneas
       [ ] Constituída de tecido adiposo
       [ ] Que é a parte do osso que tem crescimento primário, ou seja, cresce longitudinalmente
   3.2. "A coluna vertebral é um conjunto de 33 vértebras[a], e, na sua porção mais caudal, é representada por vértebras fusionadas formando duas estruturas triangulares, o sacro[b] e o cóccix. A sobreposição longitudinal das vértebras permite a formação do canal vertebral[c]. Em vista lateral, podemos visualizar na coluna vertebral os forames intervertebrais[d] e as curvaturas fisiológicas[e]. Essas últimas são classificadas como primárias (cifóticas) e secundárias (lordóticas)."
       [ ] Podem ser classificadas como primárias e secundárias
       [ ] A típica consiste de um corpo, um arco vertebral e três processos para conexões musculares e articulares
       [ ] Passagem para o nervo espinal
       [ ] Serve de estojo ósseo para a medula espinal e a cauda equina
       [ ] É formado pela fusão de 5 vértebras e o centro de gravidade do corpo está cerca de 1 cm posteriormente ao promontório

Responda às questões a seguir.

1. Crie um mapa conceitual com as etapas do crescimento ósseo.
2. O que diferencia a pelve óssea feminina (ginecoide) da pelve óssea masculina (androide)? Crie uma tabela.
3. Quais são e o que são vértebras atípicas? Esquematize.

Referências

1. Cormack, D.H. (2001) Essential Histology. 2ª ed. Baltimore: Lippincott Williams & Wilkins.
2. Cotran, R.S.; Kumar, V.; Collins, T. (1999) Robbin's Pathologic Basis of Disease. 6ª ed. Filadélfia: Saunders.
3. Fernandes, G.J.M. (1999) Eponímia e Etimologia. São Paulo: Editora Plêiade.
4. Gardner, E.; Gray, D.J.; O'Rahilly, R. (1978) *Anatomia:* estudo regional do corpo humano. 4ª ed. Rio de Janeiro: Editora Guanabara Koogan.
5. Moore, K.L.; Dalley, A.F.; Agur, A.M.R. (2010) Anatomia orientada para a clínica. 6ª ed. Rio de Janeiro: Editora Guanabara Koogan.
6. Sociedade Brasileira de Anatomia. (2001) Terminologia anatômica. São Paulo: Editora Manole.
7. Stedman's Medical Dictionary. (2006) 28ª ed. Baltimore: Lippincott Williams & Wilkins.
8. Tirapelli, L.F. (2008) Bases morfológicas do corpo humano. Rio de Janeiro: Guanabara Koogan.

Capítulo 3

Sistema Articular

Objetivo geral

Ao final deste capítulo, todos deverão conhecer as principais características dos três tipos de articulações quanto ao tecido interposto, alguns dos seus exemplos e descrever seus principais movimentos.

1. Generalidades

Neste capítulo, estudaremos as articulações do corpo humano. As articulações são definidas como a junção ou união principalmente entre dois ou mais ossos, mas também entre osso e cartilagem ou até mesmo entre cartilagens. As articulações nem sempre estão associadas ao movimento; portanto, existe uma classificação funcional:

Sinartroses: Articulações sem movimento. Exemplo: articulações entre os ossos do crânio.
Anfiartroses: Articulações com pouco movimento, ou seja, movimento limitado. Exemplo: articulação entre os corpos vertebrais (discos intervertebrais).
Diartroses: Articulações com amplo movimento. Exemplo: ombro.

As articulações também podem ser classificadas de acordo com o tipo de tecido interposto entre os ossos e/ou cartilagens. Assim, temos:
Articulações fibrosas: Ossos e/ou cartilagens são unidos por tecido conjuntivo fibroso.
Articulações cartilaginosas: Ossos e/ou cartilagens são unidos por cartilagem hialina ou fibrocartilagem. Os dois tipos descritos anteriormente são denominados articulações por continuidade, pois existe um tecido rígido entre os ossos e/ou cartilagens da respectiva articulação.
Articulações sinoviais: Ossos e/ou cartilagens são unidos por meio de uma cápsula articular e separados por um líquido. Este tipo é denominado articulação por contiguidade ou proximidade, pois existe um pequeno espaço entre os ossos e/ou cartilagens, a cavidade articular, ocupado pelo líquido sinovial (Figura 3.1).

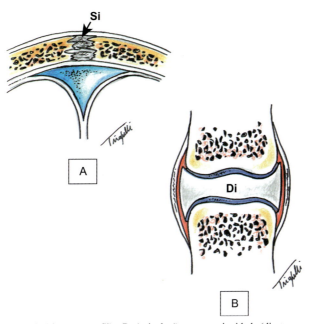

FIGURA 3.1 A, Articulações por continuidade (sinartroses - Si) e B, Articulações por contiguidade (diartroses – Di).

63

2. Articulações Fibrosas

Os ossos são unidos por um tecido conjuntivo fibroso, resistente, e os movimentos dependem da quantidade deste tecido. As articulações podem ser divididas em quatro tipos:

2.1. Suturas

As suturas (Figura 3.2) (do latim *costura*) são articulações localizadas no crânio e que possuem um grau de movimentação muito pequeno ou quase nulo. As suturas podem ser nomeadas por meio da descrição dos nomes dos ossos que se articulam (por exemplo, sutura temporoparietal), ou por meio da relação com os planos do corpo (por exemplo, sutura sagital). Podem ser divididas em três grupos:

Planas: Ossos encaixados através de uma linha reta (Figuras 3.3 e 3.4).

Serrátil ou denteada: Ossos encaixados por meio de uma linha tortuosa mais pontiaguda ou mais abaulada, respectivamente (Figuras 3.5 e 3.6).

Escamosa: Ossos parcialmente sobrepostos (Figura 3.6).

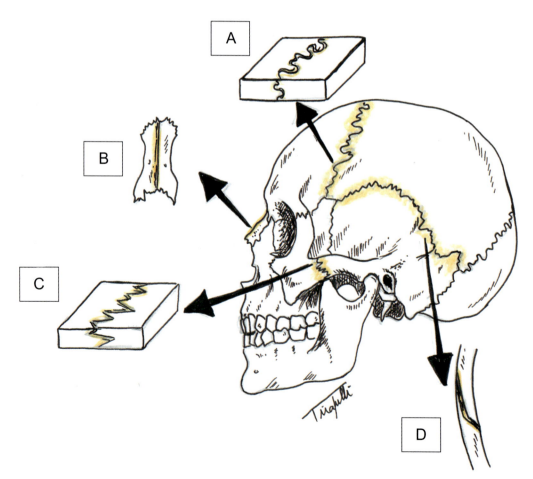

FIGURA 3.2 Tipos de sutura: (A) denteada, (B) plana, (C) serrátil e (D) escamosa.

Sistema Articular **Capítulo | 3** 65

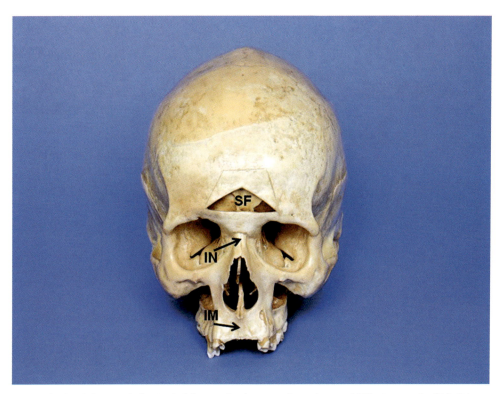

FIGURA 3.3 Norma anterior do crânio com a indicação de dois exemplos de suturas planas: internasal (IN) e intermaxilar (IM). Seio paranasal frontal (SF).

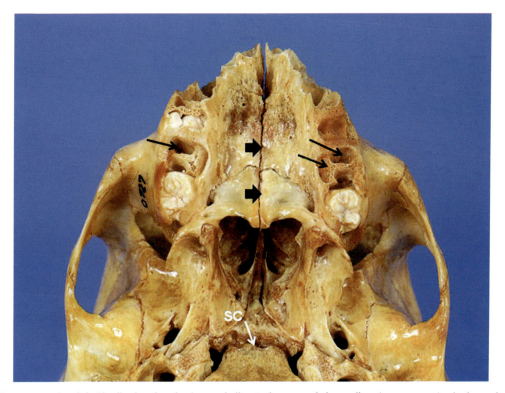

FIGURA 3.4 Base externa do crânio (detalhe do palato duro) com a indicação da sutura palatina mediana (setas espessas) e de alguns alvéolos dentários (setas delgadas) como local das gonfoses. Mais inferiormente a indicação da sincondrose esfenoccipital (SC).

66 Anatomia Sistêmica

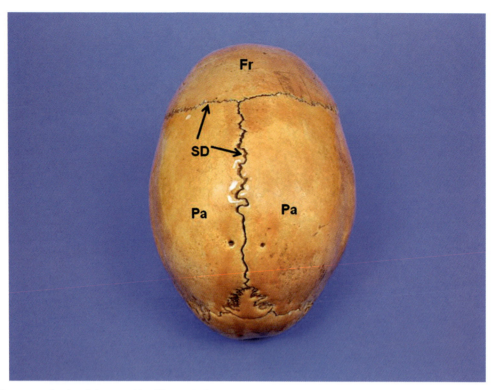

FIGURA 3.5 Norma superior do crânio com a identificação de duas suturas denteadas (SD): coronal e sagital. Osso frontal (Fr); ossos parietais (Pa).

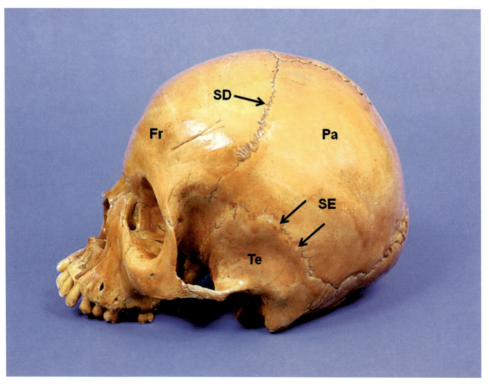

FIGURA 3.6 Norma lateral do crânio mostrando a sutura escamosa temporoparietal (SE), além da sutura coronal (do tipo denteada: SD). Osso frontal (Fr); osso parietal (Pa) e osso temporal (Te).

2.2. Sindesmoses

As sindesmoses (do grego *syn*, junto, com; *desmós*, ligamentos; ou seja, uma união através de um ligamento) são representadas por uma membrana formada por tecido conjuntivo fibroso que une os ossos do antebraço (rádio e ulna) e da perna (tíbia e fíbula), por exemplo (Figura 3.7). Diferem das suturas por apresentarem maior quantidade de tecido conjuntivo fibroso interposto.

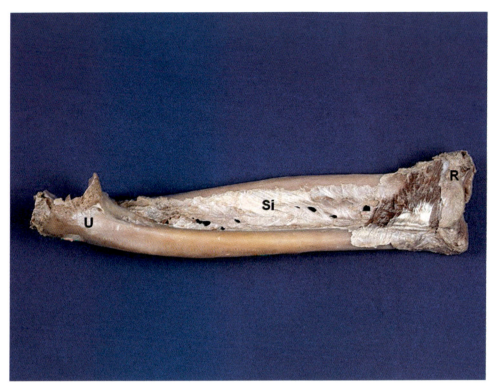

FIGURA 3.7 Exemplo de articulação fibrosa do tipo sindesmose (Si): membrana interóssea radioulnar no antebraço. Osso rádio (R) e osso ulna (U).

2.3. Gonfoses

A gonfose (do grego *gomphos*, prego ou pino, pela semelhança que um prego deixa na madeira quando o mesmo é retirado) é a articulação específica entre os dentes e a mandíbula e as maxilas. As raízes dentárias encaixam-se nos alvéolos dentários (cavidades nos ossos descritos) e o que os une é a presença de um ligamento formado por tecido conjuntivo fibroso, ou ligamento periodontal (Figuras 3.4 e 3.8).

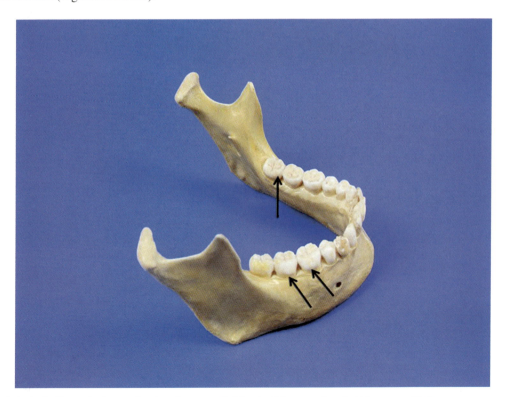

FIGURA 3.8 Articulação fibrosa do tipo gonfose (setas) entre os alvéolos dentários e as raízes dentárias na mandíbula.

Dica 1

Existem 20 **dentes decíduos** (de leite) nas crianças e, normalmente, 32 **dentes permanentes** nos adultos. Os dentes permanentes possuem idades diferentes para sua maturação. O terceiro molar (dente do siso) possui erupção entre os 13 e 25 anos. Porém, em algumas regiões do país, este dente é denominado "dente do juízo" porque sua erupção acontece, na maioria das vezes, em torno dos 18 anos.

2.4. Esquindilese

A esquindilese é uma articulação específica entre uma ranhura ou fenda de um osso e uma crista ou saliência de outro osso, como observado entre uma goteira na base do osso vômer e uma crista no corpo do esfenoide (Figura 3.9).

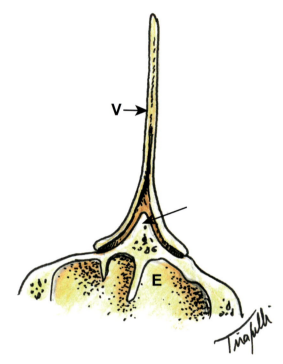

FIGURA 3.9 Articulação fibrosa do tipo esquindilese (seta). Osso vômer (V) e osso esfenoide (E).

3. Articulações Cartilaginosas

Nas articulações cartilaginosas, o tecido responsável pela união entre os ossos é uma cartilagem. Possuem mobilidade reduzida; porém, são mais móveis do que as articulações fibrosas. Quando o tecido interposto é uma cartilagem hialina, são denominadas sincondroses, e quando o tecido interposto é uma fibrocartilagem, são denominadas sínfises.

3.1. Sincondroses

As sincondroses (do grego *syn*, junto; *chondros*, cartilagem; unidos através de cartilagem), podem ser divididas em temporárias e permanentes. As sincondroses temporárias estão presentes nas cartilagens epifisárias que são regiões que promovem o crescimento do osso em comprimento. Quando o crescimento cessa, estas regiões desaparecem porque se ossificam. As sincondroses permanentes, como o próprio nome diz, não desaparecem com o passar do tempo (Figuras 3.10 a 3.12).

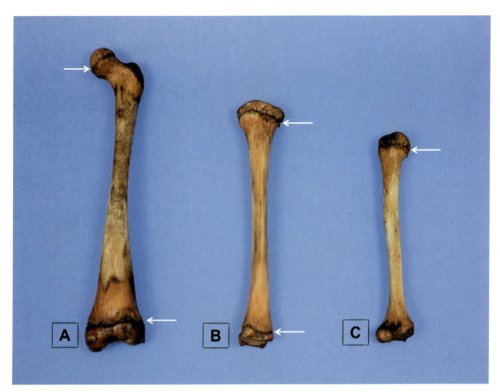

FIGURA 3.10   Exemplo de articulação cartilaginosa do tipo sincondrose temporária: a presença de disco cartilaginoso epifisário ou cartilagem de conjugação na metáfise dos ossos longos: fêmur (A), tibia (B) e úmero (C).

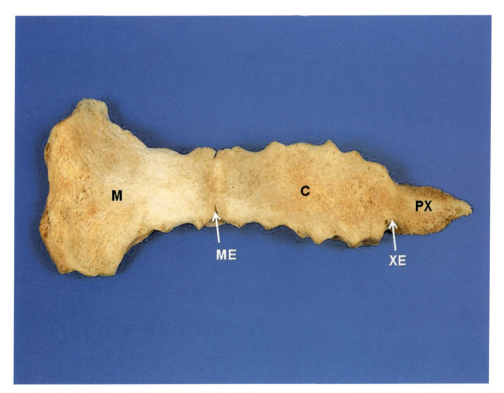

FIGURA 3.11   Exemplos de articulações cartilaginosas entre as três divisões do osso esterno: manúbrio (M), corpo (C) e processo xifoide (PX). Uma sincondrose permanente (manubrioesternal - ME) e temporária: (xifoesternal - XE) não mais visível entre o corpo e processo xifoide do esterno.

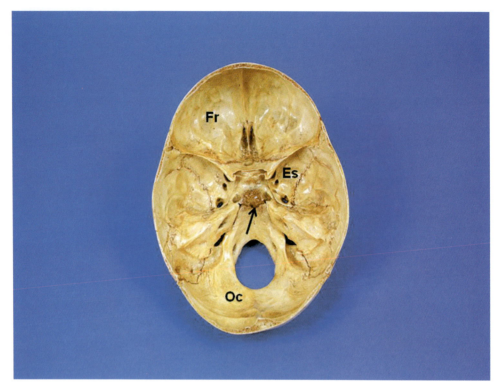

FIGURA 3.12 A visão da base interna do crânio mostra a sincondrose esfenoccipital temporária (seta). Osso esfenoide (Es); osso frontal (Fr) e osso occipital (Oc).

3.2. Sínfises

Nas sínfises (do grego *syn*, junto, com; *physis*: sulco, crescimento), a união entre os ossos é realizada através de uma fibrocartilagem que é resistente. Possuem movimentos limitados e são medianas, ou seja, estão no centro do corpo (Figuras 3.13, 3.14 e 3.21).

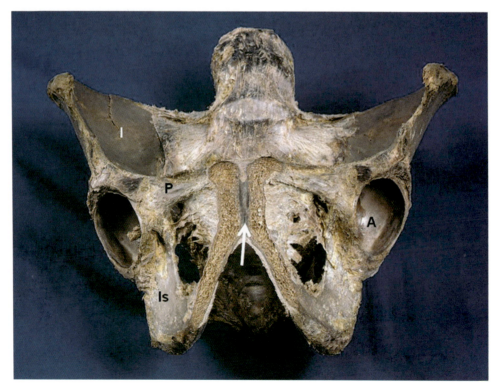

FIGURA 3.13 Exemplo de articulação cartilaginosa do tipo sínfise: a sínfise púbica (seta). Acetábulo (A); ílio (I); ísquio (Is) e púbis (P).

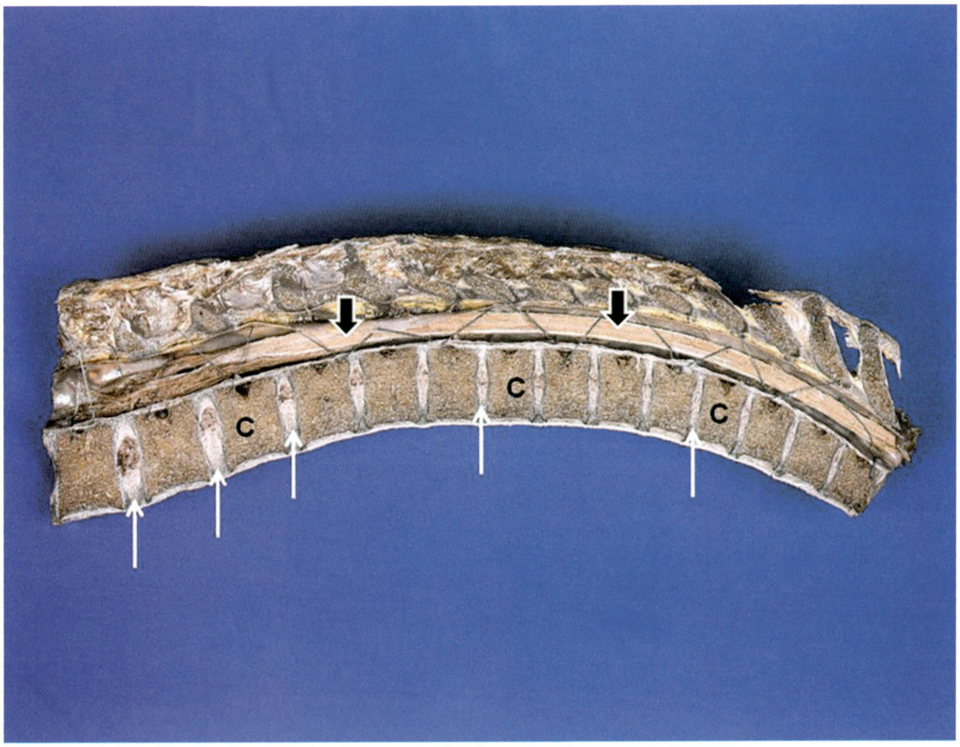

FIGURA 3.14 Exemplo de articulação cartilaginosa do tipo sínfise: a sínfise intercorpovertebral (setas delgadas). Corpos vertebrais (C) e medula espinhal (setas espessas).

Aplicação clínica 1

Os discos intervertebrais são estruturas localizadas entre os corpos vertebrais que amortecem os movimentos realizados pela coluna vertebral. Fatores como movimentos incorretos, posturas indesejadas e sobrepeso podem causar lesões no anel fibroso do disco. Se houver ruptura, o extravasamento do núcleo pulposo pode comprimir a medula espinal ou as raízes nervosas provocando muita dor. Esta condição é denominada **hérnia discal.**

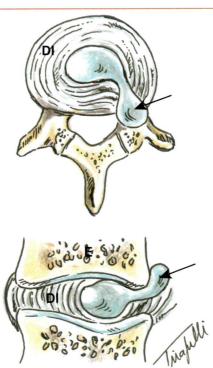

FIGURA 3.15 Hérnia de disco lombar com extravazamento do núcleo pulposo (setas). Disco intercorpovertebral (DI).

4. Articulações Sinoviais

As articulações sinoviais (do grego s*yn*, com, e do latim o*vum*, ovo – o líquido presente possui o aspecto de clara de ovo) podem ser classificadas como diartroses, ou seja, articulações verdadeiras. São as mais comuns, e a maioria está localizada no esqueleto apendicular; portanto, são articulações de locomoção que permitem movimentos precisos e uniformes, mas, ao mesmo tempo, com estabilidade e potência. Possuem as seguintes características:

Cápsula articular: A cápsula veda a articulação e possui uma membrana interna, a membrana sinovial, que é responsável pela produção do líquido sinovial (Figuras 3.28 e 3.30).
Cavidade articular: É delimitada pela cápsula articular. É um espaço virtual que contém o líquido sinovial (Figuras 3.24 a 3.27).
Líquido sinovial ou sinóvia: Líquido viscoso responsável pela lubrificação da articulação e pela nutrição da cartilagem articular.
Cartilagem articular: Presente nas superfícies articulares, é responsável pela diminuição do atrito durante os movimentos (Figuras 3.24, 3.26 e 3.29).
Estruturas de suporte: São acessórios que permitem uma melhoria na eficiência dos movimentos. São elas: ligamentos, bolsas sinoviais, lábios articulares, meniscos e discos (Figura 3.16).

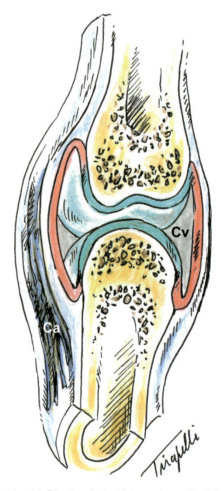

FIGURA 3.16 Características de uma articulação sinovial. Cápsula articular (Ca); membrana sinovial (em vermelho); cartilagem articular (em azul-claro) e cavidade articular ocupada pelo líquido sinovial (Cv).

Os ligamentos (Figuras 3.31 a 3.35) são responsáveis pela estabilização da articulação, evitando movimentos indesejáveis. Normalmente, realizam a união entre dois ossos. As bolsas sinoviais amortecem o impacto dos movimentos. São estruturas que possuem líquido sinovial em seu interior e funcionam como "almofadas" para amortecer o impacto dos movimentos. São deformáveis e permitem o deslizamento de tendões.

Dica 2

O termo bolsa tem origem no grego: *Bursa:* couro, pele; e *Bous:* boi. Portanto, quando as bolsas sinoviais sofrem um processo de inflamação, este processo é denominado **bursite.** As bursites provocam dor e limitação dos movimentos e ocorrem mais frequentemente no ombro. As causas são uso excessivo de maneira crônica, artrite reumatoide ou infecções, mas, em alguns casos, é idiopática, ou seja, de causa desconhecida.

Os lábios articulares são faixas de cartilagem presentes nas margens das superfícies articulares que aumentam a superfície articular para o melhor encaixe ou congruência entre os ossos. Os meniscos e discos são estruturas cartilaginosas que, além de diminuírem o impacto dos movimentos, melhoram a coaptação entre os ossos. Os discos estão frequentemente ligados à cápsula articular e divide completamente a cavidade articular em compartimentos isolados. Por estas características, diferenciam-se dos meniscos.

Aplicação clínica 2

Algumas articulações podem sofrer um processo de desgaste denominado **artrose.** Entre suas causas estão o sobrepeso e o uso excessivo ou indevido da articulação. Uma das regiões mais atingidas é o joelho. Com a diminuição do espaço interarticular, os segmentos entram em contato. Inicialmente, a lesão ocorre nas cartilagens articulares. Porém, com a evolução, as partes ósseas entram em atrito provocando a formação de projeções ósseas denominadas osteófitos que são popularmente conhecidos como "bicos de papagaio".

4.1. Classificação das articulações sinoviais

As articulações sinoviais são classificadas de acordo com a forma de encaixe dos ossos, ou seja, a forma das superfícies ósseas que se articulam (Figura 3.17). Isso irá determinar os movimentos que a articulação poderá realizar. Estes movimentos podem ser realizados em torno de três eixos: longitudinal, látero-lateral e anteroposterior. As articulações monoaxiais são aquelas que realizam movimentos em torno de um único eixo de movimento. As biaxiais possibilitam movimentos em dois eixos e as triaxiais são articulações que realizam movimentos em todos os eixos de movimento, possuindo três graus de liberdade (Figura 3.18).

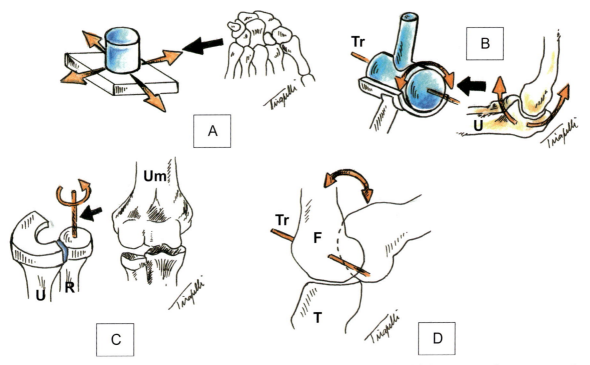

FIGURA 3.17 Classificação morfológica e funcional das articulações sinoviais. (A) Articulação sinovial plana; por exemplo, entre os ossos do carpo; (B) articulação sinovial gínglimo angular (eixo transversal – Tr; por exemplo, articulação do cotovelo); (C) articulação sinovial trocoide ou gínglimo lateral (eixo longitudinal – seta; por exemplo, articulação rádio-ulnar proximal) e; (D) articulação sinovial condilar (eixo transversal – Tr; por exemplo, articulação do joelho). Rádio (R); ulna (U); úmero (Um); fêmur (F); tíbia (T).

74 Anatomia Sistêmica

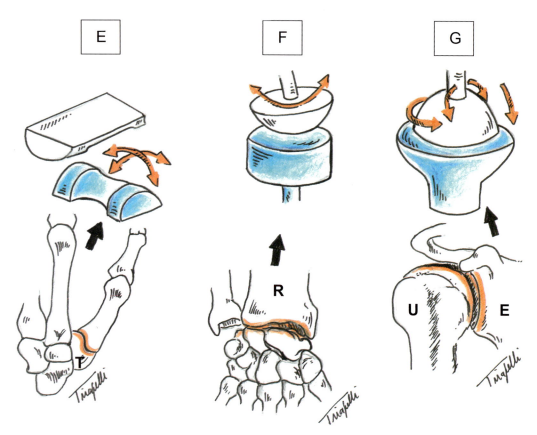

FIGURA 3.18 Classificação morfológica e funcional das articulações sinoviais. (E) Articulação sinovial selar; por exemplo, entre o trapézio e o primeiro metacarpo; (F) articulação sinovial elipsoide (articulação do punho) e; (G) articulação sinovial esferoide; por exemplo, articulação do ombro. Trapézio (T); rádio (R); úmero (U); escápula (E).

Os eixos estão relacionados perpendicularmente com os movimentos realizados. Por exemplo, ao flexionarmos o antebraço, o movimento é anteroposterior, realizado ao longo do eixo látero-lateral (perpendicular ao movimento, formando um ângulo de 90°) (Tabela 3.1).

TABELA 3.1 Relacionando o eixo com o plano de secção e o movimento permitido

EIXO	PLANO	MOVIMENTO
Longitudinal	Transversal	Rotação interna (medial); Rotação externa (lateral)
Látero-Lateral	Sagital mediano	Flexão; Extensão
Anteroposterior	Frontal	Adução; Abdução

Assim, as articulações sinoviais podem ser classificadas funcionalmente e morfologicamente da seguinte maneira:

Axiais
Plana ou artrodia: Possui as superfícies articulares planas ou quase planas que permitem pequenos movimentos de deslizamento, mas não realizados ao longo dos eixos. Exemplo: intercarpais, intertarsais, sacroilíaca (Figuras 3.19 a 3.23).

Monoaxiais
Gínglimo angular: Possui um encaixe em forma de dobradiça. Por seu aspecto, permite somente movimentos como uma porta que abre ou fecha. Portanto, movimentos de flexão e extensão. Exemplo: cotovelo (úmero-ulnar) e interfalângicas (Figuras 3.19, 3.21 e 3.24).

Trocoide ou gínglimo lateral: possui o encaixe entre os ossos em forma de pivô. Por seu aspecto cilíndrico, permite movimentos rotacionais. Exemplo: rádio-ulnar proximal e atlanto-axial mediana (Figura 3.24 e 3.25).

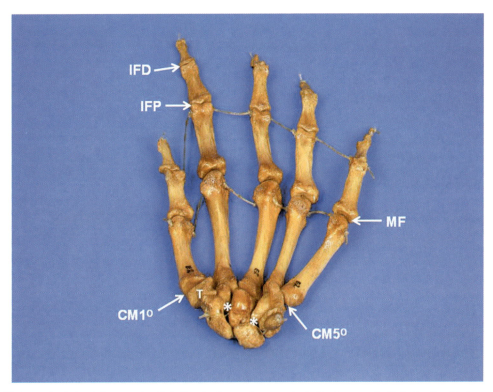

FIGURA 3.19 Visão anterior (palmar) dos ossos da mão indicando algumas das suas articulações: intercarpais (*) do tipo sinovial plana; carpometacárpica do primeiro dedo: metacarpo I e osso trapézio (CM1º) do tipo sinovial selar; carpometacárpica V (CM5º) do tipo sinovial plana; metacarpofalângica (MF) do tipo sinovial elipsóide; interfalângica proximal (IFP) e interfalângica distal (IFD), ambas do tipo sinovial gínglimo angular.

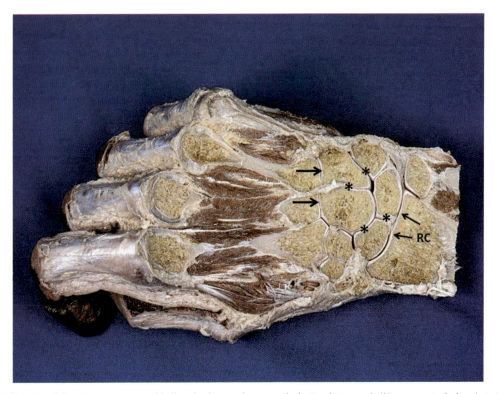

FIGURA 3.20 Visão dorsal da mão em corte coronal indicando algumas das suas articulações: intercarpais (*); carpometacárpicas (setas) e radiocárpica (RC) ou do punho.

76 Anatomia Sistêmica

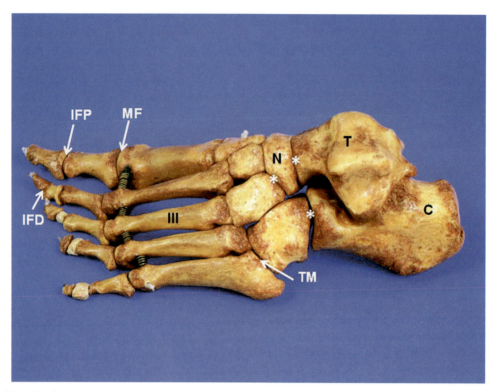

FIGURA 3.21 Visão dorsal dos ossos do pé indicando algumas das suas articulações: intertarsais (*) do tipo sinovial plana; tarso-metatársica V (TM) do tipo sinovial plana; metatarsofalângica (MF) do tipo sinovial elipsóide; interfalângica proximal (IFP) e interfalângica distal (IFD), ambas do tipo sinovial gínglimo angular. Osso calcâneo (C): osso navicular (N); osso tálus (T) e terceiro metatarso (III).

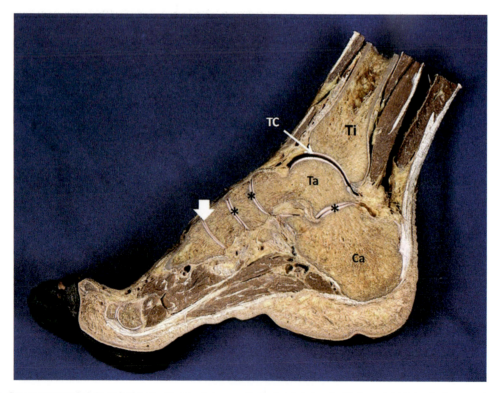

FIGURA 3.22 Secção parassagital do pé indicando algumas das suas articulações: intertarsais (*); tarsometatársica (seta espessa) e talocrural ou do tornozelo (TC). Osso calcâneo (Ca); tálus (Ta) e tíbia (Ti).

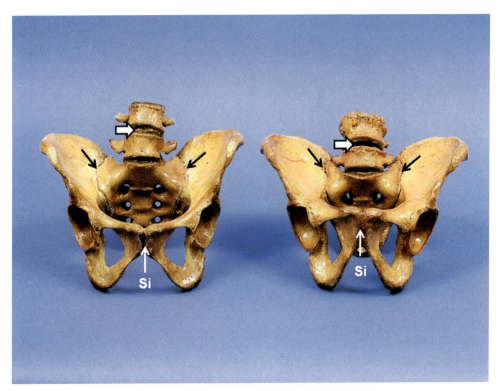

FIGURA 3.23 Visão anterior da pelve óssea feminina (à esquerda) e masculina (à direita) com a indicação das articulações sacroilíacas (setas delgadas pretas); das sínfises púbicas (Si) e das articulações intercorpovertebrais (setas espessas).

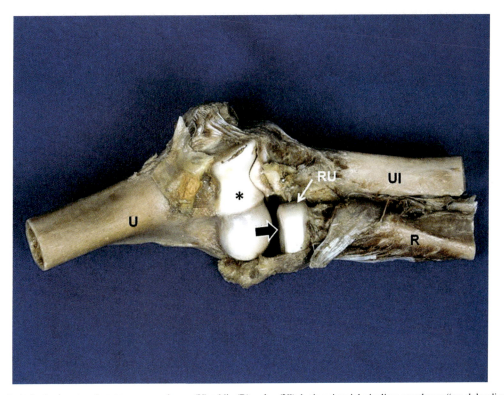

FIGURA 3.24 Articulação do cotovelo entre os ossos úmero (U), rádio (R) e ulna (Ul) do tipo sinovial gínglimo angular ou "em dobradiça" e articulação radioulnar proximal (RU) do tipo sinovial gínglimo lateral. Observar a cartilagem articular envolvendo a região de articulação da epífise distal do úmero (*) e parte da cavidade articular (seta espessa).

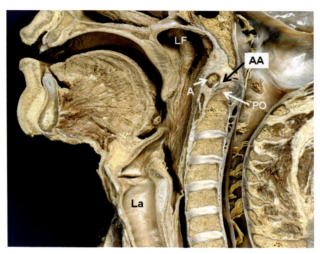

FIGURA 3.25 Articulação entre o atlas (A) e o processo odontóide (PO) do áxis (atlantoaxial) do tipo sinovial gínglimo lateral ou trocoide (AA). Laringe (La) e laringofaringe (LF).

Biaxiais

Elipsoide: Possui superfícies articulares fusiformes, ou seja, uma côncava e outra convexa, com a forma de uma bola de futebol americano ou a forma de uma elipse. Com esta morfologia, permite os movimentos de flexão/extensão (eixo látero-lateral) e de adução/abdução (eixo anteroposterior). Exemplo: punho (radiocarpal), metacarpofalângicas, metatarsofalângicas (Figuras 3.19 a 3.21).

Selar: Possui superfície articular em forma de sela (do latim *sellaris*, relativo ao assento, à cadeira). As superfícies articulares apresentam concavidade em um sentido e convexidade no outro; ou seja, encaixe recíproco côncavo-convexo nas duas faces articulares. Assim, os movimentos possíveis são adução/abdução (eixo anteroposterior) e flexão/extensão (eixo látero-lateral). Exemplo: carpometacarpal do polegar (trapézio e o primeiro metacarpo) (Figura 3.19) e esternoclavicular.

Algumas destas articulações são chamadas condilares, pois possuem as superfícies articulares em forma de côndilos (do grego *kóndylos*, junção, nó). Exemplo: articulação temporomandibular (ATM), a articulação entre os côndilos do occipital e o atlas e a articulação do joelho (Figura. 3.26).

> **Dica 3**
>
> Embora o joelho seja classificado como uma articulação **condilar**, morfologicamente, essa articulação pode ser classificada funcionalmente como um **gínglimo angular**, pois realiza os movimentos de flexão e extensão (eixo látero-lateral), já que a rotação (ao longo do eixo longitudinal) é muito pequena. Este movimento de rotação ocorre devido à diferença de tamanho entre os côndilos femorais.

Triaxiais

Esferoide: São articulações que possuem três graus de liberdade e; portanto, realizam movimentos nos três eixos: flexão/extensão, adução/abdução e rotação interna (medial) e rotação externa (lateral). Uma das superfícies articulares possui forma de esfera que se encaixa em um receptáculo. Exemplo: ombro e quadril (Figuras 3.27 a 3.30).

> **Dica 4**
>
> As articulações **esferoides** realizam um movimento denominado **circundução**, que é a combinação dos movimentos realizados por esta articulação.

> **Aplicação clínica 3**
>
> **Luxação** é um termo utilizado para o deslocamento de um osso do seu eixo de articulação. Pode ocorrer em várias articulações. A luxação da articulação acromioclavicular é uma das lesões mais comuns do ombro. Embora possua alta incidência, principalmente traumática, não há consenso no tratamento. O método mais aceito é a imobilização; porém, existem controvérsias.

Objetivos teóricos

Após a leitura do tema SISTEMA ARTICULAR, o aluno será capaz de:

A. Definir articulação e diferenciar os seus três tipos baseado no material interposto.
B. Diferenciar sinartroses de diartroses.
C. Descrever os tipos de articulações fibrosas, citando alguns exemplos.
D. Descrever os tipos de articulações cartilaginosas, citando alguns exemplos.
E. Descrever as principais características de uma articulação sinovial.
F. Classificar as articulações sinoviais quanto à forma das suas superfícies articulares e exemplificar.
G. Classificar as articulações sinoviais quanto à amplitude de movimento e exemplificar.

Objetivos práticos

Objetivo geral

Ao final deste capítulo, os alunos deverão ser capazes de identificar, nomear e classificar as principais articulações do corpo humano no laboratório de anatomia.

Examinando os modelos e peças anatômicas, o aluno será capaz de identificar e nomear:

ARTICULAÇÕES FIBROSAS

ESTRUTURA ANATÔMICA	ETIMOLOGIA	CARACTERÍSTICAS/CURIOSIDADES
SUTURAS (L) *Sutura* = costura, junção. SERRÁTIL e DENTEADA (L) *Serratus* = serreado e (L) *serra* = serrote		
Frontoparietal Interparietal Parietoccipital	(L) *Coronalis* = relativo à coroa (L) *Sagitta* = seta, dardo. (Gr) *Lambda* = Letra L grega + *eidos* = semelhante a	Também pode ser denominada coronal. Também pode ser denominada sagital. Também pode ser denominada lambdóidea.
PLANA (L) *Planus* = nivelado, liso, plano		
Internasal Palatina mediana	(L) *Inter* = entre + (L) *nasalis* = relativo ao nariz. (L) *Palatinum* = relativo ao palato.	Em fraturas na região da face, os ossos nasais são os mais comumente atingidos. Articulação que está localizada na região do palato que é popularmente denominado "céu da boca".
ESCAMOSA (L) *Squamo* = Escama + *Oso* = Sufixo de condição ou quantidade		
Temporoparietal	(L) *Temporalis* = Temporal, relativo ao tempo e *Tempus*, tempo. (L) *Pariet* (em) = parede.	Um traumatismo craniano na região do *ptério* (junção entre os ossos frontal, parietal, escama do temporal e asa maior do esfenoide) anteriormente a essa articulação pode causar hematoma extradural, pois, internamente a esta região, observa-se o trajeto do tronco principal da artéria meníngea média, principal artéria que irriga a dura-máter craniana.
SINDESMOSES (Gr) *Syn* = junto + *Desmos* = Ligamento		
Membrana Interóssea tíbio-fibular ou da perna Membrana Interóssea rádio-ulnar ou do antebraço	(L) *Inter* = entre + (Gr) *osso* = a palavra que designa este órgão era *osteon*.	No antebraço a membrana permite mobilidade nos movimentos de pronação e supinação. Na perna, a função é manter o posicionamento dos ossos, principalmente na região distal cuja descarga de peso é intensa.
GONFOSES (Gr) *Gomphos* = prego, pino		
Dento-alveolar	(L) *Dente* = dente. Abreviação de *Edens*, comestível, associada à *Edare*, comer. (L) *Alveolus* = Alvéolo, diminutivo de *Alveus*, pequena cavidade ou órgão oco.	A palavra alvéolo foi utilizada pela primeira vez em anatomia por Vesálio, justamente para denominar as cavidades dos dentes.
ESQUINDILESE (Gr) *Schindylesis* = fenda, sulco		
Entre o vômer e o esfenoide		

ARTICULAÇÕES CARTILAGINOSAS

ESTRUTURA ANATÔMICA	ETIMOLOGIA	CARACTERÍSTICAS/CURIOSIDADES
SINCONDROSE (Gr) *Syn* = junto + *Chondros* = cartilagem		
Esfenoccipital	(Gr) *Sphen* = cunha, arado + (L) *occipitium* = occipúcio, (parte posterior da cabeça).	Articulação que permite o crescimento do crânio no sentido anteroposterior
Manubriocostal	(L) *Manubrium* = manúbrio, empunhadura, cabo de espada + (L) *costalis* = costal, relativo às costelas.	O osso esterno é dividido em manúbrio, corpo e processo xifoide. Portanto, a articulação manubriocostal refere-se à articulação do osso esterno com o primeiro par de costelas.
SÍNFISE (Gr) *Synphisis* = crescer junto. *Syn* = junto + *Physis* = sulco, crescimento		
Púbica	(L) *Pubicus* = púbico, relativo ao púbis. (L) *Pubes* = púbis, púbere, adulto.	Por ação do hormônio ovariano relaxina, esta articulação aumenta sua aquosidade e flexibilidade na ocasião do parto normal para ajudar na passagem do bebê pelo canal do parto.
Intervertebral ou intercorpovertebral	(L) *Inter* = entre + (L) Vértebra = articulação da espinha, originada de *vertere*, girar.	Os discos intervertebrais atuam como amortecedores entre as vértebras quando a coluna vertebral realiza seus movimentos.

ARTICULAÇÕES SINOVIAIS

ESTRUTURA ANATÔMICA	ETIMOLOGIA	CARACTERÍSTICAS/CURIOSIDADES
PLANA (L) *Planus* = nivelado, liso, plano		
Intertársica	(L) *Inter* = entre + (Gr) *Tarsos* = objetos dispostos em linha.	Possuem pequenos movimentos de deslizamento. Porém, na região do tarso, estes movimentos são essenciais para que a inversão e a eversão ocorram.
Intercárpica	(L) *Inter* = entre + (L) *Karpos* = fruto, punho.	
GÍNGLIMO ANGULAR (Gr) *Ginglymós* = juntura, articulação		
Úmero-ulnar	(L) *Humerus* = úmero, ou *umerum*, ombros, espáduas. (L) *Ina* = ulna, antebraço, ou (Gr) *Oléne*, cotovelo.	São articulações que fazem movimentos no plano sagital mediano. A úmero-ulnar (cotovelo) e as interfalângicas fazem movimentos de flexão e extensão. Na articulação talocrural (tornozelo), estes movimentos são denominados flexão dorsal e flexão plantar.
Talocrural	(L) *Talus* = tornozelo, astrágalo + (L) *Cruz* = cruris, perna + AL = Sufixo de relação.	
Interfalângica	(L) *Inter* = entre + (Gr) *Phalange* = Soldados enfileirados.	
TROCOIDE OU GÍNGLIMO LATERAL (Gr) *Trochos* = roda + (Gr) *Oidès* = semelhante a		
Radioulnar proximal	(L) *Radius* = rádio, raio de uma roda. (L) *Ina* = ulna, antebraço, ou (Gr) *Oléne*, cotovelo.	Esta articulação realiza os movimentos de pronação e supinação.
Atlantoaxial mediana	(Gr) *Atlas* = Herói mitológico que suportava o maior peso sobre os ombros (L) *Axis* = eixo ou pivô.	Articulação que realiza a rotação da cabeça no movimento de negação.
ELIPSOIDE (Gr) *Elleipsis* = elipse + *Oidés* = forma de		
Radiocárpica	(L) *Radius* = rádio, raio de uma roda. (L) *Carpere* = carpo, colher, arrancar.	A articulação radiocárpica (punho) não possui a participação da ulna. A presença de um disco articular impede que isto ocorra.

ARTICULAÇÕES SINOVIAIS

ESTRUTURA ANATÔMICA	ETIMOLOGIA	CARACTERÍSTICAS/CURIOSIDADES
SELAR (L) *Sellaris* = relativo ao assento, à cadeira		
Carpometacarpal do polegar	(L) *Carpere* = carpo, colher, arrancar. (Gr) *Meta* = depois de, entre, após + (L) *carpere* = carpo, colher, arrancar.	Articulação que diferencia o polegar dos outros dedos. Possibilita movimentos de preensão e de oposição e reposição.
CONDILAR		
Joelho (tibiofemoral)	(L) *Genuculu*, diminutivo de *genu* = joelho.	O joelho possui várias estruturas de suporte como ligamentos e meniscos que melhoram a estabilidade nos movimentos articulares.
Temporomandibular (ATM)	(L) *Temporalis* = relativo ao tempo ou *tempus* = tempo. (L) Maxila inferior, queixo e *Mandere*, mastigar.	É uma articulação diferenciada principalmente pelo fato de ser bilateral e dependente. A má oclusão dos dentes é uma das causas de dor nesta região.
Atlantoccipital	(Gr) *Atlas* = Herói mitológico que suportava o maior peso sobre os ombros. (L) *Occipitium* = parte posterior da cabeça.	Esta articulação realiza um movimento que permite o deslizamento da cabeça no movimento do "sim."

Identifique as seguintes estruturas nas peças anatômicas de articulação do joelho:

ESTRUTURA ANATÔMICA	ETIMOLOGIA	CARACTERÍSTICAS/CURIOSIDADES
Ligamento patelar	(L) *Platus* / (Gr) *Platys* = amplo, chato + ela = sufixo de diminutivo.	O ligamento patelar está localizado entre a patela e a tíbia. Acima da patela está o tendão do músculo quadríceps femoral.
Ligamento colateral tibial Ligamento colateral fibular Ligamento cruzado anterior Ligamento cruzado posterior Meniscos lateral e medial	(L) *Colateral* = com, junto, e *Lateralis*, para o lado. Denominados cruzados por sua topografia em "X". (Gr) *Meniskos* = figura geométrica com parte côncava e parte convexa.	As lesões ligamentares e dos meniscos possuem alta incidência na região do joelho. Geralmente são traumáticas.
Cartilagem articular	(L) *Cartilago* = cartilagem.	A cartilagem articular pode sofrer um processo de desgaste denominado artrose.

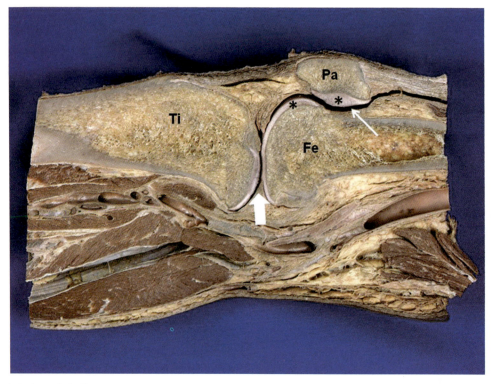

FIGURA 3.26 Articulação do joelho em corte parassagital mostrando a cavidade articular (seta delgada) entre a patela (Pa) e o fêmur (Fe) e a mesma cavidade articular (seta espessa) entre o fêmur e a tíbia (Ti). As cartilagens articulares da patela e do fêmur estão identificadas (*).

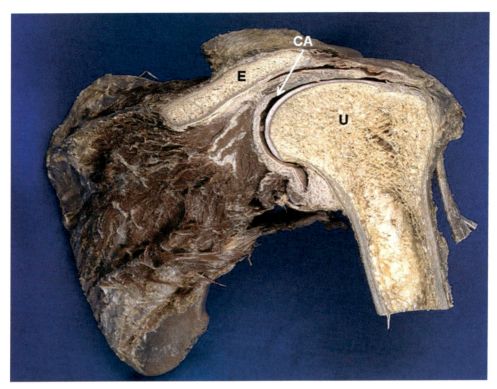

FIGURA 3.27 Articulação do ombro (escapuloumeral) do tipo sinovial esferoide. Observar sua cavidade articular (CA). Escápula (E) e úmero (U).

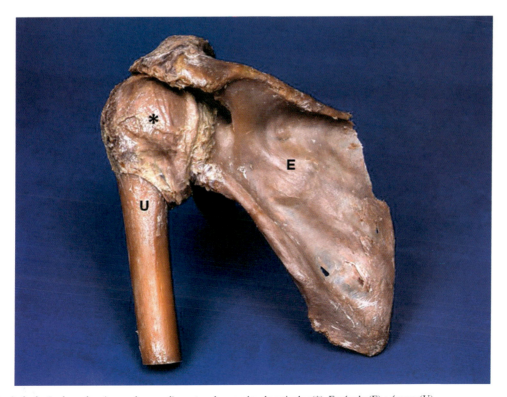

FIGURA 3.28 Articulação do ombro (escapuloumeral) mostrando sua cápsula articular (*). Escápula (E) e úmero (U).

84 Anatomia Sistêmica

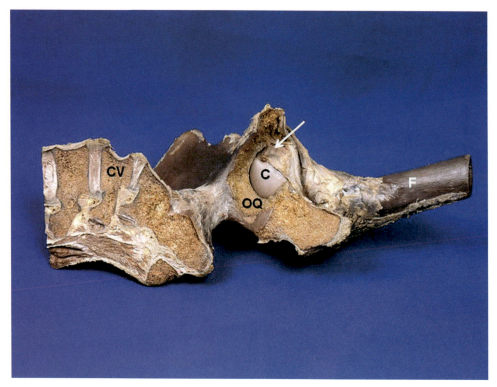

FIGURA 3.29 Articulação do quadril (coxofemoral) em corte parassagital mostrando o osso do quadril (OQ) e a cabeça do fêmur (C) revestida pela cartilagem articular e o ligamento da cabeça do fêmur (seta). Coluna vertebral (CV).

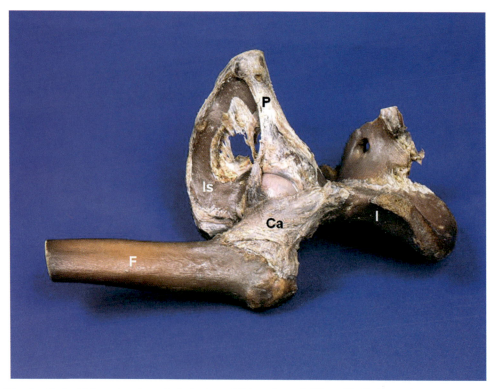

FIGURA 3.30 Cápsula articular (Ca) envolvendo a articulação do quadril (coxofemoral). Fêmur (F); ílio (I); ísquio (Is) e púbis (P).

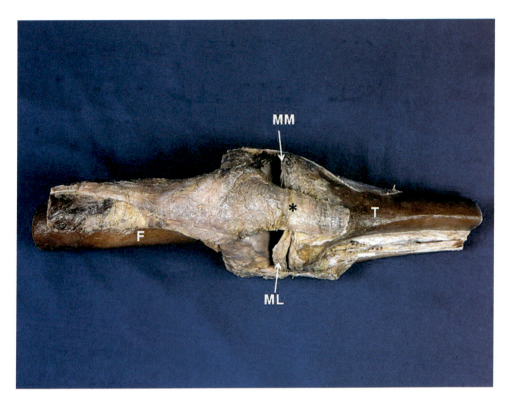

FIGURA 3.31 Visão anterior da articulação do joelho mostrando o ligamento patelar (*) e os meniscos lateral (ML) e medial (MM). Fêmur (F); tíbia (T).

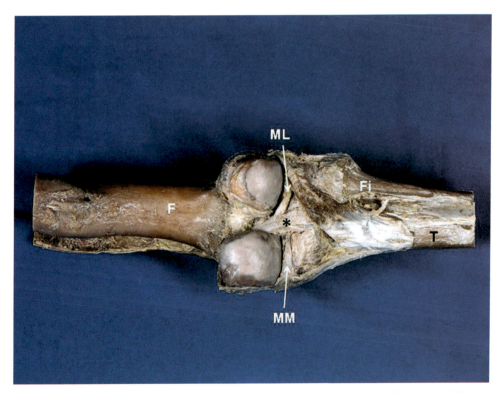

FIGURA 3.32 Visão posterior da articulação do joelho mostrando o ligamento cruzado posterior (*) e os meniscos lateral (ML) e medial (MM). Fêmur (F); fíbula (Fi) e tíbia (T).

86 Anatomia Sistêmica

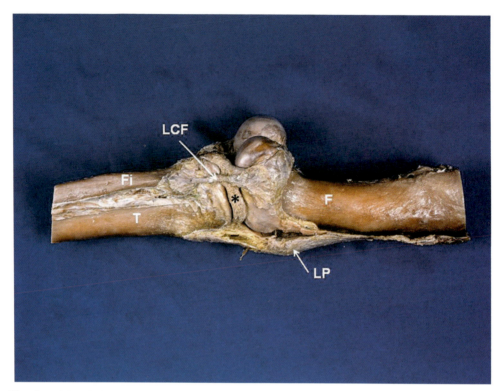

FIGURA 3.33 Visão lateral da articulação do joelho mostrando o ligamento colateral fibular (LCF) e o menisco lateral (*). Anteriormente a presença do ligamento patelar (LP). Fêmur (F); fíbula (Fi) e tíbia (T).

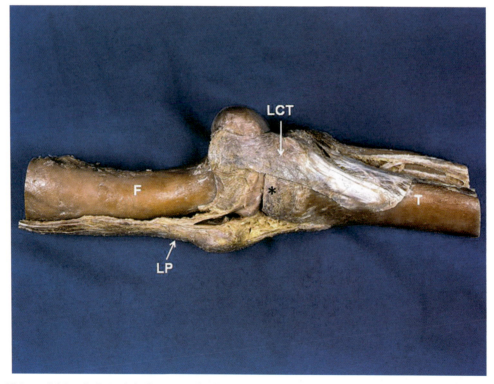

FIGURA 3.34 Visão medial da articulação do joelho mostrando o ligamento colateral tibial (LCT) e o menisco medial (*). Anteriormente a presença do ligamento patelar (LP). Fêmur (F) e tíbia (T).

Sistema Articular Capítulo | 3   87

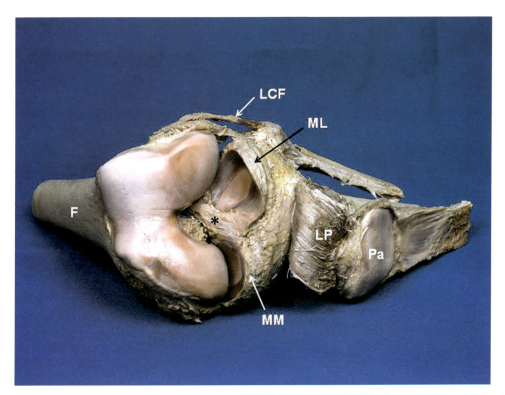

FIGURA 3.35   Visão anterior da articulação do joelho após rebatimento parcial do ligamento patelar (LP) e da patela (Pa) com visualização dos meniscos medial (MM) e lateral (ML), do ligamento colateral fibular (LCF) e do ligamento cruzado anterior (*). Fêmur (F).

Complete a legenda da Figura 3.36, a seguir.

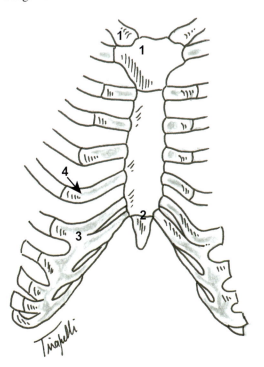

FIGURA 3.36   Visão anterior da caixa torácica. Classifique as articulações numeradas.

1._____
2._____
3._____
4._____

EXERCÍCIOS DE AUTOAVALIAÇÃO

1. Marque uma resposta nas questões a seguir.
    1.1. Embora apresentem consideráveis variações entre as junturas, podemos classificá-las como:
        a) Fibrosa, cartilaginosa e sindesmose
        b) Sinovial, cartilaginosa e fibrosa
        c) Cartilaginosa, sinovial e hialina
        d) Sinovial, hialina e fibrosa
        e) Fibrosa, hialina e sindesmose
    1.2. Das alternativas a seguir, qual apresenta as estruturas que caracterizam as junturas sinoviais de forma mais completa?
        a) Cápsula articular, cavidade articular e líquido sinovial
        b) Cápsula articular, disco interarticular e membrana sinovial
        c) Cápsula articular, cavidade articular, membrana sinovial, cartilagem de superfície e líquido sinovial
        d) Cavidade articular, membrana sinovial, disco interarticular, cápsula articular e líquido sinovial
    1.3. Das articulações a seguir, qual não é classificada como sinovial?
        a) Trocoide
        b) Esferoide
        c) Gínglimo
        d) Gonfose
        e) Condilar
    1.4. Ao executar o polichinelo (abdução e adução dos membros) para o aquecimento durante um treino, qual plano e qual eixo de movimento são utilizados?
        a) Plano mediano, eixo látero-lateral
        b) Plano frontal, eixo anteroposterior
        c) Plano mediano, eixo anteroposterior
        d) Plano transversal, eixo anteroposterior
        e) Plano transversal, eixo longitudinal

2. Complete o quadro a seguir a respeito das articulações sinoviais.

N°	Nome	Classificação morfológica	Classificação quanto ao eixo de movimento
2.1	Atlanto-axial mediana		
2.2			Triaxiais
2.3		Gínglimo angular	
2.4	Intertarsais		
2.5		Condilar/elipsoide	
2.6	Esternoclavicular		

3. Correlacione as colunas.

A. Sincondrose	3.1 [ ] Formada por fibrocartilagem
	3.2 [ ] Articulação esfenoccipital
B. Sínfise	3.3 [ ] Pode ser classificada como temporária ou permanente
	3.4 [ ] Cartilagem epifisária
	3.5 [ ] Articulação dos corpos vertebrais com o disco intervertebral

Responda às questões a seguir.

1. Crie um mapa conceitual somente com as articulações fibrosas.
2. Pesquise sobre os principais danos articulares: (a) processo de envelhecimento, (b) artrose e (c) luxação.
3. Pesquise sobre quais são as articulações encontradas entre as vértebras típicas da região torácica da coluna vertebral e classifique-as.
4. Pesquise sobre a importância da sínfise púbica na mulher.

Referências

1. Cormack, D.H. (2001) Essential Histology. 2ª ed. Baltimore: Lippincott Williams & Wilkins.
2. Cotran, R.S.; Kumar, V.; Collins, T. (1999) Robbin's Pathologic Basis of Disease. 6ª ed. Filadélfia: Saunders.
3. Fernandes, G.J.M. (1999) Eponímia e Etimologia. São Paulo: Editora Plêiade.
4. Gardner, E.; Gray, D.J.; O'rahilly, R. (1978) Anatomia: estudo regional do corpo humano. 4ª ed. Rio de Janeiro: Editora Guanabara Koogan.
5. Gray's Anatomia. (2011) A base anatômica da prática clínica. 40ª ed. Rio de Janeiro: Editora Elsevier.
6. Latarjet, M.; Ruiz Liard, A. (1989) Anatomia Humana. 2ª ed. São Paulo: Editora Médica Panamericana.
7. Lippert, H.; Herbold, D.; Lippert-Burmester, W. (2005) Anatomia. Texto e atlas. 7ª ed. Rio de Janeiro: Editora Guanabara Koogan.
8. Moore, K.L.; Dalley, A.F.; Agur, A.M.R. (2010) Anatomia orientada para a clínica. 6ª ed. Rio de Janeiro: Editora Guanabara Koogan.
9. Sociedade Brasileira de Anatomia. (2001) Terminologia anatômica. São Paulo: Editora Manole.
10. Stedman's Medical Dictionary. (2006) 28ª ed. Baltimore: Lippincott Williams & Wilkins.

Capítulo 4

Sistema Muscular

Objetivo geral
Ao final deste capítulo, todos deverão conhecer as principais características dos músculos estriados esqueléticos.

1. Generalidades

Neste capítulo, estudaremos os músculos do corpo humano. A palavra músculo tem origem do latim e refere-se ao diminutivo de *Mus*, ou camundongo. Essa denominação foi atribuída devido à semelhança do ventre muscular com o corpo do camundongo e dos tendões musculares com sua cauda. Antigamente, acreditava-se que os músculos seriam apenas revestimentos para o corpo e eram descritos em grupos; porém, a partir do século XVIII houve maior preocupação na denominação individual dos músculos.

As funções primordiais da musculatura envolvem contração e relaxamento. Durante a **contração**, o músculo diminui seu tamanho, enquanto no **relaxamento**, tem-se o inverso.

O **aparelho locomotor** é formado pela associação dos músculos, ossos e articulações. Como elementos passivos do movimento, os ossos são movimentados ou deslocados pelos músculos, quando esses atravessam uma ou mais articulações, permitindo, desta forma, o deslocamento de um segmento ou parte de um segmento corpóreo.

Dica 1
O corpo humano possui cerca de 620 músculos que representam 40% a 50% do seu peso total.

2. Tipos de Músculos

Existem três tipos de tecido muscular: liso, estriado cardíaco e estriado esquelético. Embora todos possuam as funções de contração e relaxamento, cada um possui suas características específicas e distintas.

2.1. Músculo liso

Os músculos lisos não estão sob controle voluntário e sua contração é lenta e de maior duração. Eles são encontrados na parede dos vasos sanguíneos, principalmente na túnica média das artérias, e nas vísceras, como, por exemplo, na musculatura da parede do canal alimentar.

Aplicação clínica 1
Os esfíncteres musculares presentes no canal alimentar ou trato gastrointestinal, como o piloro e a válvula ileocecal, representam uma condensação da sua musculatura circular ou interna e estão sob ação do sistema nervoso autônomo parassimpático, que os relaxam e permitem sua abertura, e simpático, que os contraem ou os fecham.

2.2. Músculo estriado cardíaco

O músculo estriado cardíaco foi denominado desta maneira devido à presença de estrias nas suas fibras. As células ou fibras musculares são conectadas entre si por discos intercalares. Este tipo de fibra é encontrado de maneira específica no miocárdio ou músculo cardíaco. As fibras deste tipo de músculo possuem contração rápida, rítmica, forte e involuntária.

> **Aplicação clínica 2**
>
> Uma forma especial de células do miocárdio constitui o **sistema de condução do coração**. São células que possuem a capacidade de gerar e conduzir as contrações rítmicas das câmaras cardíacas, sendo assim chamadas "marcapasso" natural do coração. Portanto, a condução elétrica do coração é realizada por células musculares e não por neurônios.

2.3. Músculo estriado esquelético

As fibras musculares estriadas esqueléticas são envolvidas por uma membrana celular chamada sarcolema, enquanto seu citoplasma (o sarcoplasma) acomoda inúmeras miofibrilas contráteis como a actina e a miosina. A disposição regular dos filamentos de actina e miosina originam um padrão bem característico de estriações, com faixas claras e escuras observadas na microscopia de luz. Tais fibras promovem os movimentos dos segmentos corporais, sendo parte inerente do Aparelho Locomotor. De forma geral, possibilitam contração rápida, descontínua, forte e voluntária.

Histologicamente, cada fibra muscular é envolta por uma membrana de tecido conjuntivo denominada endomísio. Várias fibras musculares, por sua vez, agrupam-se para formar os feixes ou fascículos musculares, que também possuem revestimento conjuntivo, o perimísio. Vários fascículos ou feixes formam um determinado músculo e este, como um todo, é revestido pelo epimísio, também chamado fáscia muscular (Figura 4.1) (Tabela 4.1).

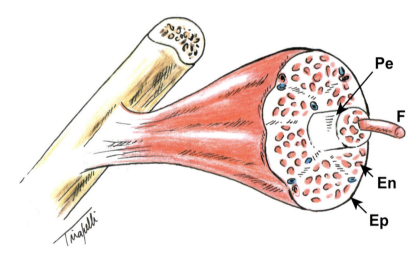

FIGURA 4.1 Envoltórios conjuntivos de um músculo estriado esquelético: Epimísio (Ep); perimísio (Pe); e endomísio (En). Fibra muscular (F).

TABELA 4.1 Comparação dos tipos musculares e tipos de contração

Tipo muscular	Tipo de contração
Liso	Involuntária, fraca e lenta
Cardíaco	Involuntária, forte e rápida
Esquelético	Voluntária, forte e rápida

3. Unidade Motora

Os impulsos nervosos gerados por neurônios motores são transmitidos pelos axônios das fibras nervosas até os músculos, permitindo dessa forma as contrações musculares e as alterações no tônus muscular. Assim, unidade motora pode ser definida como o conjunto de fibras musculares inervadas por um neurônio motor e sua fibra nervosa. A união de determinada fibra nervosa com o músculo é chamada junção neuromuscular, onde se observa uma região dilatada da fibra nervosa denominada placa motora (Figura 4.2).

Sistema Muscular **Capítulo | 4** 93

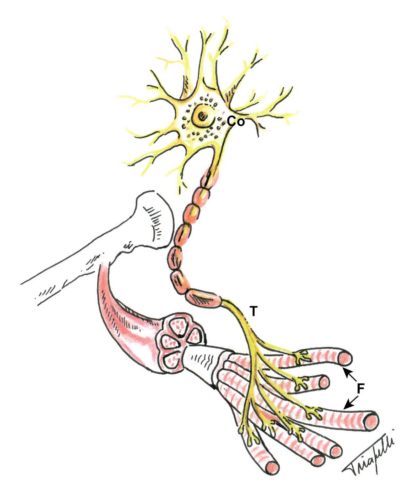

FIGURA 4.2 Unidade motora. Terminação nervosa (T); fibras musculares (F); e corpo do neurônio (Co).

O número de unidades motoras de um músculo é variado e depende basicamente de sua função. Assim, os músculos que executam atividades motoras finas, que realizam movimentos apurados que requerem destreza e precisão, possuem mais unidades motoras que músculos que têm como função atividades menos delicadas, ou seja, músculos de força e potência. As fibras musculares de uma determinada unidade motora se contraem simultaneamente e a contração de um músculo, como um todo, envolve a ativação de várias unidades motoras (Figura 4.3).

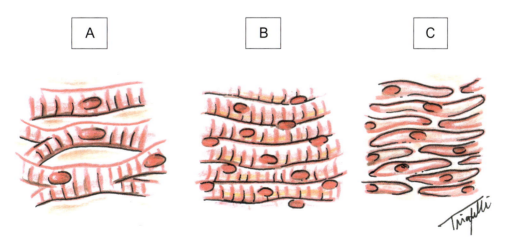

FIGURA 4.3 O esquema mostra cortes longitudinais das três variedades de fibras musculares: A, estriado cardíaco; B, estriado esquelético e C, liso. As fibras musculares estriadas cardíacas (A) e esquelética (B) apresentam estriações transversais, as quais são ausentes no músculo liso (C). Note a quantidade, a localização e o tamanho dos núcleos (setas) dos miócitos nos três tipos de tecido muscular. A cabeça de seta indica um disco intercalar no músculo estriado cardíaco.

Aplicação clínica 3

O tônus muscular é o estado de relativa tensão que um músculo apresenta, mesmo em repouso. Esse tônus é controlado pelo sistema nervoso e pode sofrer distúrbios em alguns quadros clínicos. Entre esses distúrbios, destacam-se a **hipertonia** e a **hipotonia**. Estas são avaliadas através da observação dos movimentos passivos, pois podem dificultar ou mesmo impossibilitar a realização normal dos movimentos voluntários.

A **hipertonia** é o *aumento* da resistência ao movimento passivo das articulações e pode provocar perda de força e hipotrofia muscular, entre outros achados. Crianças com paralisia cerebral, por exemplo, possuem o aumento do tônus denominado espasticidade.

Já a **hipotonia** refere-se à *diminuição* da resistência ao movimento passivo e também está associada à perda de força e hipotrofia muscular. Pacientes com Síndrome de Down apresentam hipotonia, que pode, por exemplo, provocar a protrusão da língua (deslocamento para a frente).

Aplicação clínica 4

A irrigação sanguínea na maioria dos músculos estriados esqueléticos ocorre por meio de uma fonte arterial principal que penetra sua superfície profunda, associado à veia e ao respectivo nervo. Os três elementos são denominados **pedículo muscular.** Internamente, os vasos se ramificam no interior do arcabouço conjuntivo anteriormente descrito, ou seja, através do perimísio e do endomísio, atingindo o espaço entre as fibras musculares. Mathes e Nahai (1981) classificaram a vascularização dos músculos em cinco tipos de acordo como o número e a dominância de pedículos existentes, importante para as técnicas de cirurgia plástica e reconstrutora (Figura 4.4).

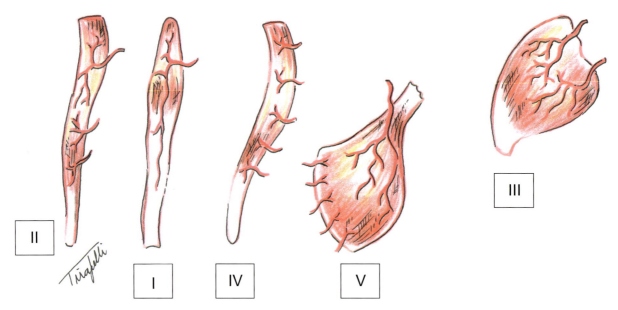

FIGURA 4.4 Representação dos tipos de pedículos. Tipo I (m. tensor da fáscia lata); tipo II (m. grácil); tipo III (m. glúteo máximo); tipo IV (m. sartório); e tipo V (m. grande dorsal).

4. Componentes Musculares

Os músculos estriados esqueléticos são formados basicamente por dois componentes: 1) o ventre muscular, que representa a parte central e carnosa do músculo, possui coloração avermelhada, e é a parte contrátil do músculo; e 2) as extremidades, que fixam os músculos ao periósteo dos ossos, às cartilagens, articulações, pele e órgãos. Dependendo da forma, podem ser denominadas tendões (fusiforme ou em forma de fita) ou aponeuroses (em forma de lâmina). Assim, os tendões e aponeuroses correspondem aos locais de origem e inserção dos músculos (Figura 4.5).

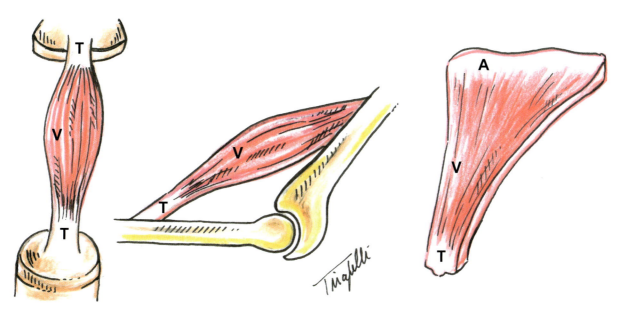

FIGURA 4.5 Representação dos componentes musculares. Tendão (T); ventre muscular (V); e aponeurose (A).

5. Classificação dos Músculos

Existem várias classificações dos músculos estriados esqueléticos, dependendo dos critérios utilizados. Esta classificação pode ser realizada levando-se em consideração, por exemplo, a direção, a disposição ou arranjo das fibras musculares; o seu número de origens, o seu número de inserções; o seu número de ventres musculares; o número de articulações que cruza e as ações musculares que permite.

5.1. Classificação quanto à disposição das fibras

Em relação ao arranjo e disposição das fibras, os músculos podem ser classificados como contendo fibras paralelas ou oblíquas em relação ao seu tendão.

1 **Fibras paralelas.** Quando o músculo possui fibras paralelas, é então classificado de acordo com sua forma:
   Longos: O comprimento predomina sobre a largura e espessura. Exemplo: m. sartório (Figuras 4.61 a 4.66).
   Fusiformes: Representam uma variação de músculo longo cujas fibras convergem em ambas as extremidades. Estão localizados principalmente nos membros superiores e inferiores. Exemplo: m. bíceps braquial (Figuras 4.33 a 4.37).
   Planos: O comprimento, a largura e espessura são equivalentes. Exemplo: m. glúteo máximo (Figuras 4.55 a 4.57 e 4.60).
   Triangulares: Variação de músculo plano, cujas fibras convergem em apenas uma das extremidades. Exemplo: m. peitoral maior (Figuras 4.14 a 4.16 e 4.21 a 4.23).
   Quadrados: São músculos em que as margens laterais são equivalentes. Exemplo: m. pronador quadrado (Figuras 4.47 e 4.48).
   Orbiculares: Músculos com fibras dispostas de forma circular, com ação esfinctérica. Exemplo: orbicular do olho (Figuras 4.7 e 4.8).
2 **Fibras peniformes.** São músculos que possuem o arranjo das fibras semelhante a uma pena. Podem ser classificados em:
   Semipeniformes: Quando o músculo possui um tendão com um ventre unilateral, ou seja, somente um lado da pena. Exemplo: m. semitendíneo (Figuras 4.64 e 4.67).
   Peniformes: Quando o músculo possui um tendão central e o ventre de ambos os lados, ou seja, as fibras formam ângulos nos dois lados do tendão central. Exemplo: m. reto femoral (Figuras 4.61 a 4.63 e 4.66).
   Multipeniformes: Quando possui tendões com vários feixes que convergem para um mesmo ponto e formam um tendão único. Exemplo: m. deltoide (Figuras 4.33, 4.36 e 4.37).

5.2. Classificação quanto ao número de origem

A origem ou ponto fixo é considerado a cabeça do músculo (em latim, *caput*, do qual deriva o termo *ceps*) e geralmente permanece imóvel durante a contração muscular. A classificação segundo a quantidade de origens pode ser da seguinte forma:

Uníceps: Possui apenas um tendão de origem. Representa a maioria dos músculos. Exemplo: músculo braquial (Figura 4.37).
Bíceps: Possui dois tendões de origem. Exemplo: m. bíceps femoral (Figura 4.68).
Tríceps: Possui três tendões de origem. Exemplo: m. tríceps sural (Figuras 4.71 e 4.72).
Quadríceps: Possui quatro tendões de origem. Exemplo: m. quadríceps femoral (Figuras 4.61 a 4.63)

5.3. Classificação quanto ao número de inserção

A inserção, ou ponto móvel, é considerada a cauda ou a extremidade distal para os músculos localizados nos apêndices, ou a extremidade lateral para os músculos do tronco, e geralmente se movimenta durante a contração muscular. Portanto, os músculos podem ser classificados da seguinte maneira considerando-se o seu número de inserções:

Unicaudados: Possuem uma inserção. Exemplo: m. sartório (Figuras 4.61 a 4.66).
Bicaudados: Possuem duas inserções. Um exemplo é o m. bíceps braquial, que, além de possuir duas origens, também apresenta duas inserções: uma tendínea e outra aponeurótica (Figura 4.45).
Policaudados: Possuem mais de duas inserções. Exemplo: m. flexor superficial e profundo dos dedos (Figura 4.50).

5.4. Classificação quanto ao número de ventre

O ventre muscular é a parte contrátil do músculo. A palavra ventre é de origem latina *venter*, que significa estômago, barriga. Em grego, estas palavras são definidas pelo sufixo *gaster*. Portanto, segundo o número de ventres, os músculos são classificados como:

Unigástricos: Possuem apenas um ventre. A maioria dos músculos é unigástrico. Exemplo: m. tibial anterior (Figuras 4.69 e 4.70).
Digástricos: Possuem dois ventres; porém, com a presença de um tendão intermediário. **Exemplo:** m. digástrico (Figura 4.7).
Poligástricos: Possuem mais de dois ventres. Exemplo: m. reto do abdome (Figura 4.25).

> **Dica 2**
> Apesar de os termos "ponto fixo" e "ponto móvel" serem bastante utilizados, o leitor deve perceber que, quando o músculo se encurta, ambas as extremidades são igualmente tracionadas. Dessa maneira, movimento aparente ou não em determinada articulação é dependente de outras variáveis.

5.5. Classificação quanto ao número de articulações que atravessa

O músculo atua na articulação que cruza. Portanto, esta classificação é importante para determinar qual(is) articulação(ões) o músculo acionará.

Monoarticulares: Quando o músculo cruza somente uma articulação. Exemplo: m. coracobraquial que cruza apenas a articulação do ombro (Figura 4.34).
Biarticulares: Quando o músculo cruza duas articulações. Exemplo: m. gastrocnêmio (cabeça lateral e medial) que forma o tríceps sural, cruza a articulação do joelho e do tornozelo (Figuras 4.71 e 4.72).
Poliarticulares: Quando o músculo cruza mais de duas articulações. Exemplo: m. flexor longo dos dedos que cruza as seguintes articulações: talocrural (tornozelo), todas as articulações que envolvem os ossos do tarso, metatarsos e falanges (Figuras 4.78).

5.6. Classificação quanto à ação muscular

Os músculos também podem ser classificados funcionalmente de acordo com os movimentos que realizam. Assim, temos músculos flexores, extensores, adutores, abdutores, rotadores mediais, rotadores laterais, pronadores, supinadores etc. É importante notar que uma determinada ação muscular é geralmente realizada por mais de um músculo no corpo humano (Figura 4.6).

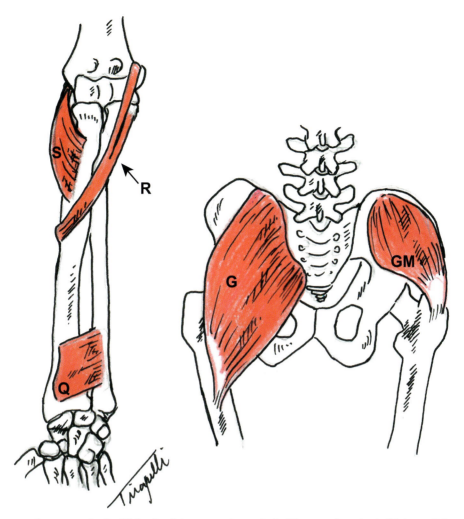

FIGURA 4.6 Ações musculares: m. supinador (S) (supinação); m. pronador quadrado (Q) e pronador redondo (R) (pronação); m. glúteo máximo (G) (extensão, rotação lateral e abdução); e m. glúteo médio (GM) (rotação medial).

Um músculo funciona ativamente ou passivamente de acordo com o movimento realizado. Esta função pode mudar de acordo com o movimento analisado: **agonista** – são os músculos recrutados ativamente, ou seja, agentes principais do movimento; **antagonista** – realiza o movimento contrário ao agonista e, dessa maneira, são inibidos durante a movimentação e podem regular a velocidade de ação e a potência do agonista; **sinergista** – funciona como auxiliar do agonista, impedindo a realização de movimentos indesejáveis.

Objetivos teóricos

Após a leitura do tema SISTEMA MUSCULAR, o aluno será capaz de:

A. Descrever as principais características histológicas e funcionais de uma fibra muscular estriada esquelética, estriada cardíaca e lisa.
B. Definir as principais divisões de um músculo estriado esquelético: ventre muscular, tendão e aponeurose; fáscia muscular.
C. Classificar os músculos estriados esqueléticos de acordo com os principais critérios: número de origens, de inserções, de ventres, quanto à sua função, entre outros.
D. A partir da classificação dos músculos estriados esqueléticos, perceber as diferenças morfológicas entre eles.
E. Descrever a vascularização e inervação geral de um músculo estriado esquelético.
F. Nomear os principais músculos estriados esqueléticos nos segmentos corpóreos: cabeça, pescoço, tórax, abdome, pelve, dorso, membros superiores e membros inferiores.
G. A partir do conhecimento dos principais músculos do corpo humano, treinar em alguns desses músculos a identificação de sua origem e inserção, a partir do conhecimento das suas funções ou ações.

Objetivos práticos

Objetivo geral

Ao final deste capítulo, os alunos deverão ser capazes de identificar, nomear e classificar os principais músculos estriados esqueléticos do corpo humano, assim como suas principais divisões, no Laboratório de Anatomia.

Examinando os modelos e peças anatômicas, o aluno será capaz de identificar e nomear:

MÚSCULOS DA CABEÇA E DO PESCOÇO

ESTRUTURA ANATÔMICA	ETIMOLOGIA	CARACTERÍSTICAS/CURIOSIDADES
M. Orbicular do olho M. Nasal M. Orbicular da boca M. Bucinador	(L) *Orbicularis* = ao redor do olho (L) *Naris* = Nari + *Al* = sufixo de relação (L) *Orbicularis* = ao redor da boca (L) *Buccinare* = soar, corneta+ (L) *Actor* = agente	Os músculos da face possuem funções importantes que estão relacionadas com a ingestão de alimentos, mastigação e fonação. Por estarem inseridos na pele, quando contraem, realizam as expressões faciais. Por isso, também são denominados músculos da mímica.
M. Levantador do lábio superior	(L) *Levator* = elevador ou (L) *Levare* = elevar, erguer + (L) *Actor* = agente. (L) *Labrum*= lábio, reborda. (L) *Superus* = comparativo de acima	
M. Depressor do lábio inferior	(L) *Labrum* = lábio, reborda (L) *Inferus* = mais abaixo	
M. Depressor do ângulo da boca	Abaixador = o que abaixa (L) *Bucca* = bochecha ou (Hb) *Bukkah* = vazio, oco	
M. Levantador do ângulo da boca	(L) *Levator* = elevador ou (L) *Levare* = elevar, erguer + (L) *Actor* = agente. (L) *Bucca* = bochecha ou (Hb) *Bukkah* = vazio, oco	
M. Zigomático maior	(Gr) *Zygomatikos* = unido, ligado (L) *Major* = maior	
M. Zigomático menor	(Gr) *Zygomatikos* = unido, ligado (L) *Minor* = menor.	
M. Levantador do lábio superior e da asa do nariz	(L) *Levator* = elevador ou (L) *Levare* = elevar, erguer + (L) *Actor* = agente (L) *Labrum* = lábio, reborda (L) *Superus* = comparativo em cima, sobre (L) *Nasus, Naricae* = ventas, singular	
M. Masseter M. Temporal	(Gr) *Masseter* = macerador, mastigador (L) *Temporalis* = relativo ao tempo ou *Tempus* = tempo	Ambos são músculos da mastigação. Os outros dois músculos da mastigação mais profundos são: m. pterigoideo medial e m. pterigoideo lateral (Figura 4.12)
M. Esternocleidomastóideo	(Gr) *Stérnon* = peito, tórax (L) *Clave* = chave, clavícula (Gr) *Mastos* = mama e *Eidos* = semelhante	Este músculo é um bíceps. Suas origens estão no osso esterno e na clavícula. A inserção está no processo mastoide do osso temporal.
M. Platisma	(Gr) *Platysma* = placa plana ou *Platus* = plano, chato.	Também considerado um dos músculos cutâneos da face ou da mímica, o único localizado no pescoço.

100 Anatomia Sistêmica

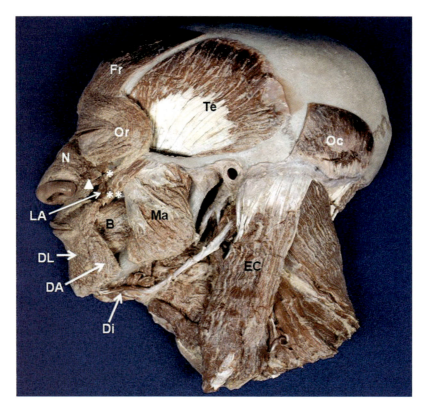

FIGURA 4.7 Hemicabeça e hemipescoço esquerdos com exposição dos músculos temporal (Te) e massétér (Ma) da mastigação e da maioria dos músculos da mímica: bucinador (B); depressor do ângulo da boca (DA); depressor do lábio inferior (DL); ventre frontal do músculo epicrânico (Fr); levantador do ângulo da boca (LA); levantador do lábio superior (▲); nasal (N); ventre occipital do músculo epicrânico (Oc); orbicular do olho (Or) e zigomático maior (**); e menor (*). No pescoço são identificados o ventre anterior do músculo digástrico (Di) e o músculo esternocleidomastóideo (EC).

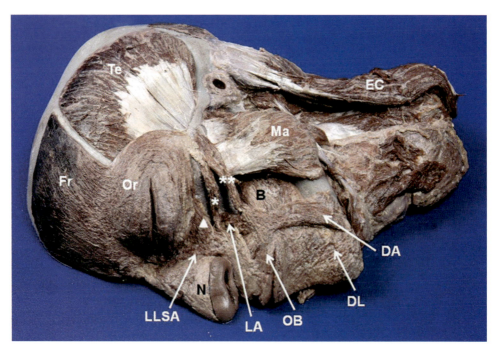

FIGURA 4.8 Visão anterolateral de uma hemicabeça e hemipescoço esquerdos com exposição dos músculos da mímica: bucinador (B); depressor do ângulo da boca (DA); depressor do lábio inferior (DL); ventre frontal do músculo epicrânico (Fr); levantador do ângulo da boca (LA); levantador do lábio superior (▲); levantador do lábio superior e da asa do nariz (LLSA), nasal (N); orbicular da boca (OB) e orbicular do olho (Or), zigomático maior (**) e zigomático menor (*). Músculo massétér (Ma) e músculo temporal (Te) da mastigação e no pescoço: músculo esternocleidomastóideo (EC).

Sistema Muscular Capítulo | 4 101

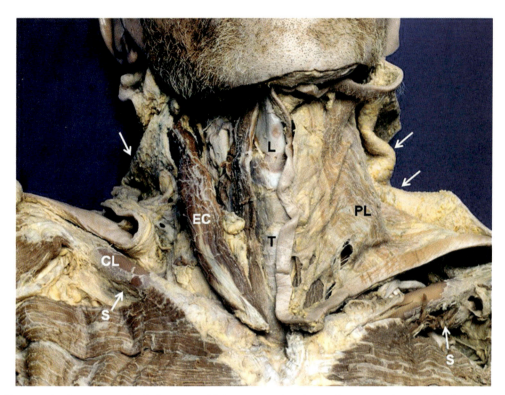

FIGURA 4.9 Visão anterior do pescoço após rebatimento parcial do tegumento (setas) no antímero esquerdo para a visualização do músculo platisma (PL) e com rebatimento total (setas) no antímero direito para a visualização do músculo esternocleidomastóideo (EC). Clavícula direita (CL) e músculo subclávio (S); laringe (L); traqueia (T).

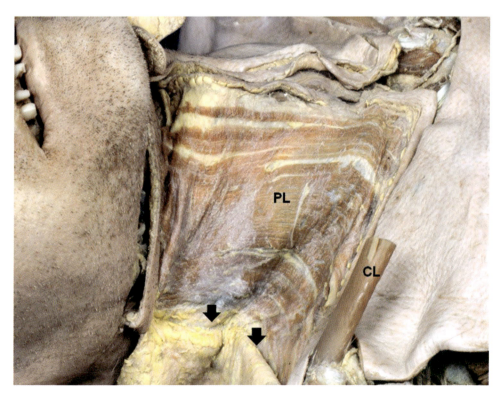

FIGURA 4.10 Visão lateral direita do pescoço após rebatimento parcial do tegumento (setas) para a visualização do músculo platisma (PL). Clavícula direita (CL).

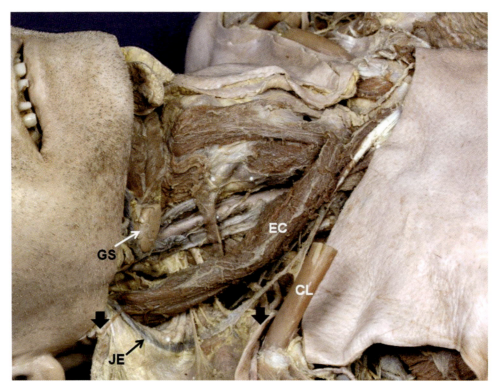

FIGURA 4.11 Visão lateral direita do pescoço após rebatimento do tegumento (setas) para a visualização do músculo esternocleidomastóideo (EC). Clavícula direita (CL); glândula submandibular (GS); veia jugular externa (JE).

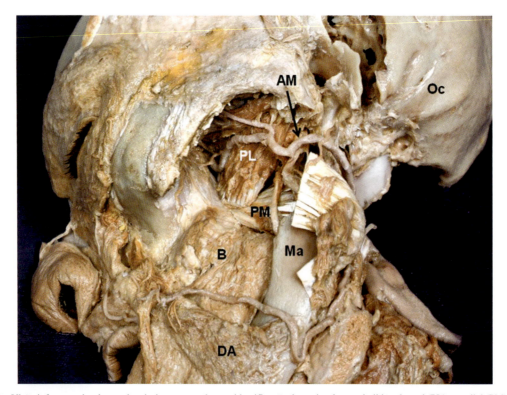

FIGURA 4.12 Visão inferoanterior de uma hemicabeça esquerda com identificação dos músculos pterigóideos lateral (PL) e medial (PM) da mastigação, no interior da fossa infratemporal. Observar também: músculos bucinador (B) e depressor do ângulo da boca (DA). Artéria maxilar (AM); mandíbula (Ma); occipital (Oc).

Complete a legenda da Figura 4.13, a seguir.

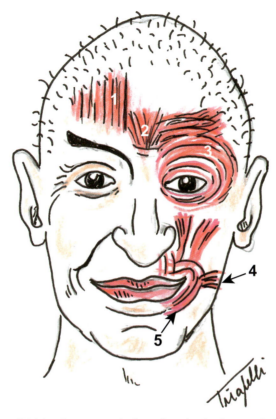

FIGURA 4.13 Visão anterior do plano superficial da cabeça mostrando alguns dos músculos da expressão facial. Assinale cada número de acordo com o nome do músculo.

1._____
2._____
3._____
4._____
5._____

MÚSCULOS DO TRONCO

ESTRUTURA ANATÔMICA	ETIMOLOGIA	CARACTERÍSTICAS/CURIOSIDADES
M. Peitoral Maior*/menor*	(L) *Pectoralis* = relativo ao peito	* São denominados no conjunto de músculos toracoapendiculares anteriores e movem o cíngulo do membro superior.
M. Subclávio*	(L) *Sub* = abaixo, sob (L) *Clavius*; *Clavicularis* = relativo à clavícula	
M. Serrátil anterior*/ posterior	(L) *Serratus* = serreado e *serrare* = serrar	
M. Trapézio**	(Gr) *Trapezion* = pequena mesa quadrada	** Estes dois músculos são denominados toracoapendiculares posteriores superficiais.
M. Romboide Maior/menor	(Gr) *Rhombos* = obtuso+ *Oidés* = forma de	
M. Levantador da escápula	(L) *Levator* = elevador ou (L) *Levare* = elevar, erguer + (L) *Actor* = agente. (L) *Scapulae* = espáduas, ombros	
M. Grande dorsal**	(L) *Latissimus* = vastíssimo	

MÚSCULOS DO TRONCO

ESTRUTURA ANATÔMICA	ETIMOLOGIA	CARACTERÍSTICAS/CURIOSIDADES
M. Infraespinal	(L) *Infra* = abaixo de + (L)*Spinalis* = pontudo	
M. Redondo Maior/menor	(L) *Teres* = tubo redondo, cilindro	
M. Subescapular	(L) *Sub* = abaixo, sob + (L)*Scapulae*= espáduas, Ombros	
M. Reto do abdome	(L) *Rectus* = reto, direto, sem flexuras (L) *Abdere* = esconder	Estes são os músculos que formam a parede abdominal anterolateral.
M. Oblíquo externo/Interno	(L) *Obliquus* = oblíquo, de través, torto	
M. Transverso do Abdome	(L) *Transversus* = atravessado, oblíquo. (L) *Abdere* = esconder	
M. Intercostal interno/externo	(L) *Inter* = entre + (L) *Costae* = costela + (L) AL = sufixo de relação	São músculos respiratórios.
M. Diafragma	(Gr) *Dia* = entre, através (Gr) *Phagma* = parede, cerca.	É o principal músculo da respiração

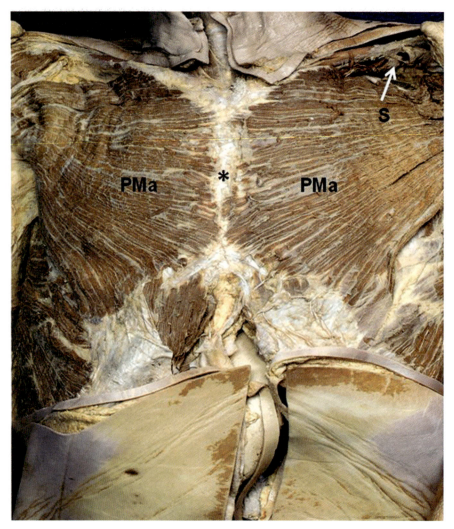

FIGURA 4.14 Visão anterior dos músculos peitorais maiores (PMa). Músculo subclávio esquerdo (S); osso esterno (*).

Sistema Muscular **Capítulo | 4** 105

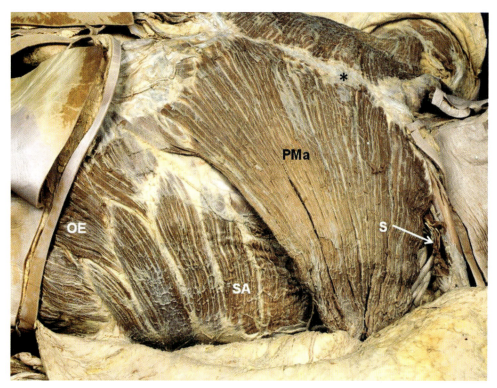

FIGURA 4.15 Visão lateral esquerda da parede torácica mostrando o músculo peitoral maior (PMa), alguns fascículos do músculo serrátil anterior (SA), o músculo subclávio (S) e uma pequena parte do músculo oblíquo externo do abdome (OE). Osso esterno (*).

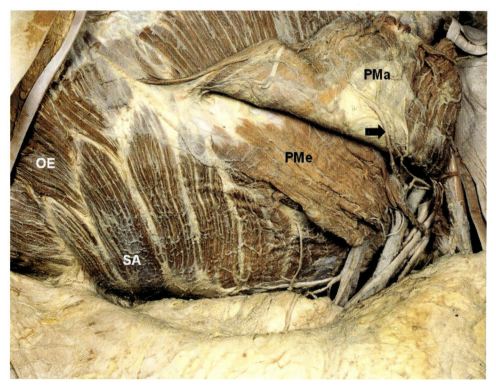

FIGURA 4.16 Visão lateral esquerda da parede torácica mostrando o músculo peitoral menor (PMe) após rebatimento parcial do músculo peitoral maior (PMa). Fascículos do músculo serrátil anterior (SA); pequena parte do músculo oblíquo externo do abdome (OE). A seta indica um pedículo muscular sob o músculo peitoral maior.

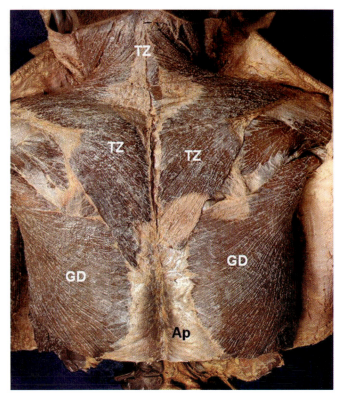

FIGURA 4.17 Músculos superficiais do dorso (extrínsecos do dorso): grande dorsal (GD) e trapézio (TZ). Aponeurose tóracolombar (Ap).

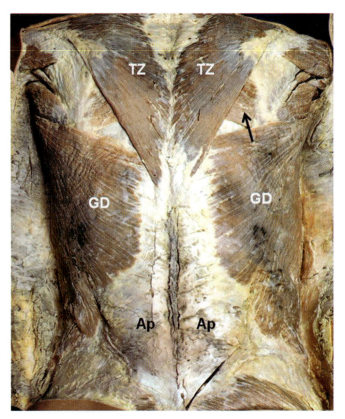

FIGURA 4.18 Músculos superficiais do dorso (extrínsecos do dorso): grande dorsal (GD) e trapézio (TZ). Visualização parcial do músculo rombóide maior (seta) sob o músculo trapézio. Aponeurose tóracolombar (Ap).

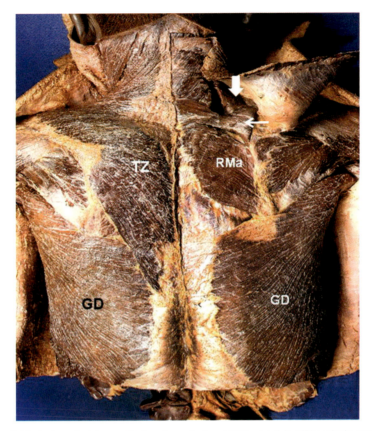

FIGURA 4.19 Músculos superficiais do dorso (extrínsecos do dorso): grande dorsal (GD) e trapézio (TZ) e rebatimento parcial do músculo trapézio no antímero direito com visualização sob ele, dos músculos romboide maior (RMa), romboide menor (seta delgada) e levantador da escápula (seta espessa).

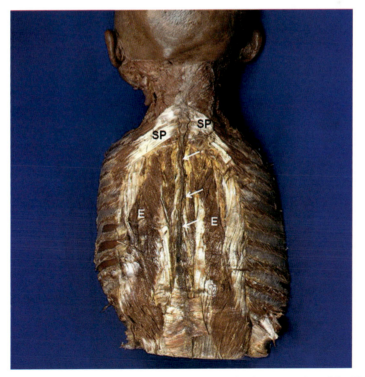

FIGURA 4.20 Dorso mostrando os músculos serráteis posteriores superiores (SP) e músculos eretores da espinha (E) após rebatimento dos músculos trapézio, grande dorsal e romboides maior e menor. Processos espinhosos das vértebras (setas).

108 Anatomia Sistêmica

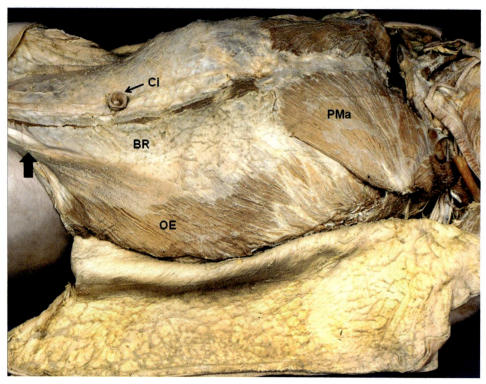

FIGURA 4.21 Rebatimento do tegumento da parede abdominal esquerda mostrando o músculo oblíquo externo do abdome (OE) e a bainha do músculo reto do abdome (BR). Cicatriz umbilical (Ci); funículo espermático (seta); músculo peitoral maior (PMa).

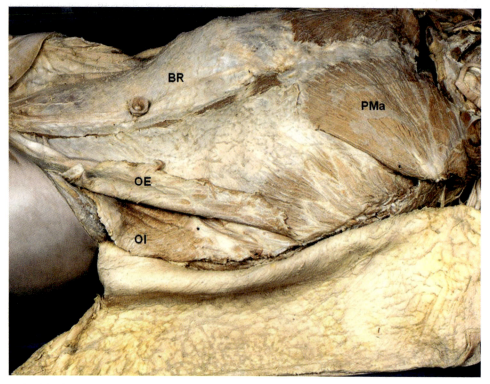

FIGURA 4.22 Parede abdominal esquerda mostrando o músculo oblíquo interno do abdome (OI) sob o músculo oblíquo externo do abdome (OE) após seu rebatimento parcial. Bainha do músculo reto do abdome (BR); músculo peitoral maior (PMa).

Sistema Muscular **Capítulo | 4** 109

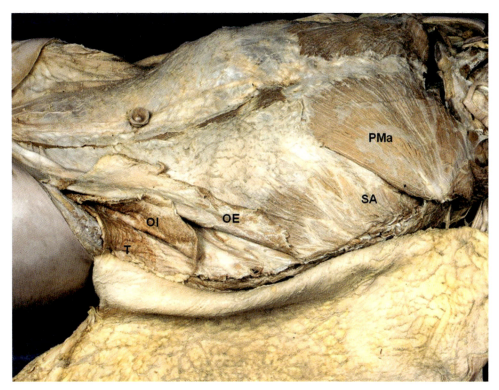

FIGURA 4.23 Parede abdominal esquerda mostrando o músculo transverso do abdome (T) sob o músculo oblíquo interno do abdome (OI) após seu rebatimento parcial. Músculo oblíquo externo do abdome (OE); músculo peitoral maior (PMa); músculo serrátil anterior (SA).

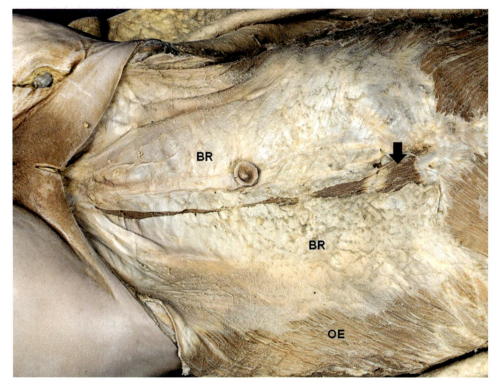

FIGURA 4.24 Visão da parede abdominal anterior com visualização da lâmina anterior da bainha do músculo reto do abdome (BR). Pequena parte do músculo reto do abdome esquerdo (seta); músculo oblíquo externo do abdome (OE).

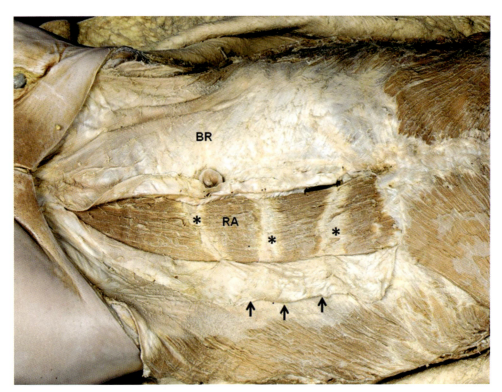

FIGURA 4.25 Visão da parede abdominal anterior com rebatimento da lâmina anterior da bainha do músculo reto do abdome (setas) para visualização do músculo reto do abdome esquerdo (RA) e suas intersecções aponeuróticas (*). Lâmina anterior da bainha do músculo reto do abdome (BR).

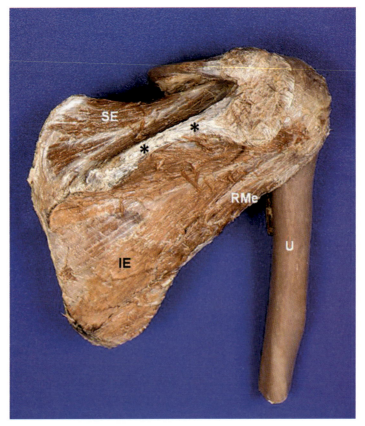

FIGURA 4.26 Visão posterior da escápula mostrando o músculo supraespinhal (SE), infraespinhal (IE) e redondo menor (RMe). Úmero (U); espinha da escápula (*).

Sistema Muscular Capítulo | 4   111

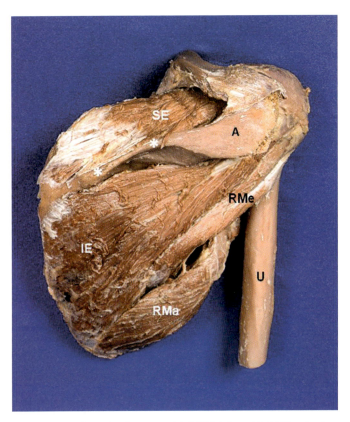

FIGURA 4.27   Visão posterior da escápula mostrando o músculo supraespinhal (SE), infraespinhal (IE), redondo menor (RMe) e redondo maior (RMa). Acrômio da escápula (A); espinha da escápula (*); úmero (U).

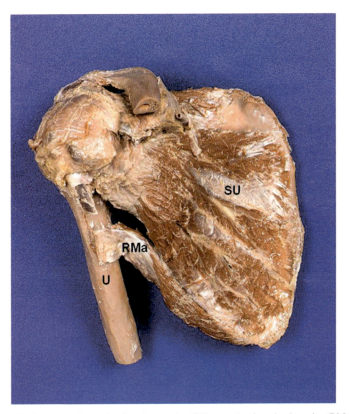

FIGURA 4.28   Visão anterior da escápula mostrando o músculo subescapular (SU) e o músculo redondo maior (RMa). Úmero (U).

112 Anatomia Sistêmica

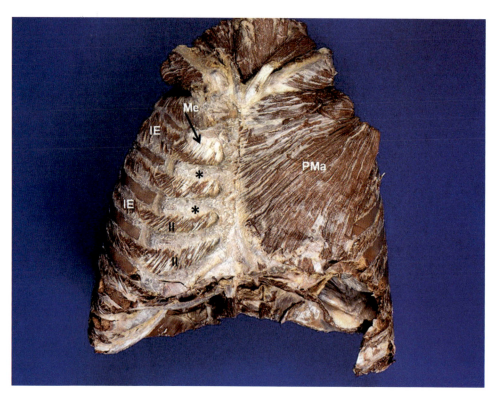

FIGURA 4.29 Visão anterior da parede torácica mostrando o músculo peitoral maior (PMa) no antímero esquerdo e os músculos intercostais externos (IE) e internos (II) mais profundamente no antímero direito. Cartilagens costais (*); membrana intercostal externa preservada apenas no primeiro espaço intercostal (Me).

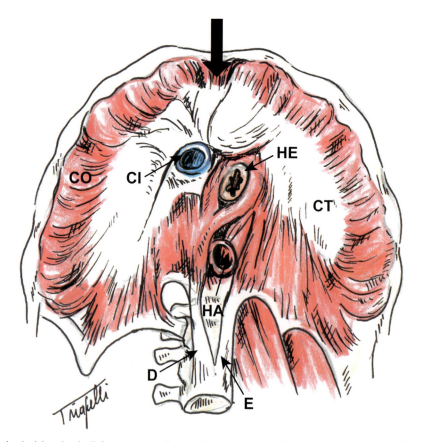

FIGURA 4.30 Visão abdominal do músculo diafragma mostrando suas principais aberturas. Forame da veia cava inferior (CI); hiato aórtico (HA) e hiato esofágico (HE). Pilar direito (D) e esquerdo (E); porção esternal (seta) e costal (CO) do músculo; e centro tendíneo (CT).

Complete as legendas das Figuras 4.31 e 4.32, a seguir.

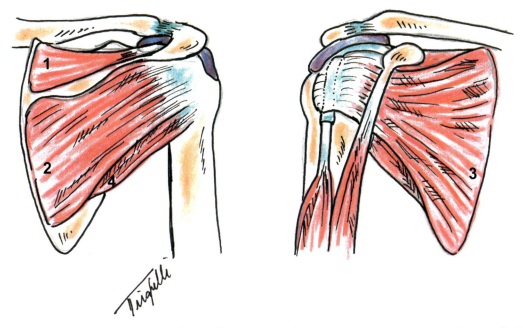

FIGURA 4.31 Na visão anterior e posterior da escápula, identifique os quatro músculos que constituem o manguito rotador na região do ombro. Cite sua principal função.

1._____
2._____
3._____
4._____

Resposta: _____

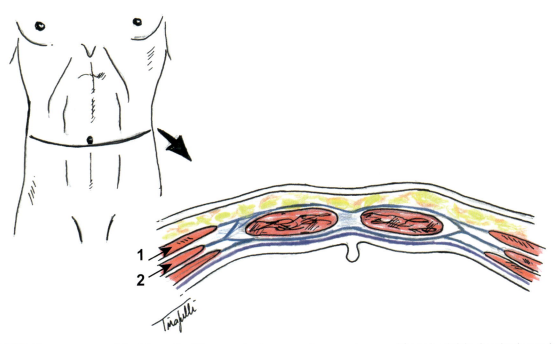

FIGURA 4.32 No corte transversal do abdome, identifique os músculos numerados e pesquise como é formada a bainha do músculo reto do abdome (suas lâminas anterior e posterior), acima e abaixo da cicatriz umbilical. O que representa a *linha arqueada*?

114 Anatomia Sistêmica

1._____
2._____
3._____
4._____

MÚSCULOS DOS MEMBROS SUPERIORES

ESTRUTURA ANATÔMICA	ETIMOLOGIA	CARACTERÍSTICAS/CURIOSIDADES
M. Deltoide	(Gr) *Delta* = letra D + (Gr)*Òides*= forma de	Músculo onde as injeções intramusculares são aplicadas no membro superior
M. Bíceps braquial	(L) *Bis* = dois, duplo +(L) *Caput* = cabeça (L) *Brachialis* = Relativo ao braço	O reflexo bicipital é um dos reflexos tendíneos que são testados durante exame físico do paciente, através da percussão do seu tendão com um leve golpe utilizando-se um martelo de reflexo.
M. Tríceps braquial	(L) *Tres* = três + (L) *Caput* = Cabeça (L) *Brachialis* = Relativo ao braço	
M. Ancôneo	(Gr) *Ankon* = ângulo, acotovelamento	
M. Braquial	(L) *Brachialis* = Relativo ao braço	
M. Coracobraquial	(Gr) *Kórax* = corvo, abutre, urubu+ (L) *Brachialis* = relativo ao braço.	
M. Braquiorradial	(Gr) *Brachium* = Braço + (Gr) *radius* = haste, estaca, raio, estilete	
M. Pronador redondo	(L) *Pronare* = virar para baixo + *Actor*= agente (L) *Teres* = tubo redondo, cilindro	
M. Flexor radial do carpo	(L) *Flectere* = curvatura + *Actor* = agente radial: (L) *Radialis* = relativo ao osso rádio. (Gr) *Karpós* = pulso ou (L)*Carpere* = colher, arrancar	
M. Palmar longo	(L) *Palma* = região anterior da mão, concavidade da mão, palma da mão + *AR* = sufixo de relação (L) *Longus* = comprido, longo, demorado	Músculo que pode estar ausente em um ou ambos os antímeros, mas sua função é preservada.
M. Flexor superficial dos dedos	(L) *Flectere* = curvatura + *Actor* = agente (L) *Superficialis* = na superfície (L) *Ditus, Digitus* = dedo da mão ou do pé	
M. Flexor ulnar do Carpo	(L) *Flectere* = curvatura + *Actor* = agente (L) *Ulna* = antebraço (Gr) *Karpós* = pulso ou (L) *Carpere* = colher, arrancar	
M. Flexor profundo dos dedos	(L) *Flectere* = curvatura +*Actor*= agente (L) *Profundus* = profundo, no fundo, subterrâneo. (L) *Ditus, Digitus* = dedo da mão ou do pé	
M. Flexor longo do polegar	(L) *Flectere* = curvatura +*Actor* = agente (L) *Longus* = comprido, longo, demorado (Gr) *Pollein* = ser forte, (L) *Polleo* = eu tenho poder, força	
M. Pronador Quadrado	(L) *Pronare* = virar para baixo + *Actor* = agente *Quadratus* = quadrado, que tem quatro lados.	
M. Extensor radial longo do carpo	(L) *Extendere* = estender, esticar + *Actor* = agente (L) *Radialis* = relativo ao osso rádio. (L) *Longus* = comprido, longo, demorado (Gr) *Karpós* = pulso ou (L) *Carpere* = colher, arrancar	
M. Extensor radial curto do carpo	(L) *Extendere* = estender, esticar + *Actor*= agente (L) *Radialis* = relativo ao osso rádio. (L) *Brevis* = curto, baixo, estreito. (Gr) *Karpós* = pulso ou (L)*Carpere* = colher, arrancar	
M. Extensor dos dedos	(L) *Extendere* = estender, esticar + *Actor*= agente. (L) *Ditus, Digitus* = dedo da mão ou do pé	
M. Extensor do Dedo mínimo	(L) *Extendere* = estender, esticar + *Actor* = agente. (L) *Ditus, Digitus* = dedo da mão ou do pé (L) *Minimus* = mínimo	
M. Extensor ulnar do carpo	(L) *Extendere* = estender, esticar + *Actor*= agente. (L) *Ulna* = antebraço (Gr) *Karpós* = pulso ou (L)*Carpere* = colher, arrancar	
M. Supinador	(L) *Supinare* = deitar de costas + *Actor* = agente	

MÚSCULOS DOS MEMBROS SUPERIORES

ESTRUTURA ANATÔMICA	ETIMOLOGIA	CARACTERÍSTICAS/CURIOSIDADES
M. Extensor longo do polegar	(L)*Extendere* = estender, esticar + *Actor* = agente. (L)*Longus* = comprido, longo, demorado (Gr) *Pollein* = ser forte, (L) *Polleo* = eu tenho poder, força	
M. Extensor do Indicador	(L)*Extendere* = estender, esticar + *Actor* =agente. *Índex*= apontador, sinalizador	
M. Abdutor longo do polegar	(L) *Ab* = longe + (L) *Ducere* = conduzir + *Actor* = agente (L)*Longus* = comprido, longo, demorado (Gr) *Pollein* = ser forte, (L) *Polleo* = eu tenho poder, força	
M. Extensor curto do polegar	(L)*Extendere* = estender, esticar + *Actor* = agente. (L) *Brevis* = curto, baixo, estreito. (Gr) *Pollein* = ser forte, (L) *Polleo* = eu tenho poder, força	
M. Abdutor curto do polegar	(L) *Ab* = longe + (L) *Ducere* = conduzir + *Actor* = agente (L)*Brevis*= curto, baixo, estreito. (Gr) *Pollein* = ser forte, (L) *Polleo* = eu tenho poder, força	
M. Flexor curto do polegar	(L) *Flectere* = curvatura + *Actor* = agente. (L)*Brevis*= curto, baixo, estreito. (Gr) *Pollein* = ser forte, (L) *Polleo* = eu tenho poder, força	
M. Oponente do Polegar	(L)*Opponens* = oposto (Gr) *Pollein* = ser forte, (L) *Polleo* = eu tenho poder, força	
M. Adutor do Polegar	(L) *Ad* = perto + *Ducere* = conduzir + *Actor* = agente (Gr) *Pollein* = ser forte, (L) *Polleo* = eu tenho poder, força	
M. Lumbricais	(L)*Lumbricus* = lombriga, minhoca	
M. Interósseos	(L) *Inter* = entre + (L) *Osteon* = osso.	

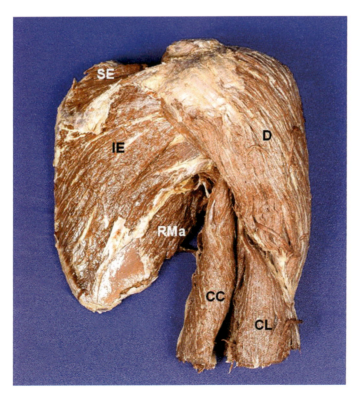

FIGURA 4.33 Visão posterior ou dorsal do ombro mostrando o músculo deltoide (D) e parte proximal da cabeça longa (CL) e curta (CC) do músculo bíceps braquial. Na escápula observar os músculos supraespinhal (SE), infraespinhal (IE) e redondo maior (RMa).

116 Anatomia Sistêmica

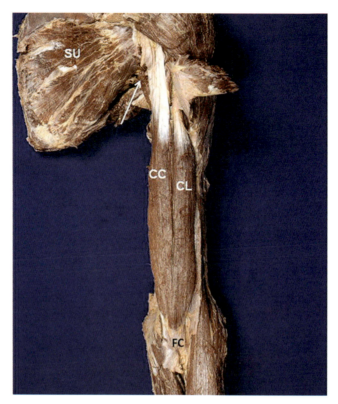

FIGURA 4.34 Visão anterior do braço e região escapular com a visualização do músculo bíceps braquial e suas cabeças longa (CL) e curta (CC). Superomedialmente a ele, o músculo coracobraquial (seta). Região anterior da escápula com o músculo subescapular (SU). Fossa cubital (FC).

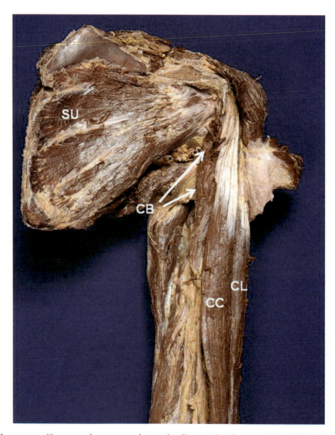

FIGURA 4.35 Visão anterior do braço e região escapular mostrando em detalhe o músculo coracobraquial (CB) medialmente à cabeça curta (CC) do músculo bíceps braquial. Cabeça longa do músculo bíceps braquial (CL); músculo subescapular (SU).

Sistema Muscular **Capítulo | 4** 117

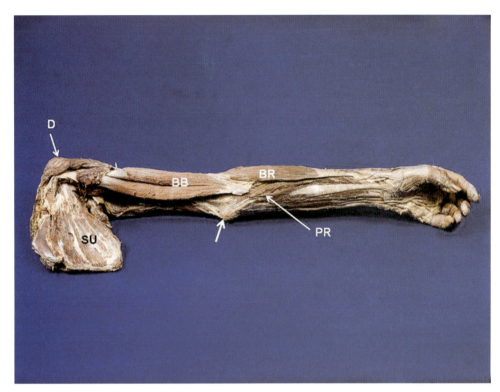

FIGURA 4.36 Visão geral do membro superior e cíngulo escapular mostrando o compartimento anterior do braço com o músculo bíceps braquial (BB) mais superficialmente; o compartimento anterior do antebraço com a identificação do músculo pronador redondo (PR) e a mão. Epicôndilo medial (seta); músculo deltoide (D); músculo subescapular (SU)

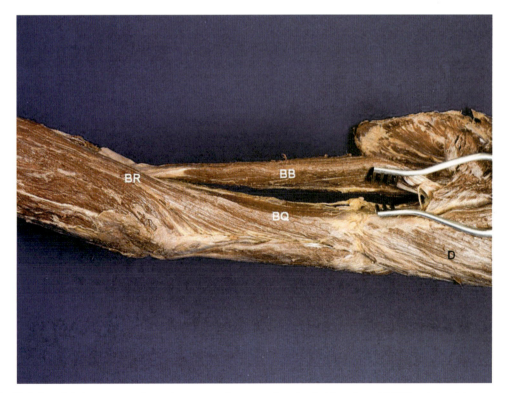

FIGURA 4.37 Visão lateral do braço e parte do antebraço com afastamento do músculo bíceps braquial (BB) e abaixo dele a presença do músculo braquial (BQ), além de parte do trajeto do músculo braquiorradial (BR) em direção ao antebraço. Músculo deltoide (D).

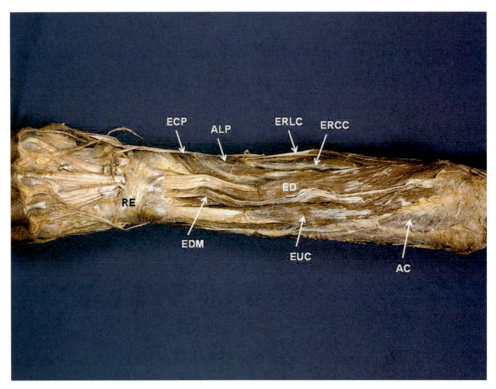

FIGURA 4.38 Visão de alguns dos músculos superficiais e profundos do compartimento posterior extensor do antebraço: ancôneo (AC), abdutor longo do polegar (ALP), extensor curto do polegar (ECP), extensor dos dedos (ED), extensor do dedo mínimo (EDM), extensor radial curto do carpo (ERCC), extensor radial longo do carpo (ERLC) e extensor ulnar do carpo (EUC). Retináculo dos extensores (RE).

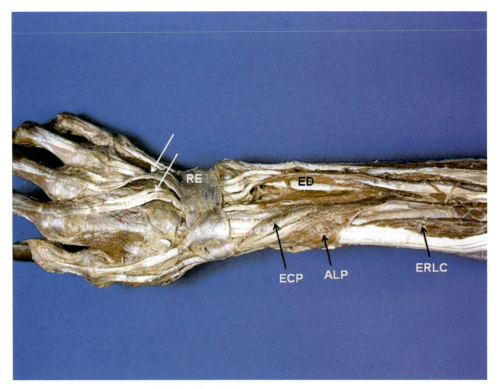

FIGURA 4.39 Visão de alguns dos músculos superficiais e profundos do compartimento posterior ou extensor do antebraço: abdutor longo do polegar (ALP), extensor curto do polegar (ECP), extensor dos dedos (ED) e extensor radial longo do carpo (ERLC). As setas indicam alguns tendões do músculo extensor dos dedos. Retináculo dos extensores (RE).

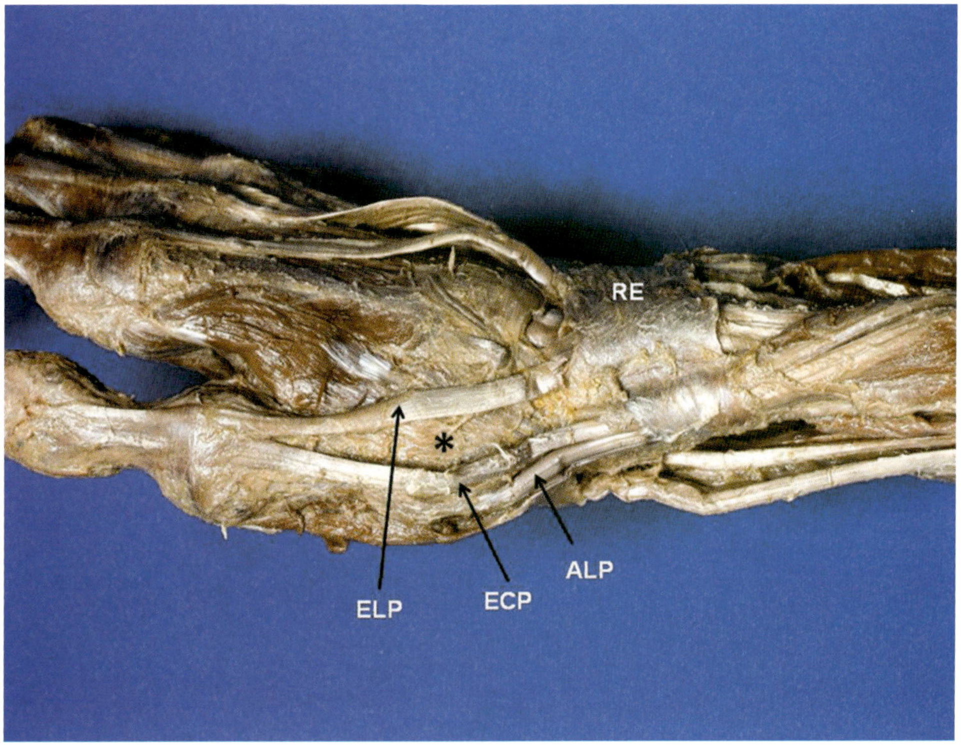

Sistema Muscular **Capítulo | 4** 119

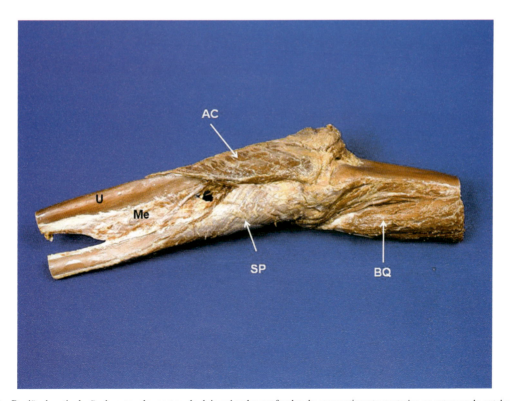

FIGURA 4.40 Detalhe da região da tabaqueira anatômica (*) entre os tendões dos músculos extensor curto do polegar (ECP) e extensor longo do polegar (ELP). Tendão do músculo abdutor longo do polegar (ALP). Retináculo dos extensores (RE).

FIGURA 4.41 Região da articulação do cotovelo mostrando dois músculos profundos do compartimento posterior ou extensor do antebraço: supinador (SP) e ancôneo (AC). Músculo braquial (BQ) no compartimento anterior do braço. Membrana interóssea radioulnar (Me); ulna (U).

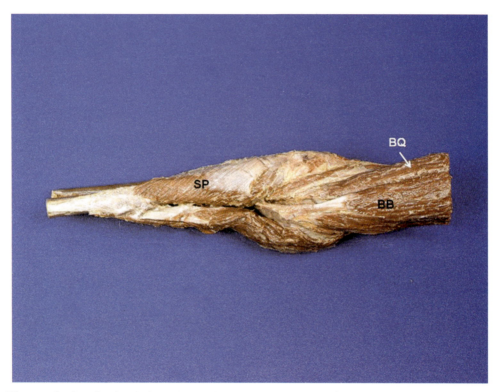

FIGURA 4.42 Visão anterior da região da articulação do cotovelo com a presença do músculo supinador (SP) no antebraço e dos músculos bíceps braquial (BB) e braquial (BQ) no braço.

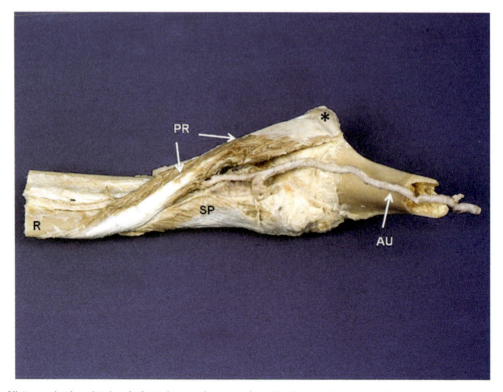

FIGURA 4.43 Visão anterior da região da articulação do cotovelo mostrando o músculo pronador redondo (PR) com origem a partir do epicôndilo medial do úmero (*) e o músculo supinador (SP). Notar a passagem da artéria ulnar (AU) sob o músculo pronador redondo. Rádio (R).

Sistema Muscular **Capítulo | 4** 121

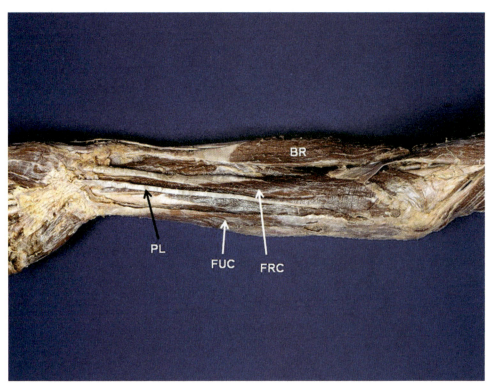

FIGURA 4.44 Visão do compartimento anterior ou flexor do antebraço mostrando alguns dos músculos: flexor radial do carpo (FRC), flexor ulnar do carpo (FUC) e tendão do músculo palmar longo (PL). Notar também o músculo braquiorradial (BR) no compartimento extensor ou posterior do antebraço.

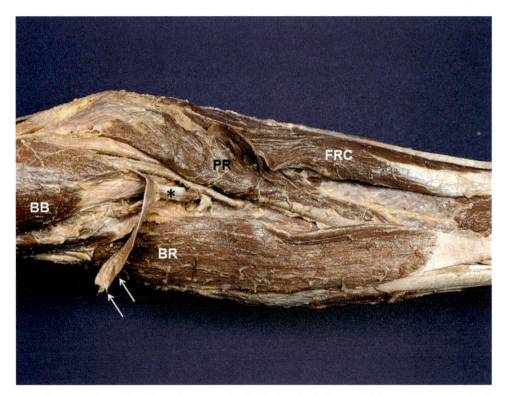

FIGURA 4.45 Compartimento anterior ou flexor do antebraço com visualização do músculo flexor radial do carpo (FRC) e do músculo pronador redondo (PR). Músculo bíceps braquial (BB) com seu tendão (*) e sua aponeurose (setas); músculo braquiorradial (BR).

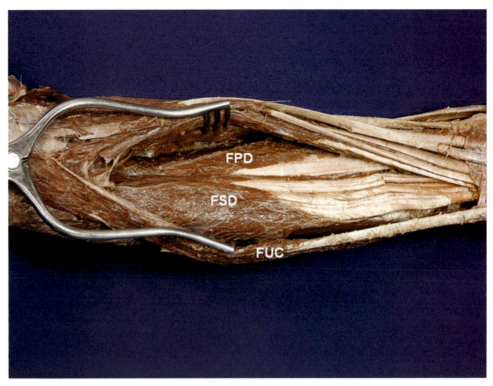

FIGURA 4.46 Compartimento anterior ou flexor do antebraço com afastamento dos músculos superficiais para a visualização dos músculos flexor superficial dos dedos (FSD) e flexor profundo dos dedos (FPD). Músculo flexor ulnar do carpo (FUC).

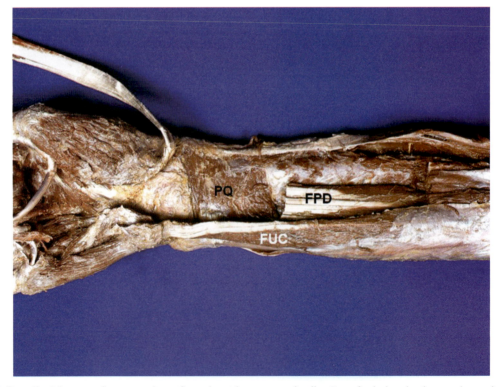

FIGURA 4.47 Parte distal do compartimento anterior ou flexor do antebraço para a visualização profunda do músculo pronador quadrado (PQ), abaixo do tendão do músculo flexor profundo dos dedos (FPD). Músculo flexor ulnar do carpo (FUC).

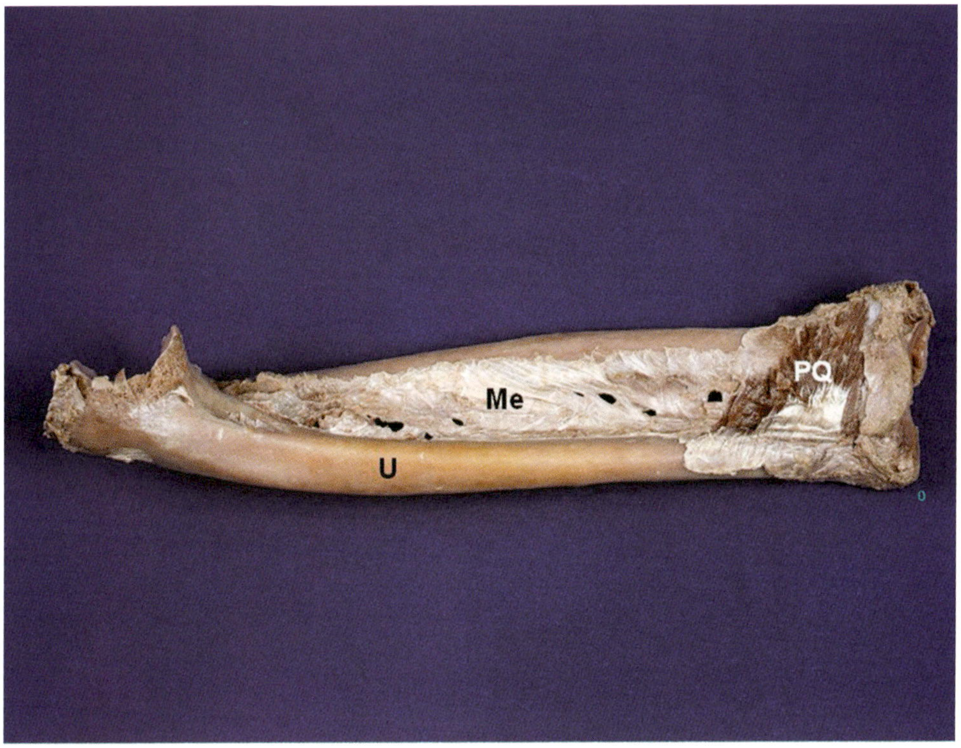

Sistema Muscular **Capítulo | 4** 123

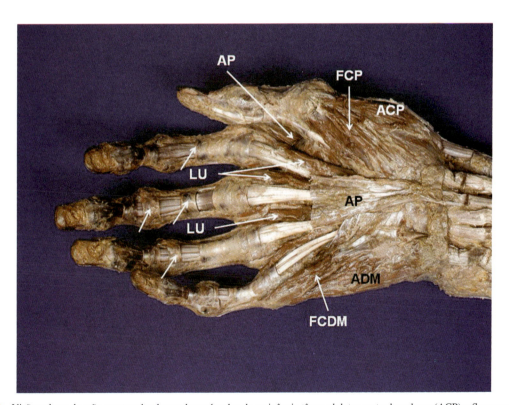

FIGURA 4.48 Ossos do antebraço unidos pela membrana interóssea (Me). Na sua parte distal, a presença do músculo pronador quadrado (PQ). Ulna (U).

FIGURA 4.49 Visão palmar da mão mostrando alguns dos músculos da eminência tênar: abdutor curto do polegar (ACP) e flexor curto do polegar (FCP) e da eminência hipotênar: abdutor do dedo mínimo (ADM) e flexor curto do dedo mínimo (FCDM). Também é observado parte do músculo adutor do polegar (AP) e alguns músculos lumbricais (LU). Aponeurose palmar (AP); bainhas osteofibrosas (setas).

124 Anatomia Sistêmica

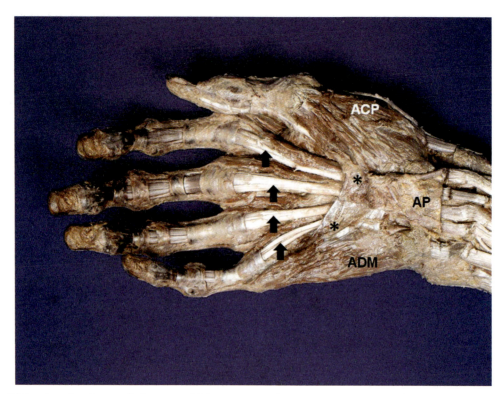

FIGURA 4.50 Visão palmar da mão com rebatimento parcial da aponeurose palmar (AP) para mostrar parte dos músculos oponentes do polegar e do dedo mínimo (*). Músculo abdutor curto do polegar (ACP) (eminência tênar) e músculo abdutor do dedo mínimo (ADM) (eminência hipotênar). Tendões de inserção dos músculos flexor superficial e profundo dos dedos (setas).

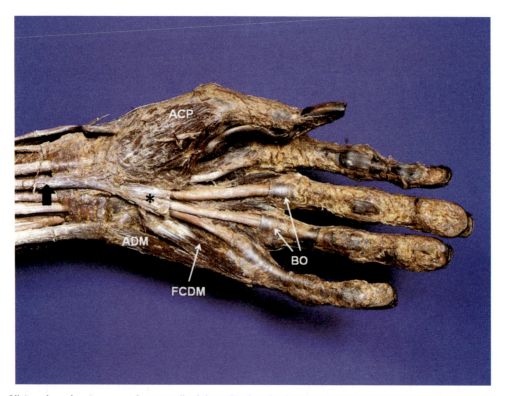

FIGURA 4.51 Visão palmar da mão mostrando a parte distal do tendão do músculo palmar longo (seta preta) e parte da sua aponeurose (*). Músculo abdutor curto do polegar (ACP) (eminência tênar) e músculos abdutor do dedo mínimo (ADM) e flexor curto do dedo mínimo (FCDM) (eminência hipotênar). Bainhas osteofibrosas (BO) envolvendo os tendões.

Sistema Muscular **Capítulo | 4** 125

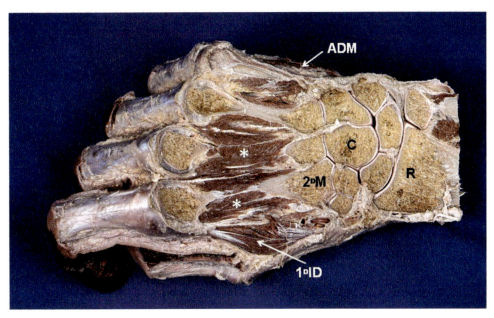

FIGURA 4.52 Visão dorsal da mão mostrando o primeiro (1ºID) e outros músculos interósseos dorsais (*). Músculo abdutor do dedo mínimo (ADM); capitato (C); rádio (R); segundo metacarpo (2ºM).

Complete as legendas das Figuras 4.53 e 4.54, a seguir.

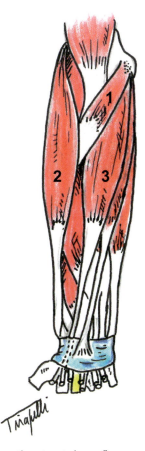

FIGURA 4.53 Visão dos músculos superficiais do compartimento anterior ou flexor-pronador do antebraço. Assinale cada número de acordo com o nome do músculo.

126 Anatomia Sistêmica

1._____
2._____
3._____
4._____

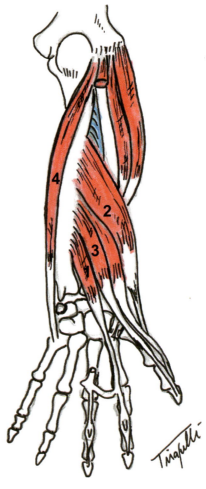

FIGURA 4.54 Visão dos músculos do compartimento posterior ou extensor-supinador do antebraço. Assinale cada número de acordo com o nome do músculo.

1._____
2._____
3._____
4._____

MÚSCULOS DOS MEMBROS INFERIORES

ESTRUTURA ANATÔMICA	ETIMOLOGIA	CARACTERÍSTICAS/CURIOSIDADES
M. Sartório	(L)*Sartor* = alfaiate	Foi nomeado por sua ação na flexão e na adução na perna, além da função rotadora lateral (cruza a perna uma sobre a outra). Essa seria aposição de costura típica dos alfaiates romanos.
Grupo adutor da coxa: M. Adutor curto/longo/magno	(L) *Ad* = perto + *Ducere*= conduzir + *Actor* (L) *Brevis* = curto, baixo, estreito. (L) *Longus* = comprido, longo, demorado (L) *Maguns* = grande, elevado, abundante	Juntamente com os músculos obturador externo e grácil formam os músculos mediais da coxa.
M. Pectíneo	(L) *Pecten* = pente, relativo a pente	

MÚSCULOS DOS MEMBROS INFERIORES

ESTRUTURA ANATÔMICA	ETIMOLOGIA	CARACTERÍSTICAS/CURIOSIDADES
M. Grácil	(L) *Gracilis* = delgado, esguio	
M. Ilíaco	(L) *Ilium* = flanco, relativo à anca	
M. Psoas maior/menor	(Gr) *Psoai* = lombo	
M. Quadríceps femoral		
M. Reto da coxa	(L) *Rectus* = reto, direto, sem flexuras	Forma a massa principal dos músculos anteriores da coxa; grande músculo extensor da perna.
	(L) *Cox (am)* = quadril	
M. Vasto lateral	(L) *Vastus* = imenso, espaçoso	
	(L) *Lateralis* = do lado de	
M. Vasto intermédio	(L) *Vastus* = imenso, espaçoso	
	(L) *Inter* = entre + (L)*Medium*= no meio, central	
M. Vasto medial	(L) *Vastus* = imenso, espaçoso	
	(L) *Medialis* = que está nomeio	
M. Tensor da fáscia lata	(L) *Fascia* = faixa, cinta	
	(L) *Lattus* = largo, extenso	
M. Bíceps femoral	(L) *Bis* = dois, duplo + (L) *Caput* = cabeça	São denominados músculos isquiotibiais devido à localização de suas origens e inserções.
	(L) *Femoris* = da coxa	
M. Semitendíneo	(L) *Semi* = metade, meio +	
	Tendinosus = tendinoso	
M. Semimembranáceo	(L) *Semi* = metade, meio +	
	(L) *Membranosus* = membranoso	
M. Glúteo máximo/	(Gr)*Gloutós* = anca, nádega	São todos músculos que formam a região glútea.
Médio/ mínimo	(L)*Maximus*= Superlativo de Magnus, grande, elevado, abundante	
M. Piriforme	(L) *Pirum* = pera + Forma = forma	
M. Obturador interno/externo	(L) *Obturare* = fechar, obstruir	
M. Gêmeo superior/inferior	(L) *Gemellus* = gêmeo, duplo	
M. Quadrado femoral	*Quadratus* = quadrado, que tem quatro lados	
	(L) *Femoris* = da coxa	
M. Tríceps sural		
M. Gastrocnêmio	(Gr) *Gaster* = ventre + *Knemé* = perna	Forma a região denominada panturrilha.
M. Sóleo	(L)*Solea* = sola de sandália, solha (peixe achatado)	
M. Poplíteo	(L) *Poplitis* = relativo ao jarrete	

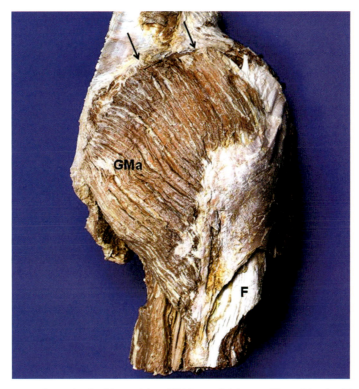

FIGURA 4.55 Região glútea mostrando o músculo glúteo máximo (GMa) superficialmente. Fêmur (F); crista ilíaca (setas).

128 Anatomia Sistêmica

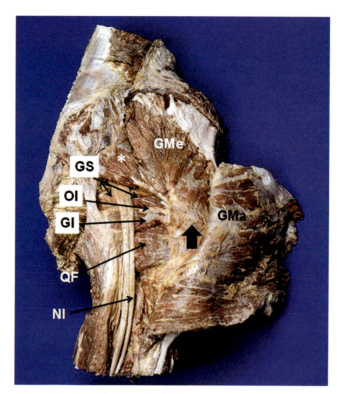

FIGURA 4.56 Região glútea mostrando os músculos profundos após rebatimento parcial do músculo glúteo máximo (GMa): músculos glúteo médio (GMe), piriforme (*), gêmeo superior (GS), obturatório interno (OI), gêmeo inferior (GI) e quadrado femoral (QF). Nervo isquiático (NI); trocânter maior do fêmur (seta espessa).

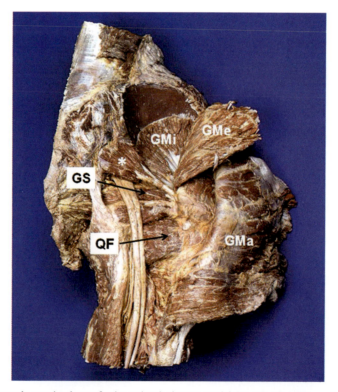

FIGURA 4.57 Região glútea mostrando os músculos profundos após rebatimento parcial dos músculos glúteo máximo (GMa) e glúteo médio (GMe) para a visualização do músculo glúteo mínimo (GMi). Músculo piriforme (*), gêmeo superior (GS) e quadrado femoral (QF).

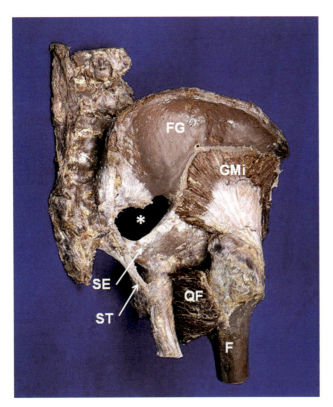

FIGURA 4.58 Região glútea onde pode ser observado o músculo glúteo mínimo (GMi) junto à face glútea do ílio (FG) e inferiormente o músculo quadrado femoral (QF). Ligamento sacroespinhal (SE) e sacr tuberal (ST). Fêmur (F); forame isquiático maior (*).

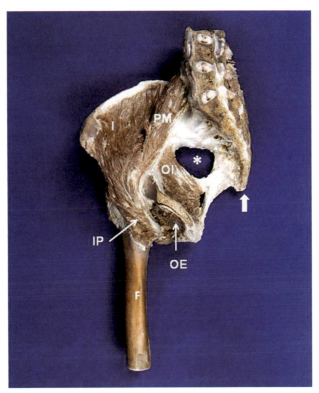

FIGURA 4.59 Região do quadril com a presença do músculo ilíaco (I) e psoas maior (PM) formando o músculo iliopsoas (IP) na raiz da coxa, além dos músculos obturatórios externo (OE) e interno (OI) revestindo a membrana obturatória. Forame isquiático maior (*); fêmur (F); ápice do cóccix (seta espessa).

130 Anatomia Sistêmica

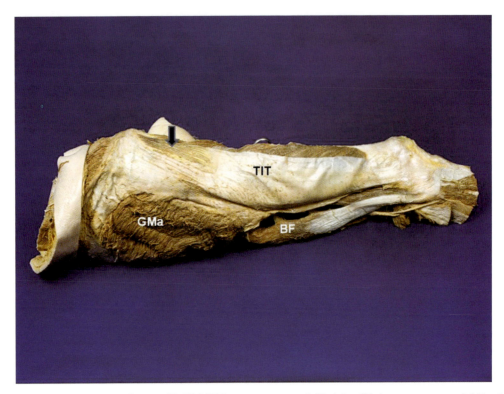

FIGURA 4.60 Visão lateral da coxa mostrando o trato iliotibial (TIT), um espessamento da fáscia lata (fáscia que reveste a coxa). Músculo bíceps femoral (BF); músculo glúteo máximo (GMa) e músculo tensor da fáscia lata (seta preta).

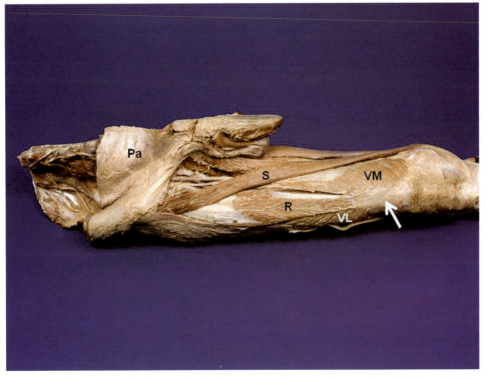

FIGURA 4.61 Visão anterior da coxa mostrando alguns músculos do seu compartimento anterior: reto femoral (R), sartório (S), vasto lateral (VL) e vasto medial (VM). Parede abdominal (Pa); tendão do músculo quadríceps femoral (seta branca).

Sistema Muscular **Capítulo | 4** 131

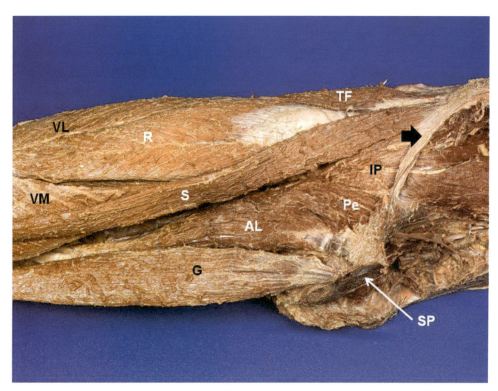

FIGURA 4.62 Detalhe de alguns músculos do compartimento anterior e medial da coxa: adutor longo (AL), grácil (G), iliopsoas (IP), pectíneo (Pe), retofemoral (R), sartório (S), tensor da fáscia lata (TF), vasto lateral (VL) e vasto medial (VM). Ligamento inguinal (seta preta); sínfise púbica (SP).

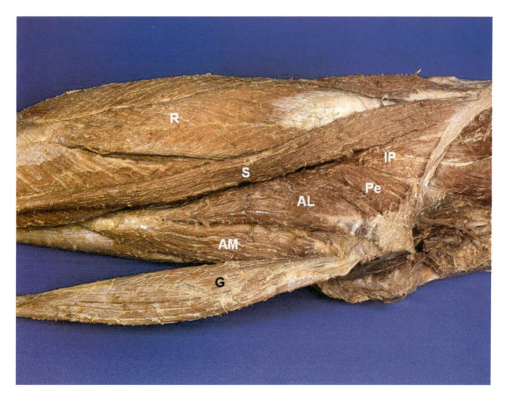

FIGURA 4.63 Visualização do músculo adutor magno (AM) após rebatimento do músculo grácil (G). Outros músculos são observados: adutor longo (AL), iliopsoas (IP), pectíneo (Pe), retofemoral (R) e sartório (S).

132 Anatomia Sistêmica

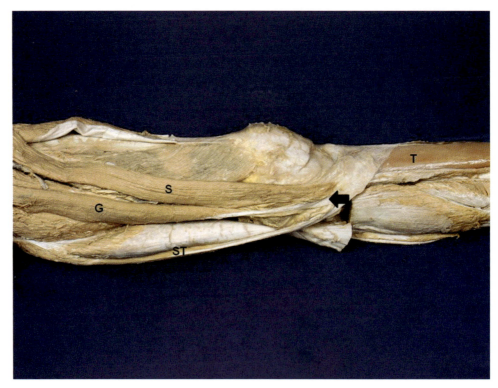

FIGURA 4.64 Visão da parte medial da coxa com detalhe para a formação do pé anserino (seta preta) ou "pata de ganço", formado pelos tendões dos músculos: sartório (S), grácil (G) e semitendíneo (ST). Tíbia (T).

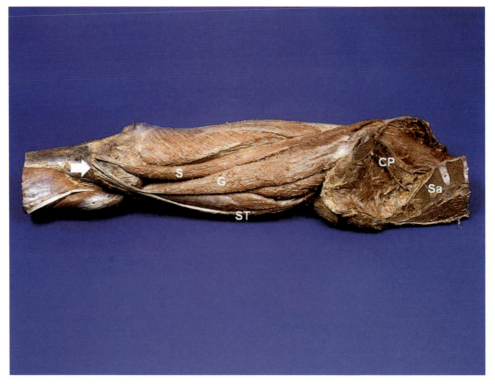

FIGURA 4.65 Visão da parte medial da coxa e cavidade pélvica (CP) mostrando a formação do pé anserino (seta branca) ou "pata de ganço", formado pelos tendões dos músculos: sartório (S), grácil (G) e semitendíneo (ST). Sacro (Sa).

Sistema Muscular **Capítulo | 4** 133

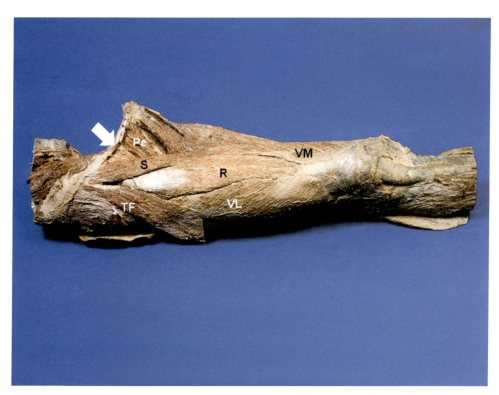

FIGURA 4.66 Visão anterolateral da coxa com identificação dos músculos: pectíneo (Pe), retofemoral (R), sartório (S), tensor da fáscia lata (TF), vastolateral (VL) e vastomedial (VM). Ligamento inguinal (seta branca).

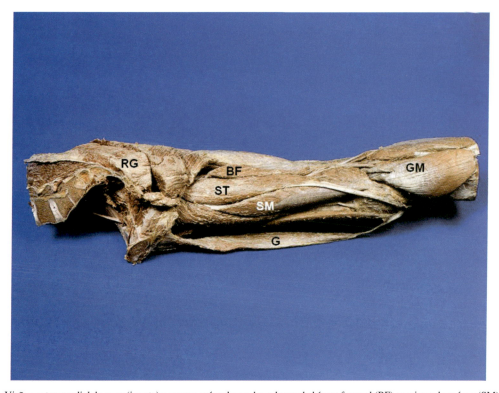

FIGURA 4.67 Visão posteromedial da coxa (jarrete) e os seus músculos: cabeça longa do bíceps femoral (BF), semimembranáceo (SM) e semitendíneo (ST). Região glútea (RG); músculo gastrocnêmio (GM); músculo grácil (G).

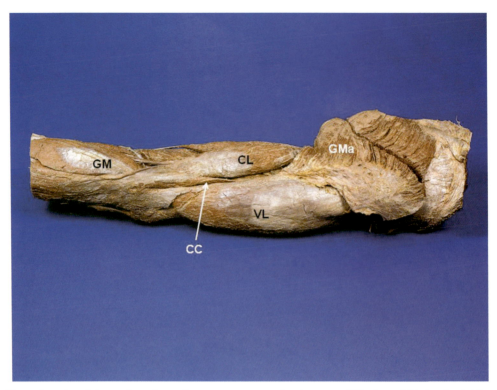

FIGURA 4.68 Visão pósterolateral da coxa (jarrete) para observarmos a presença da cabeça curta (CC) e longa (CL) do músculo bíceps femoral. Outros músculos identificados: gastrocnêmio (GM); glúteo máximo (GMa) e vastolateral (VL).

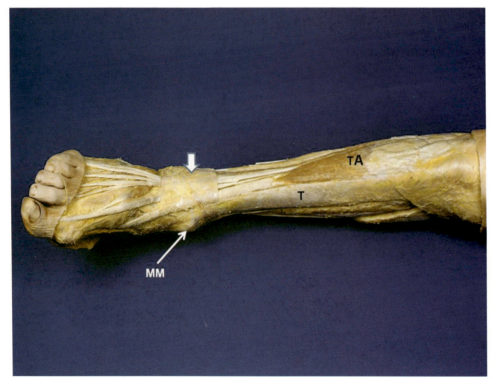

FIGURA 4.69 Visão anterior da perna com detalhe do músculo tibial anterior (TA). Maléolo medial da tíbia (MM); retináculo dos extensores (seta branca); tíbia (T).

Sistema Muscular **Capítulo | 4** 135

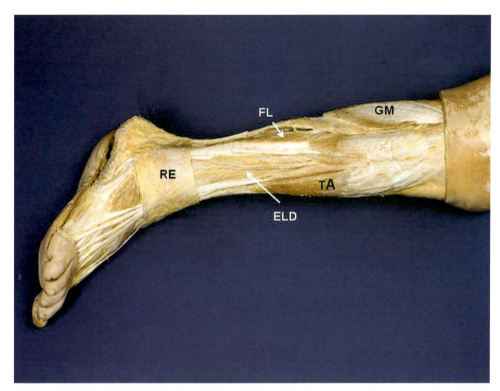

FIGURA 4.70 Visão do compartimento anterior e lateral da perna mostrando os músculos fibular longo (FL), tibial anterior (TA) e extensor longo dos dedos (ELD). Observar parte do músculo gastrocnêmio (GM); retináculo dos extensores (RE).

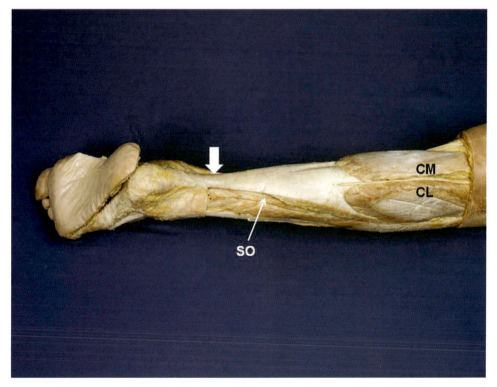

FIGURA 4.71 Visão do compartimento posterior da perna (panturrilha) com a presença do músculo tríceps sural, formado pelo músculo gastrocnêmio com suas cabeças lateral (CL) e medial (CM) e pelo sóleo (SO) localizado abaixo dele. O tendão calcâneo (seta branca) representa o tendão do músculo tríceps sural.

136 Anatomia Sistêmica

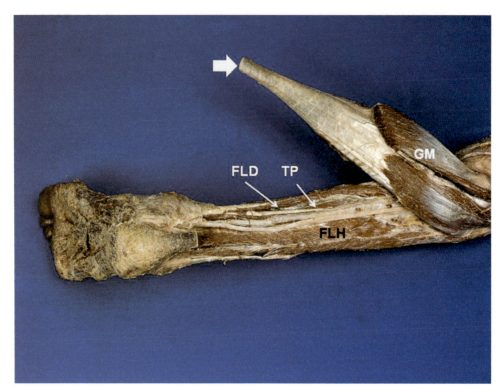

FIGURA 4.72 Visão da parte profunda do compartimento posterior da perna (panturrilha) após rebatimento do músculo gastrocnêmio (GM) e sóleo e do seu tendão (seta branca) para visualização dos músculos: flexor longo dos dedos (FLD), flexor longo do hálux (FLH) e tibial posterior (TP).

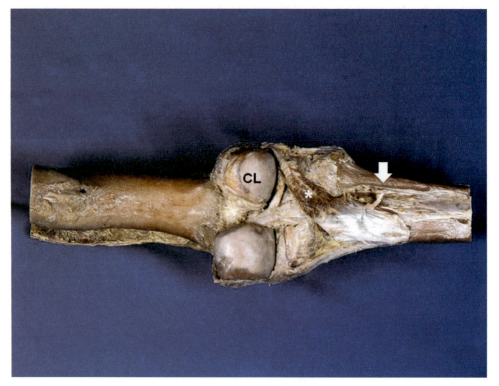

FIGURA 4.73 Visão da parte profunda do compartimento posterior da perna (panturrilha) mostrando o músculo poplíteo (*) disposto obliquamente. Côndilo lateral do fêmur (CL); fíbula (seta branca).

Sistema Muscular **Capítulo | 4** 137

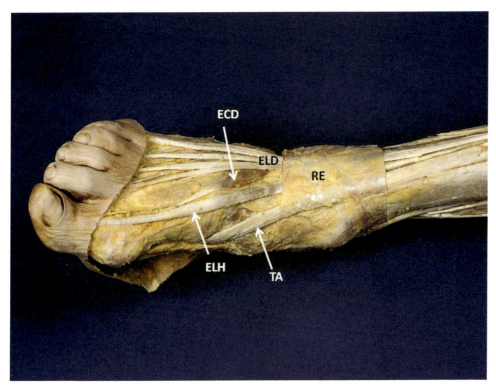

FIGURA 4.74 Visão dorsal do pé com a presença dos tendões dos músculos extensor longo dos dedos (ELD), extensor longo do hálux (ELH) e tibial anterior (TA). Observar também parte do músculo extensor curto dos dedos (ECD) e o retináculo dos extensores (RE).

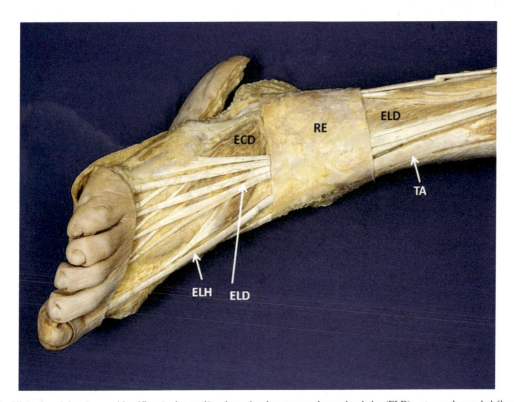

FIGURA 4.75 Visão dorsal do pé com a identificação dos tendões dos músculos extensor longo dos dedos (ELD), extensor longo do hálux (ELH) e tibial anterior (TA) e de parte dos músculos extensor curto dos dedos (ECD) e extensor longo dos dedos (ELD). Retináculo dos extensores (RE).

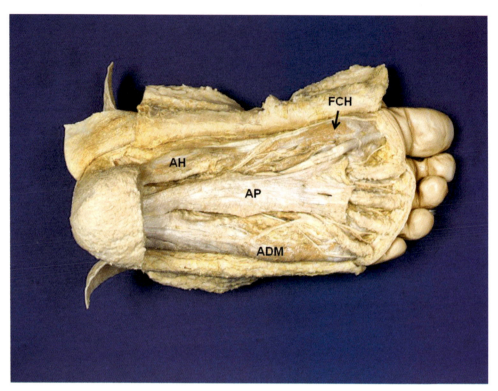

FIGURA 4.76 Visão plantar do pé com a identificação da aponeurose plantar (AP) e de alguns músculos da sua primeira camada: abdutor do dedo mínimo (ADM), abdutor do hálux (AH) e flexor curto do hálux (FCH).

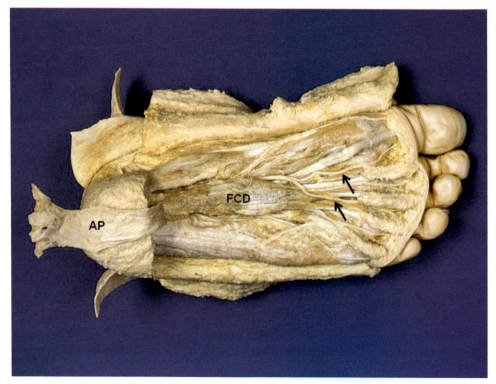

FIGURA 4.77 Visão plantar do pé com a identificação de um dos músculos da sua segunda camada: os músculos lumbricais (setas). Observar também o músculo flexor curto dos dedos (FCD) após rebatimento da aponeurose plantar (AP).

Sistema Muscular **Capítulo | 4** 139

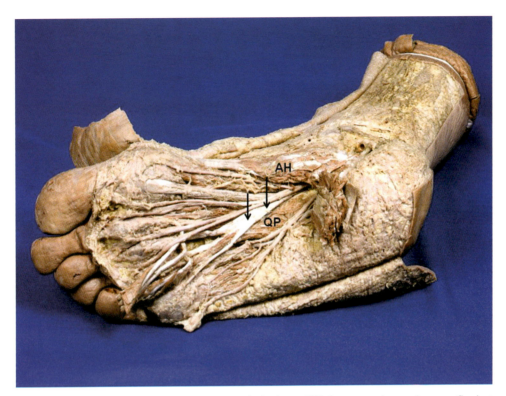

FIGURA 4.78 Visão plantar do pé com a identificação do músculo quadrado plantar (QP) da sua segunda camada, que se fixa junto ao tendão (setas) do músculo flexor longo dos dedos. Músculo abdutor do hálux (AH).

Complete a legenda da Figura 4.79, a seguir.

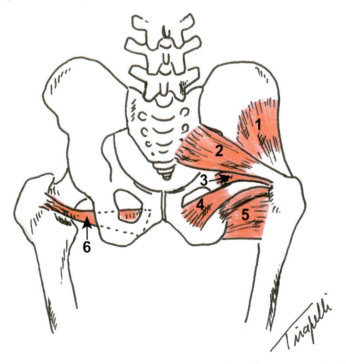

FIGURA 4.79 Visão dos músculos profundos da região glútea. Assinale cada número de acordo com o nome do músculo.

1._____
2._____
3._____
4._____
5._____
6._____

Exercícios de autoavaliação

1. Marque uma resposta nas questões a seguir.

    1.1. Qual o nome do principal músculo atuante nos movimentos respiratórios?
    a) Intercostal interno
    b) Intercostal externo
    c) Diafragma
    d) Transverso do abdome
    e) Oblíquo externo

    1.2. São quatro os músculos que atuam nos principais movimentos da articulação temporomandibular, denominados como:
    a) Masseter, temporal, pterigoideo medial e pterigoideo lateral
    b) Occiptofrontal, masseter, pterigoideo medial e bucinador
    c) Bucinador, risório, levantador do ângulo da boca e mentual
    d) Bucinador, risório, levantador do ângulo da boca e depressor do ângulo da boca
    e) Temporal, parietal, frontal e occipital

    1.3. Quanto ao músculo estriado esquelético, qual das frases não é verdadeira?
    a) Sua contração é rápida e forte
    b) O ventre muscular é a parte central carnosa do músculo
    c) Os tendões fixam o músculo aos ossos enquanto as aponeuroses os fixam à pele
    d) Possuem três envoltórios: endomísio, perimísio e epimísio
    e) Longo, peniforme, fusiforme, quadrado são algumas das inúmeras classificações

    1.4. Quando classificamos o músculo estriado esquelético com fibras paralelas, ele pode ser:
    a) Longo, fusiforme, plano, triangular, quadrado
    b) Semipeniforme, peniforme, multipeniforme
    c) Uníceps, bíceps, tríceps, quadríceps e políceps
    d) Unicaudado, bicaudado, policaudado
    e) Unigástrico, digástrico, poligástrico

    1.5. Segundo sua função, os músculos podem ser classificados como: agonistas, antagonistas ou sinergistas. Qual das afirmativas a seguir caracteriza um músculo sinergista:
    a) É agente do movimento
    b) Realiza movimento contrário ao agonista
    c) Regula a velocidade da ação do músculo agonista
    d) Regula a potência do músculo agonista
    e) Impede a realização de movimentos indesejáveis, auxiliando o agonista

2. Correlacione as colunas.

A. Musculo Liso	2.1 [ ] contração lenta
	2.2 [ ] contração voluntária
B. Músculo Estriado Cardíaco	2.3 [ ] encontrado nos vasos sanguíneos
	2.4 [ ] contração involuntária e rápida
C. Músculo Estriado Esquelético	2.5 [ ] faz parte do aparelho locomotor
	2.6 [ ] tem função de bomba propulsora

Responda às questões a seguir.

1. Conceitue tendão e aponeurose.
2. O que significa o músculo ser agonista, antagonista e sinergista?
3. Como é possível aumentar o tônus muscular?
4. Pesquise informações sobre as principais causas de fadiga muscular.
5. Quais são as estratégias para prevenção de câimbra muscular?

Referências

1. Cormack, D.H. (2001) Essential Histology. 2ª ed. Baltimore: Lippincott Williams & Wilkins.
2. Cotran, R.S.; Kumar, V.; Collins, T. (1999) Robbin's Pathologic Basis of Disease. 6ª ed. Philadelphia: Saunders.
3. Fernandes, G.J.M. (1999) Eponímia e Etimologia. São Paulo: Editora Plêiade.
4. Gardner, E.; Gray, D.J.; O'rahilly, R. (1978) Anatomia: estudo regional do corpo humano. 4ª ed. Rio de Janeiro: Editora Guanabara Koogan.
5. Gray's Anatomia. (2011) A base anatômica da prática clínica. 40ª ed. Rio de Janeiro: Editora Elsevier.
6. Lippert, H.; Herbold, D.; Lippert-Burmester, W. (2005) Anatomia. Texto e atlas. 7ª ed. Rio de Janeiro: Editora Guanabara Koogan.
7. Mathes, S.I.; Nahai, F. (1981) Classification of the vascular anatomy of muscles: experimental and clinical correlation. Plast Reconstr Surg, vol. 67, p.177-87.
8. Moore, K.L.; Dalley, A.F.; Agur, A.M.R. (2010) Anatomia orientada para a clínica. 6ª ed. Rio de Janeiro: Editora Guanabara Koogan.
9. Sociedade Brasileira de Anatomia. (2001) Terminologia anatômica. São Paulo: Editora Manole.
10. Stedman's Medical Dictionary. (2006) 28ª ed. Baltimore: Lippincott Williams & Wilkins.
11. Tirapelli, L.F. (2008) Bases morfológicas do corpo Humano. Rio de Janeiro: Editora Guanabara Koogan.

Capítulo 5

Sistema Nervoso

Objetivo Geral

Ao final deste capítulo, todos deverão conhecer as principais divisões do sistema nervoso central, assim como seus envoltórios conjuntivos (as meninges), do sistema nervoso periférico e do sistema nervoso autônomo.

1. Generalidades

O sistema nervoso apresenta-se distribuído em todo o corpo humano, controlando e coordenando todas as funções orgânicas juntamente com o sistema endócrino. Dessa forma, os dois sistemas são responsáveis pela manutenção da homeostase do corpo humano.

Histologicamente, esse sistema é formado pelos neurônios e por um conjunto de células, as células da neuróglia ou da glia, um tecido intersticial ao redor dos neurônios e responsável pelas funções de sustentação, trófica e de reparo a essas células (Figura 5.1).

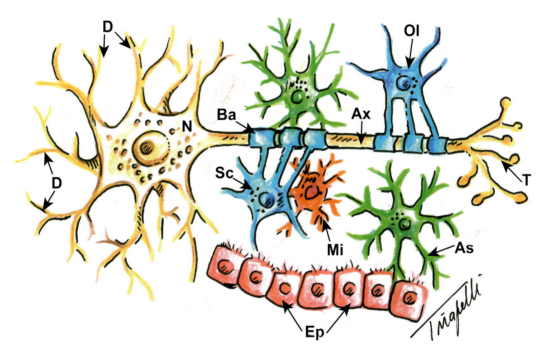

FIGURA 5.1 Principais tipos celulares do tecido nervoso. Neurônio (N) com seus dendritos (D), axônio (Ax) e terminação nervosa (T); e as células da neuróglia ou da glia: astrócitos (As); células ependimárias (Ep); oligodendrócitos (Ol); célula de Schwann (Sc) e micróglia (Mi). Bainha de mielina (Ba).

2. Divisão do Sistema Nervoso

Para fins didáticos e de forma bastante simples, podemos dividir o sistema nervoso (1) funcionalmente em: (1a) somático (ou de vida de relação), que, através da captação de estímulos pelos receptores localizados na pele ou no interior dos músculos e tendões, é capaz de responder voluntariamente pela contração da musculatura estriada esquelética, e, dessa forma,

143

adaptar o organismo constantemente às suas necessidades; e (1b) vegetativo ou autônomo, responsável, involuntariamente, pelo controle das glândulas, da musculatura estriada cardíaca e da musculatura lisa dos vasos sanguíneos e das vísceras. Já (2) anatomicamente ou estruturalmente, o sistema nervoso possui uma divisão (2a) central (constituída pelo encéfalo e pela medula espinhal, envolvidos pelas três meninges e protegidos pela cavidade craniana e pelo canal vertebral, respectivamente) e (2b) periférica, formada pelos nervos espinhais e cranianos e pelos gânglios (conjunto de corpos neuronais localizados fora do sistema nervoso central) (Figuras 5.2 e 5.3).

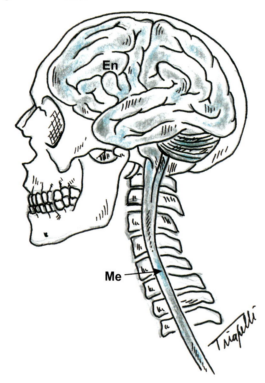

FIGURA 5.2 Organização anatômica do sistema nervoso. Encéfalo (En) e medula espinhal (Me).

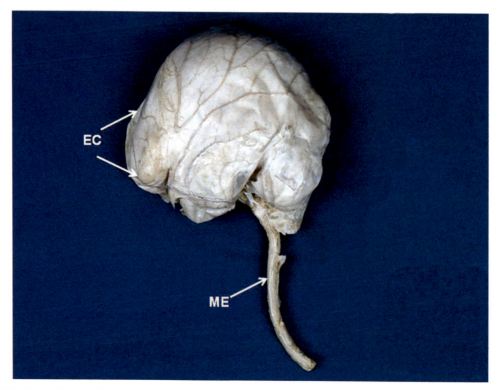

FIGURA 5.3 Visão lateral das duas divisões do sistema nervoso central: encéfalo (EC), aqui revestido pela dura-máter e a medula espinhal (ME).

2.1. Sistema nervoso central

2.1.1. Meninges

O sistema nervoso central (SNC) é envolvido por três membranas de tecido conjuntivo denominadas meninges. São elas: a dura-máter ou paquimeninge (a mais externa e mais espessa), a aracnoide e a pia-máter (ambas denominadas leptomeninges, ou seja, meninges delgadas) (Figura 5.4). A dura-máter possui dois folhetos (interno e externo) quando reveste a cavidade craniana e o encéfalo e apenas o folheto interno quando reveste o canal vertebral e a medula espinhal. Seios venosos da dura-máter são espaços contendo sangue venoso entre os dois folhetos da dura-máter craniana (por exemplo, seio sagital superior). A lâmina interna da dura-máter craniana emite projeções que separam divisões do encéfalo ou ainda recobre a glândula hipófise e são denominadas no conjunto de pregas da dura-máter; como, por exemplo, a foice cerebral, localizada entre os hemisférios cerebrais direito e esquerdo (Figuras 5.5 a 5.7).

As leptomeninges possuem um espaço entre si: o espaço subaracnóideo (preenchido pelo líquor ou líquido cefalorraquidiano), importante para proteção mecânica do encéfalo e da medula espinhal contra o estojo ósseo interno da cavidade craniana e do canal vertebral durante um traumatismo.

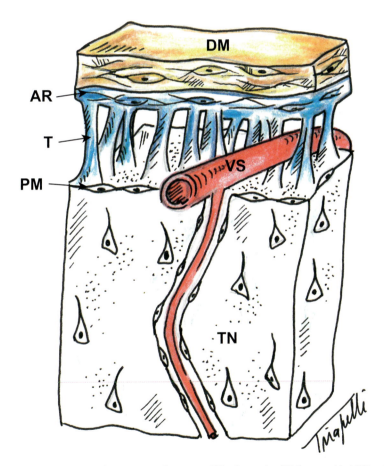

FIGURA 5.4 O esquema mostra a disposição das meninges que envolvem o encéfalo: dura-máter (DM); aracnoide (AR) e pia-máter (PM). Tecido nervoso (TN); vaso sanguíneo (VS); traves de tecido conjuntivo da aracnoide (T) atravessando o espaço subaracnóideo.

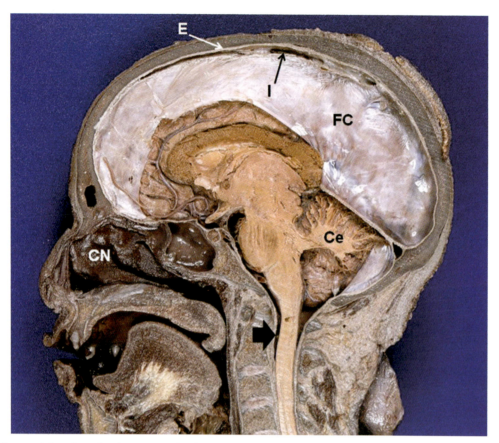

FIGURA 5.5 Corte sagital mediano da cabeça mostrando o hemisfério cerebral direito e a disposição junto à sua face medial, da principal prega da dura-máter: a foice cerebral (FC). Observar também a lâmina interna (I) e externa (E) da dura-máter craniana e a transição da sua lâmina interna revestindo a parte superior do canal vertebral (seta preta espessa). Cavidade nasal (CN); cerebelo (Ce).

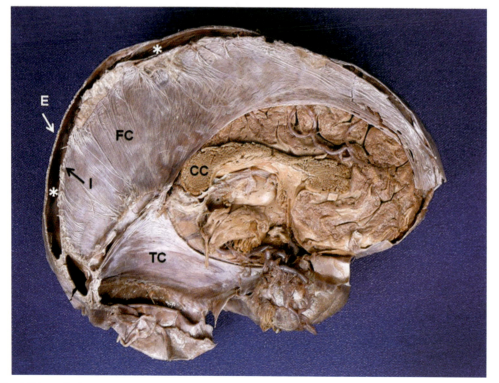

FIGURA 5.6 Hemisfério cerebral esquerdo mostrando duas pregas da dura-máter: a foice cerebral (FC) e a tenda cerebelar (TC) junto à sua face medial. Observar a lâmina interna (I) e externa (E) da dura-máter craniana e entre elas a presença do principal seio dural: o seio sagital superior (*). Corpo caloso (CC).

Sistema Nervoso **Capítulo | 5** 147

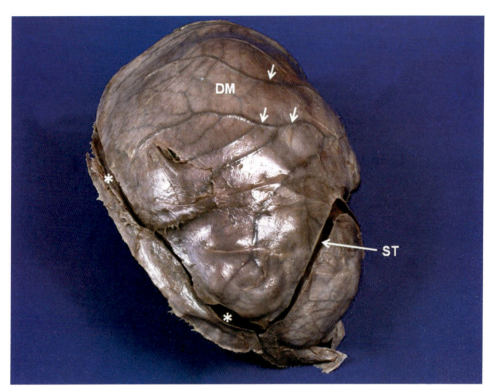

FIGURA 5.7 Visão posterossuperior da dura-máter craniana envolvendo o hemisfério cerebral direito com a presença dos ramos da artéria meníngea média (setas curtas), principal artéria que irriga essa meninge. Também são observados dois seios da dura-máter: o seio sagital superior (*) e o seio transverso direito (ST).

Aplicação Clínica 1

Meningite é o termo utilizado à inflamação das meninges, membranas conjuntivas que revestem o SNC. A meningite é uma doença grave, potencialmente fatal, que costuma ser causada por agentes infecciosos, tais como bactérias, vírus e fungos. Porém, a meningite também pode ter origem em processos inflamatórios, como *câncer* (metástases para meninges), *lúpus*, reação a algumas drogas, traumatismo craniano e cirurgias cerebrais. Em geral, a aracnoide e o líquido cefalorraquidiano são as estruturas mais comprometidas nas meningites. Apenas as meningites bacterianas e virais são contagiosas. A meningite bacteriana é a forma mais grave e geralmente é causada pelas bactérias *Streptococcus pneumoniae*, *Haemophilus influenzae* ou *Neisseria mengitidis*. Com a inclusão da vacina contra o *Streptococcus pneumoniae* e *Haemophilus influenzae* no calendário vacinal de vários países, a ocorrência de meningite por essas duas bactérias vem caindo drasticamente, principalmente entre as crianças. Atualmente, a *Neisseria mengitidis* é a principal causa de meningite bacteriana em crianças e adultos.

2.1.2. Encéfalo

O SNC, como já descrito, é formado pelo encéfalo e pela medula espinhal, estruturas que se desenvolvem a partir do tubo neural. O encéfalo tem origem a partir de três vesículas primordiais (prosencéfalo, mesencéfalo e rombencéfalo) que se formam na porção mais anterior ou rostral do tubo neural e que dá origem às suas principais divisões: cérebro (telencéfalo e diencéfalo), tronco encefálico (mesencéfalo, ponte e bulbo) e cerebelo (Figura 5.8).

O telencéfalo é constituído pelos hemisférios cerebrais direito e esquerdo, que, em toda sua superfície, apresentam os giros ou circunvoluções cerebrais separados entre si por depressões, os sulcos e fissuras cerebrais. Cada hemisfério cerebral possui cinco lobos (conjunto de giros e sulcos), a saber: frontal, parietal, occipital, temporal e insular (Figuras 5.9 e 5.10). Os giros são formados na sua porção externa pelo córtex cerebral (substância cinzenta), onde estão localizadas as diversas áreas funcionais, como, por exemplo, a área da visão, da gustação, motora e sensitiva primária, entre outras (Figuras 5.11 e 5.12).

Internamente ao córtex cerebral encontra-se a substância branca (fibras nervosas) e, no interior dessa, a presença de núcleos (conjunto de corpos neuronais localizados no interior do SNC) de substância cinzenta, os núcleos da base (entre eles o núcleo caudado, o claustro e o núcleo lentiforme, esse último dividido em putâmen e globo pálido), envolvidos com funções somáticas motoras (Figuras 5.13 e 5.14).

Unindo os dois hemisférios cerebrais, observamos o corpo caloso (Figuras 5.8, 5.12 a 5.14), a principal comissura cerebral (conjunto de fibras nervosas que de forma transversal une áreas recíprocas ou de mesma função nos dois hemisférios). Quase totalmente recoberto pelo telencéfalo, encontramos a outra divisão do cérebro, o diencéfalo. Esse, por sua vez, é dividido macroscopicamente em três partes: o tálamo (Figuras 5.12 e 5.13), o hipotálamo (nele localiza-se a glândula hipófise) e o epitálamo (com a presença da glândula pineal).

A segunda divisão do encéfalo é o tronco encefálico, formado pelo mesencéfalo (mais cranialmente), pela ponte e pelo bulbo (que se continua inferiormente com a medula espinhal) (Figuras 5.8. e 5.15). Pelo tronco encefálico transitam fibras ascendentes e descendentes que constituem os tratos, fascículos e lemniscos, que possuem funções específicas e conectam a medula espinhal a centros superiores no córtex cerebral e vice-versa. No tronco encefálico, observamos a origem de 10 dos 12 pares de nervos cranianos (Figuras 5.15 a 5.17).

Internamente às divisões do encéfalo ou entre essas divisões são encontradas cavidades revestidas pelas células ependimárias (um dos tipos das células da neuróglia), os chamados ventrículos do encéfalo. No interior dessas cavidades estão os plexos coroides, estruturas vasculares responsáveis pela produção do líquor ou líquido cefalorraquidiano ou cerebrospinal, que ocupa todo o sistema ventricular e o canal central da medula espinhal.

Assim, no interior dos hemisférios cerebrais (telencéfalo) estão localizados os respectivos ventrículos laterais direito e esquerdo, separados entre si pelo septo pelúcido. Estes dois ventrículos se conectam inferiormente e individualmente com o III ventrículo, através de duas aberturas, os forames interventriculares. O III ventrículo é uma cavidade estreita localizada no interior do diencéfalo e se continua inferiormente com o IV ventrículo através de um pequeno conduto localizado no interior do mesencéfalo, o aqueduto cerebral. O IV ventrículo, por sua vez, está localizado entre a ponte, o bulbo e o cerebelo. Por fim, o canal central da medula (fino conduto no interior da medula espinhal) se encontra inferiormente em continuidade com o IV ventrículo (Figuras 5.8, 5.12 a 5.14).

O IV ventrículo apresenta três aberturas (duas laterais – forames de Luschka – e uma mediana – forame de Magendie) que o comunicam com o espaço subaracnóideo, onde o líquor presente no interior dos ventrículos ocupa e circula no espaço subaracnóideo e finalmente é absorvido pelas granulações aracnóideas, passando então para o interior dos seios da dura-máter (Figura 5.18).

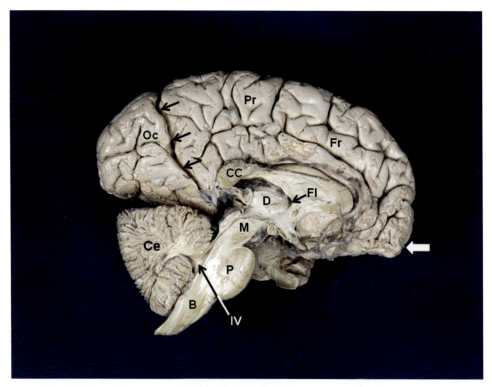

FIGURA 5.8 Face medial do encéfalo mostrando suas principais divisões: cerebelo (Ce); tronco encefálico e suas divisões: mesencéfalo (M), ponte (P) e bulbo (B) e o cérebro (diencéfalo - D e telencéfalo, com a identificação de três dos seus lobos: frontal (Fr), parietal (Pr) e occipital (Oc). Também são indicados: o corpo caloso (CC), o IV ventrículo, um dos forames interventriculares (FI), o polo frontal (seta branca) e o sulco parietoccipital (setas pretas).

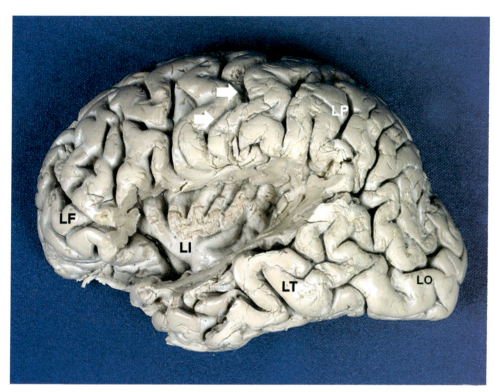

FIGURA 5.9 Face superolateral do hemisfério cerebral esquerdo com a identificação dos cinco lobos do telencéfalo: frontal (LF), parietal (LP), occipital (LO), temporal (LT) e insular (LI). As setas brancas indicam o sulco central que separa o lobo frontal do parietal.

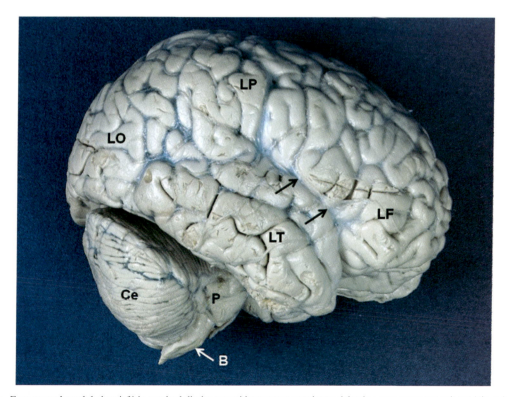

FIGURA 5.10 Face superolateral do hemisfério cerebral direito revestido por uma membrana delgada e com vasos sanguíneos (pia-máter), mostrando os lobos frontal (LF), parietal (LP), occipital (LO) e temporal (LT) do telencéfalo, além do cerebelo (Ce), ponte (P) e bulbo (B). As setas indicam o local do sulco lateral.

150 Anatomia Sistêmica

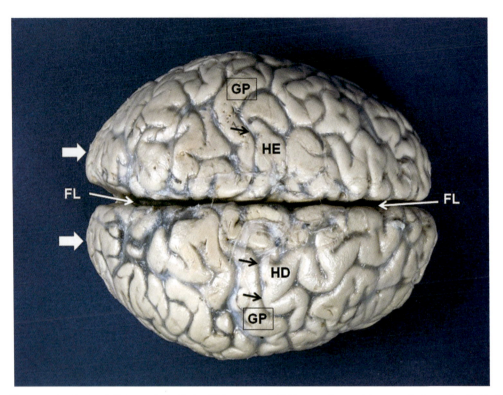

FIGURA 5.11 Visão superior dos hemisférios cerebrais direito (HD) e esquerdo (HE) separados parcialmente pela fissura longitudinal do cérebro (FL) e revestidos pela pia-máter mostrando vasos sanguíneos. Sulco central (setas pretas) e giro pós-central (GP - área sensitiva primária). Polos occipitais (setas brancas espessas).

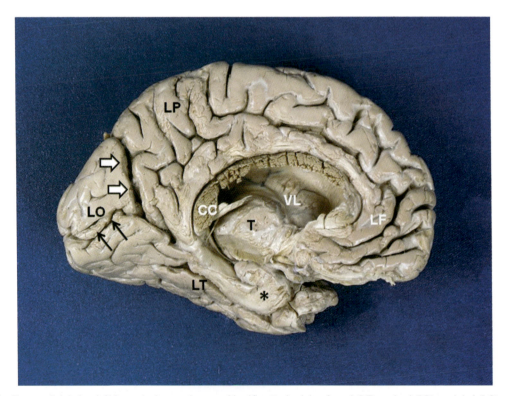

FIGURA 5.12 Face medial do hemisfério cerebral esquerdo com a identificação dos lobos frontal (LF), parietal (LP), occipital (LO) e temporal (LT). No lobo occipital as setas pretas indicam o sulco calcarino (área primária da visão) e no lobo temporal o úncus (*), a área da olfação consciente. Corpo caloso (CC), tálamo (T), ventrículo lateral (VL), sulco parietoccipital (setas brancas).

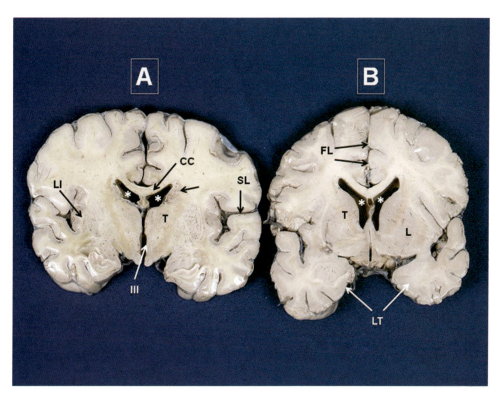

FIGURA 5.13 Secções coronais do encéfalo: (A) mais posterior e (B) mais anterior. Observar: os ventrículos laterais direito e esquerdo (*), o terceiro ventrículo (III), o corpo caloso (CC), o lobo insular (LI), a fissura longitudinal do cérebro (FL), os lobos temporais (LT), o tálamo (T) e o sulco lateral (SL), além de dois dos núcleos da base: a cabeça do núcleo caudado (seta preta) no corte A e o núcleo lentiforme (L) no corte B.

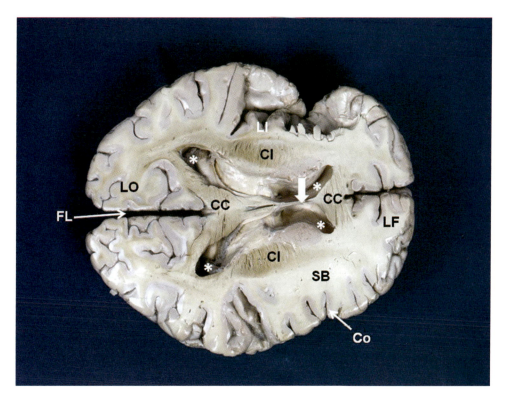

FIGURA 5.14 Secção transversal ou horizontal dos hemisférios cerebrais direito e esquerdo com a identificação dos lobos frontal (LF) e occipital (LO) assim como da fissura longitudinal do cérebro (FL). Notar a disposição da substância branca (SB) interna ao telencéfalo e o córtex cerebral (Co - substância cinzenta) externamente. Corpo caloso (CC); cápsula interna (CI), lobo insular (LI), septo pelúcido (seta branca), ventrículos laterais direito e esquerdo (*).

152 Anatomia Sistêmica

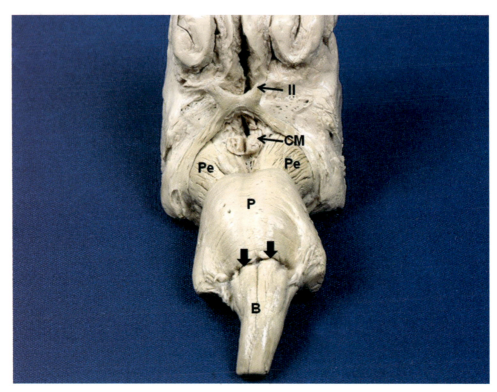

FIGURA 5.15 Visão ventral ou anterior do tronco encefálico, constituído pelo mesencéfalo (representado pelos pedúnculos cerebrais - Pe), pela ponte (P) e pelo bulbo (B). As setas pretas indicam o sulco bulbopontino. No diencéfalo, a presença dos corpos mamilares (CM) e do nervo óptico (II par craniano).

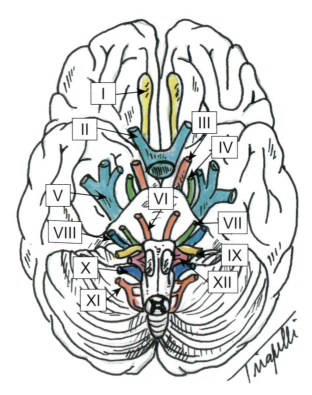

FIGURA 5.16 Visão ventral do encéfalo com a origem aparente dos 12 pares de nervos cranianos: I – n. olfatório; II – n. óptico; III – n. oculomotor; IV – n. troclear; V – n. trigêmeo; VI – n. abducente; VII – n. facial-intermédio; VIII – n. vestibulococlear; IX – n. glossofaríngeo; X – n. vago; XI – n. acessório e; XII – n. hipoglosso.

Sistema Nervoso **Capítulo | 5** 153

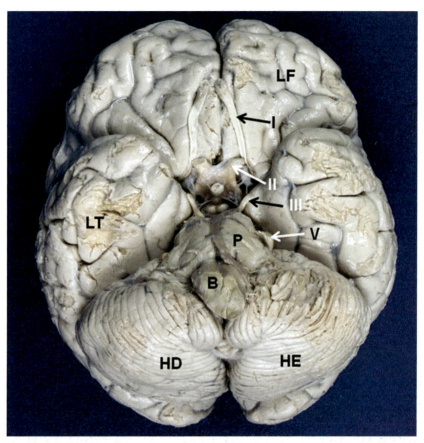

FIGURA 5.17 Visão da face inferior do encéfalo onde são observados os nervos cranianos: olfatório (I), óptico (II), oculomotor (III) e trigêmeo (V). Também são observados os hemisférios cerebelares direito (HD) e esquerdo (HE). Bulco (B), ponte (P), lobo frontal (LF) e lobo temporal (LT).

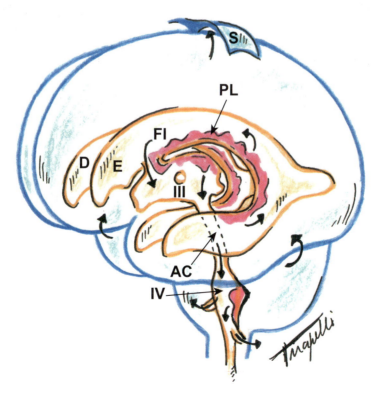

FIGURA 5.18 Sistema ventricular. Identificar os ventrículos laterais direito (D) e esquerdo (E); forame interventricular (FI); terceiro ventrículo (III); aqueduto cerebral (AC) e; quarto ventrículo (IV). As três aberturas do IV ventrículo estão indicadas pelas setas; assim como o fluxo do líquor em direção superior ao seio sagital superior (S). Plexos coroides (PL).

2.1.3. Medula espinhal

A medula espinhal está localizada abaixo do bulbo e ocupa, no adulto, aproximadamente os 2/3 superiores do canal vertebral com cerca de 40 a 45 cm de comprimento. Termina como um estreitamento de forma cônica, o cone medular do qual se continua o filamento terminal, prolongamento das três meninges que se fixa no dorso do cóccix, inferiormente (o ligamento coccígeo). A medula espinhal possui duas dilatações ou intumescências: a cervical e a lombar. São locais em que a conexão com fibras nervosas é maior, pela presença dos plexos nervosos somáticos que inervam os membros superiores (plexo braquial) e inferiores (plexo lombosacrococcígeo).

Na medula espinhal, a substância branca é externa enquanto a substância cinzenta ou os corpos neuronais têm posição central, o chamado "H" medular. A medula possui cinco regiões: cervical, torácica, lombar, sacral e coccígea, das quais têm origem 31 pares de nervos espinhais. Cada nervo espinhal, por sua vez, é formado pela união de uma raiz nervosa ventral (motora) com uma raiz dorsal (sensitiva) que possui um gânglio (Figura 5.20).

Abaixo do cone medular e ocupando o terço inferior do canal vertebral, encontra-se a cauda equina, conjunto das raízes nervosas com origem das regiões inferiores da medula espinhal, envolvidas pelas três meninges (Figuras 5.19 a 5.22).

A medula espinhal conduz os impulsos nervosos aferentes (ao encéfalo) e eferentes (do encéfalo) e também é responsável pelo reflexo medular, processando informações sensitivas sem a ação dos centros superiores localizados no encéfalo.

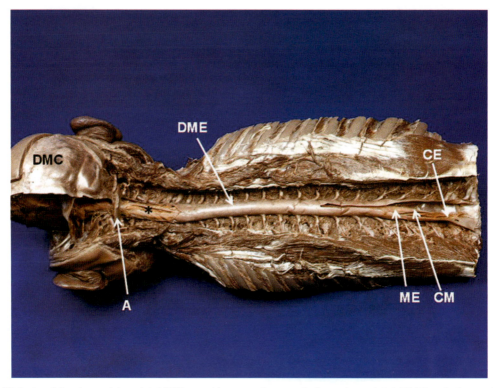

FIGURA 5.19 Visão dorsal de toda a medula espinhal (ME) revestida em grande parte pela dura-máter espinhal (DME), após abertura do canal vertebral. Observar na sua região inferior o cone medular (CM) e a cauda equina (CE). A intumescência cervical pode ser observada (*) logo abaixo da vértebra atlas (A). Dura-máter craniana (DMC).

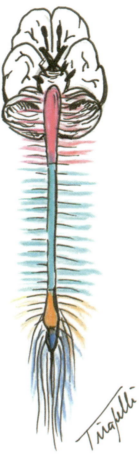

FIGURA 5.20 Medula espinhal. As regiões e os respectivos pares de nervos espinhais são indicados pelas cores: vermelha (região cervical); azul-clara (região torácica); laranja (região lombar) e azul-escura (regiões sacral e coccígea).

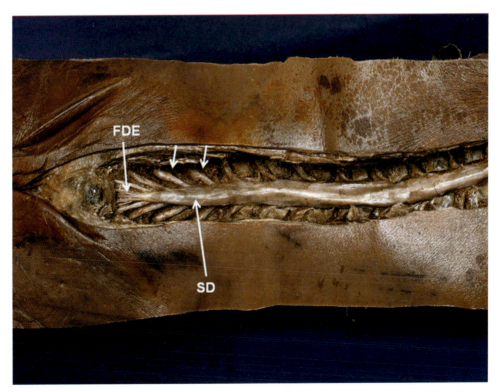

FIGURA 5.21 Visão dorsal do saco dural (SD) fechado, revestindo a medula espinhal. Inferiormente é observado o filamento da dura-máter espinhal (FDE), formado pela junção das três meninges. As setas brancas indicam alguns gânglios sensitivos das raízes dorsais dos nervos espinhais.

156 Anatomia Sistêmica

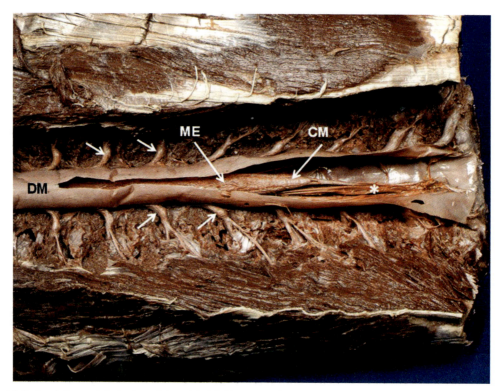

FIGURA 5.22 Visão dorsal da parte inferior da medula espinhal (ME), cone medular (CM) e parte da cauda equina (*), visualizados após abertura do saco dural (DM). As setas brancas indicam alguns gânglios sensitivos das raízes dorsais dos nervos espinhais.

Aplicação Clínica 2
A medula espinhal internamente ao canal vertebral termina relacionada entre os processos espinhosos das vértebras L1/ L2, externamente (relação vértebromedular). Entre os níveis L2 e S2 da coluna vertebral, o espaço subaracnóideo é maior com maior volume de líquor e nele se encontra apenas o filamento terminal e as raízes dos nervos espinhais que formam a cauda equina. Dessa forma, não havendo perigo de lesão medular, esta região é utilizada para a introdução de uma agulha no espaço subaracnóideo com a finalidade da administração de anestésicos, as **anestesias raquidianas**, ou para a punção de líquor para fins terapêuticos ou a fim de diagnóstico de meningite, por exemplo.

2.2. Sistema nervoso periférico

O sistema nervoso periférico (SNP) consiste no estudo dos (1) nervos cranianos e espinhais e das suas terminações nervosas, dos plexos nervosos formados a partir dos nervos espinhais e dos (2) gânglios associados aos nervos espinhais, cranianos e ao sistema nervoso autônomo.

Os nervos são estruturas alongadas constituídas por feixes de fibras nervosas que permitem a conexão do SNC aos órgãos periféricos (Figura 5.23). As fibras nervosas conduzem impulsos aferentes e eferentes e são envolvidas por três bainhas conjuntivas (endoneuro, perineuro e epineuro). Os nervos podem ser divididos em espinhais (31 pares) e cranianos (12 pares), se sua conexão ocorre com a medula espinhal ou com o encéfalo, respectivamente (Figuras 5.16 e 5.20). Os nervos espinhais são 31 pares com origem a partir das cinco regiões da medula espinhal: cervical (8 pares); torácica (12 pares); lombar (5 pares); sacral (5 pares) e coccígea (1 par). Os nervos espinhais no início da sua formação são todos mistos, já que representam a junção das fibras sensitivas da sua raiz dorsal com as fibras motoras da sua raiz ventral. A sua raiz dorsal possui o gânglio sensitivo. Logo após a sua origem, o tronco do nervo espinhal se divide em dois ramos mistos (dorsal e ventral).

Dica 1
O território de inervação cutânea a partir de uma única raiz dorsal ou sensitiva é denominado **dermátomo**. Sua distribuição é paralela e regular apenas na região torácica.

Aplicação Clínica 3

A **lesão de uma raiz posterior** não leva a uma anestesia completa do respectivo dermátomo, pois ocorre uma sobreposição no território de inervação dos dermátomos, causando apenas diminuição da sensibilidade. Isso representa um fator importante de segurança, mantendo um suprimento relativamente intacto da pele mesmo após lesão da raiz dorsal.

Todos os nervos espinhais têm sua origem aparente nos sulcos lateral anterior e posterior da medula espinhal e se distribuem para a inervação sensitiva e motora dos membros, tronco e parte do pescoço.

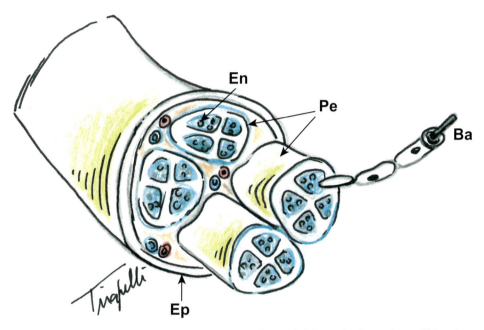

FIGURA 5.23   Esquema de corte transversal de um nervo com a identificação das suas bainhas conjuntivas: epineuro (Ep); perineuro (Pe) e endoneuro (En). Destaque para uma fibra nervosa envolvida pela bainha de mielina (Ba).

Dica 2

As fibras **aferentes** conduzem a informação no sentido do SNC e também são chamadas fibras sensitivas, embora, a rigor, não sejam sinônimos, pois apenas as fibras aferentes que conduzem algum tipo de sensação são consideradas sensitivas. As fibras **eferentes** conduzem a informação com origem no SNC para a periferia. No caso de sinais motores, são chamados neurônios motores. Quando essas fibras se destinam às glândulas e musculatura lisa, são denominadas fibras **eferentes viscerais.**

Aplicação Clínica 4

Os **plexos nervosos somáticos** representam a junção dos ramos ventrais de alguns segmentos da medula espinhal, como por exemplo, o plexo braquial (junção dos ramos ventrais de C5, C6, C7, C8 e T1). A formação dos plexos permite que a maioria dos músculos dos membros receba sua inervação motora de vários segmentos da medula espinhal, fator importante, pois, nos casos de lesão de um único segmento ou de uma única raiz anterior, ocorre apenas enfraquecimento do músculo e não sua total paralização (Figura 5.24).

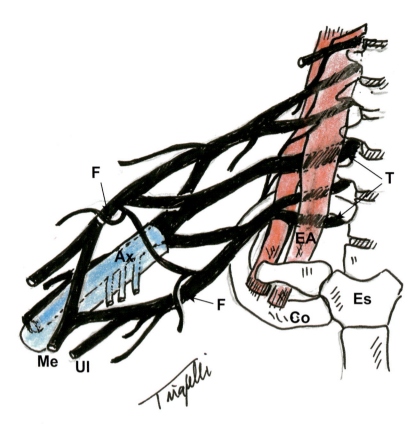

FIGURA 5.24 Esquema mostrando a constituição do plexo braquial como exemplo de um plexo nervoso somático. Ramos ventrais de C5 a T1; troncos (T); fascículos (F) e alguns ramos terminais: n. mediano (Me) e n. ulnar (Ul). Artéria axilar (Ax). Primeira costela (Co); esterno (Es); músculo escaleno anterior (EA).

Os nervos cranianos são 12 pares de nervos que apresentam denominação própria e tem origem na face ventral do cérebro (I e II) e do tronco encefálico (III ao XII), exceção feita ao nervo troclear (IV par) que tem sua origem dorsal. Podem ser mistos, exclusivamente sensitivos ou exclusivamente motores. São eles: I – Nervo Olfatório (sensitivo); II – Nervo Óptico (sensitivo); III – Nervo Oculomotor; IV – Troclear; e VI – Abducente (são três pares de nervos motores); V – Nervo Trigêmeo (misto), que possui uma divisão oftálmica (V1), maxilar (V2) e mandibular (V3); VII – Nervo Facial-intermédio (misto); VIII – Nervo Vestíbulo-coclear (sensitivo); IX – Nervo Glossofaríngeo (misto); X – Nervo Vago (misto); XI – Nervo Acessório (motor); e XII – Nervo Hipoglosso (motor).

Os gânglios são definidos como dilatações constituídas por um conjunto de corpos neuronais localizados fora do SNC. São sensitivos ou motores viscerais (do sistema nervoso autônomo).

2.3. Sistema nervoso autônomo

Essa divisão do sistema nervoso é responsável pela inervação da musculatura lisa das vísceras e dos vasos sanguíneos; pela inervação da musculatura estriada cardíaca e pela inervação das glândulas. Está localizado no interior do sistema nervoso central e periférico e agindo a partir de um controle involuntário, tornando-se muito importante no controle da homeostase.

O sistema nervoso autônomo (SNA) ou vegetativo é divido em simpático e parassimpático, geralmente com ações antagônicas ou contrárias nas diversas estruturas que inervam, como, por exemplo, no músculo cardíaco (miocárdio) em que as fibras simpáticas são responsáveis pela taquicardia (aceleração dos batimentos cardíacos), enquanto o parassimpático é responsável pela bradicardia (diminuição dos batimentos cardíacos). Dessa forma, pela ação do SNA simpático e parassimpático ocorre uma modulação constante sobre a ação do músculo cardíaco (nó sinoatrial), adaptando o organismo para as necessidades mais imediatas de forma involuntária. Isso também pode se observado nas outras estruturas viscerais e glandulares que apresentam inervação autônoma. Algumas estruturas, como exceção, possuem inervação simpática e parassimpática que estimulam o tecido em questão, como no caso das glândulas salivares maiores. A estimulação para salivação é principalmente parassimpática, mas por estimulação simpática também há produção de saliva, embora mais viscosa e em menor volume.

A divisão simpática do SNA é ativada em situações de estresse e emergência, preparando o organismo para a luta ou fuga, envolvendo dessa forma maior gasto de energia. Ao contrário disso, a divisão parassimpática é estimulada quando o organismo se encontra em repouso e saciedade, por exemplo; gerando pouco gasto de energia.

A porção central que controla o SNA está localizada principalmente no hipotálamo, mas também no sistema límbico. As fibras nervosas originadas nessas regiões fazem sinapse com a porção periférica desse sistema, representada por dois neurônios: o pré-ganglionar e o pós-ganglionar, que fazem sinapse em um gânglio autônomo. O neurônio pós-ganglionar termina no órgão efetuador. Portanto, apenas as fibras motoras ou eferentes viscerais são consideradas integrantes do SNA.

Dica 3
Os gânglios do Sistema Nervoso Somático são constituídos por fibras **aferentes**, não ocorrendo sinapse no seu interior. Ao contrário disso, os gânglios do Sistema Nervoso Autônomo são constituídos por fibras **eferentes** e possuem sinapse entre os neurônios pré- e pós-ganglionares.

O neurônio pré-ganglionar da divisão simpática do SNA tem origem da coluna lateral da substância cinzenta entre os segmentos T1 a L2 da medula espinhal (Figura 5.25). Portanto; ele é dito toracolombar. A partir dos ramos comunicantes brancos, as fibras pré-ganglionares podem fazer sinapse com os neurônios pós-ganglionares: (1) nas cadeias ou troncos simpáticos paravertebrais (conjunto de gânglios e ramos interganglionares que se estendem da região cefálica até o cóccix – Figuras 5.25 e 5.26); ou (2) nos gânglios pré-vertebrais, localizados anteriormente a alguns ramos da aorta abdominal (celíaco, mesentérico superior, aórtico-renais e mesentérico inferior). Os neurônios pós-ganglionares chegam então às vísceras ou glândulas junto à parede dos vasos sanguíneos. Algumas fibras pré-ganglionares, após sinapse nos gânglios das cadeias paravertebrais, voltam ao trajeto dos 31 pares de nervos espinhais pelos ramos comunicantes cinzentos, para inervação simpática da pele (vasoconstrição, ereção de pelos e sudorese).

O neurônio pré-ganglionar da divisão parassimpática do SNA tem origem (1) craniana, a partir de alguns nervos cranianos (III par: oculomotor; VII par: facial intermédio; IX par: glossofaríngeo e; X par: vago), para inervação das glândulas salivares e lacrimais e das vísceras cervicais, torácicas e grande parte das abdominais; e (2) sacral (dos segmentos S2, S3 e S4), a partir da medula espinhal, para inervação da parte distal do canal alimentar e das vísceras pélvicas. Portanto, ele é dito craniossacral (Figura 5.25). Alguns gânglios parassimpáticos cranianos são importantes, como o pterigopalatino, o submandibular, o ótico e o ciliar.

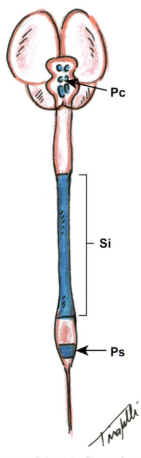

FIGURA 5.25 Organização geral do sistema nervoso autônomo. Origem das fibras pré-ganglionares simpáticas (Si) a partir dos segmentos T1 a L2 da medula espinhal e das fibras pré-ganglionares parassimpáticas cranianas (Pc) e sacrais (Ps).

160 Anatomia Sistêmica

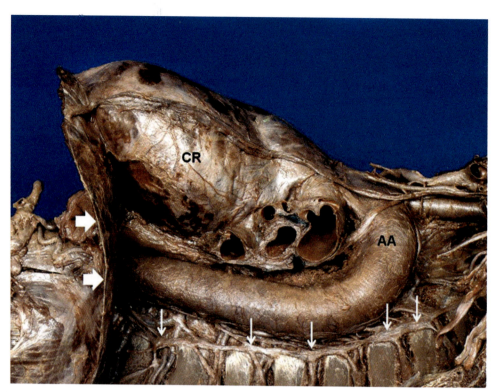

FIGURA 5.26 Visão lateral esquerda da cavidade torácica, destacando a presença dos gânglios da cadeia ou tronco simpático paravertebral torácico (setas brancas delgadas) no mediastino posterior. Arco aórtico (AA); coração (CR); diafragma (setas brancas espessas).

Dica 4

Considera-se uma terceira divisão do SNA o **sistema nervoso entérico**, localizado no interior da parede das vísceras. Consiste em uma rede de fibras nervosas aferentes e eferentes, além de gânglios. Pode atuar de forma independente do SN simpático e do parassimpático e está formado por dois plexos: 1) **plexo submucoso ou de Meissner,** localizado na submucosa do intestino, com ação sobre as glândulas intestinais; e 2) **plexo mioentérico ou de Auerbach**, localizado entre as camadas circular e longitudinal da musculatura lisa do intestino com ação no controle dessa musculatura.

Objetivos Teóricos

Após a leitura do tema SISTEMA NERVOSO, o aluno será capaz de:

A. Definir sistema nervoso.
B. Descrever as divisões e subdivisões do sistema nervoso central e do sistema nervoso periférico.
C. Definir substância branca e substância cinzenta e dizer onde estão localizadas na medula espinhal e nas divisões do encéfalo.
D. Nomear as meninges e como se dispõem envolvendo as duas divisões do sistema nervoso central e a importância do conhecimento do principal espaço localizado entre elas.
E. Definir nervo e gânglio.
F. Definir nervo espinhal e explicar sua formação.
G. Citar quais são os nervos cranianos.
H. Definir sistema nervoso autônomo e nomear suas divisões.

Objetivos Práticos

Objetivo Geral
Ao final deste capítulo, os alunos deverão ser capazes de identificar e nomear as principais divisões e subdivisões do sistema nervoso central, periférico e autônomo no laboratório de anatomia.

Examinando os modelos e peças anatômicas, o aluno será capaz de identificar e nomear:

SISTEMA NERVOSO CENTRAL

ESTRUTURA ANATÔMICA	ETIMOLOGIA	CARACTERÍSTICAS/CURIOSIDADES
1. Encéfalo	(G) *Enkephalos* = cérebro, de (G) *en* = dentro e *kephalos* = cabeça	
1.1. Cérebro	(L) *Cerebrum* = cérebro	Aplicada por leigos, a palavra *cerebrum* poderia designar todo o encéfalo; porém, Erasistrato se referia apenas aos dois hemisférios que ocupavam a maior parte do crânio.
1.2. Cerebelo	(L) *Cerebellum*, diminutivo de (L) *cerebrum* = cérebro	
1.3. Tronco encefálico: mesencéfalo, ponte e bulbo	(G) *Mesos* = meio e (G) *enkephalos* = encéfalo, cérebro (L) *Pons* = ponte (G) *Bolbos* = bulbo, especialmente da cebola	Após estudo de Bartolomeo Eustachi, Varolio (1573), desconhecendo esses trabalhos, nomeou de *pons* a estrutura localizada entre o cerebelo e a medula oblonga, por parecer ligar ou servir de ponte para os dois hemisférios cerebelares.
Telencéfalo: os hemisférios cerebrais direito e esquerdo	(G) *telos* = fim, extremidade e (G) *enkephalos* = encéfalo, cérebro.	Cada hemisfério cerebral pode ser dividido em 5 lobos: frontal, parietal, occipital, temporal e insular.
Lobo frontal	(G) *Lobos* = lobo, saliência arredondada (L) *Frontalis* = da testa, de (L) *frons* ou *frontis* = testa	
Lobo parietal	G) *Lobos* = lobo, saliência arredondada (L) *Parietalis* = relativo à parede, de (L) *paries* = parede	
Lobo occipital	G) *Lobos* = lobo, saliência arredondada (L) *Occipitium* = occipúcio, parte posterior da cabeça	
Lobo temporal	G) *Lobos* = lobo, saliência arredondada (L) *Temporalis* = relativo ao tempo, de (L) *tempus* = tempo	
Lobo insular	G) *Lobos* = lobo, saliência arredondada (L) *Insularis* = relativo ou pertencente a uma ilha	
Suco central	Fissura de Rolando (Rolando, Luigi: 1773-1831)	
Sulco lateral	Fissura de Sylvius (Sylvius, Franz de La Boe (1614-1672)	
Corpo caloso	(L) *Callosus* = caloso, duro, de (L) *callum* = pele dura, calo, crosta	A palavra (L) derivou do (G) *kalon* = madeira. O *corpus callosum* pode ter sido denominado por Galeno (180) por ser mais rígido que o restante do tecido cerebral e também por constituir um largo feixe de fibras nervosas comissurais, lembrando a estrutura de uma tora ou lenho. O termo reintroduzido por Sylvio em Anatomia surgiu nas obras de Vesalio. O termo "calo" para o endurecimento da pele = *callum digitis*, ou formação após fratura óssea "*callum ossis*". A palavra (L) *callositas* = calosidade, tem o mesmo significado de *callum*.

SISTEMA NERVOSO CENTRAL

ESTRUTURA ANATÔMICA	ETIMOLOGIA	CARACTERÍSTICAS/CURIOSIDADES
Diencéfalo: tálamo, hipotálamo e epitálamo.	(G) *Dia* = entre, através e (G) *enkephalos* = cérebro (G) *Thalamos* = quarto de dormir (G) *Hypo* = abaixo, sob e (G) *thalamos* = quarto de dormir (G) *Epi* = sobre, em cima e (G) *thalamos* = quarto de dormir.	Diencéfalo: O que está "entre o cérebro", ou seja, entre os dois hemisférios cerebrais. Para os gregos, o *thalamos* era o principal quarto da casa, onde geralmente dormia o casal. Antigamente, o termo *thalamus*, em Anatomia, era utilizado para câmaras ou cavidades: *thalamus cordis* (átrios e ventrículos) ou thalamus penis (espaços cavernosos). Atualmente, é utilizado para designar uma massa nuclear sólida localizada junto ao terceiro ventrículo do cérebro.
Glândula pineal	(L) *Glandula* = diminutivo de (L) *glans* = bolota (L) *Pinealis* = em forma de pinha, de (L) *pinus* = pinha	
Glândula hipófise	(L) *Glandula* = diminutivo de (L) *glans* = bolota (L) *Hypo* = abaixo, sob e *physis* = sulco, crescimento	
2. Medula espinhal	(L) *Medulla* = medula, âmago (L) *Spinalis* = pontudo, espinhoso	Provavelmente derivada de *medius* e daí "*in médium ossis*" para denominar medula óssea. No sentido familiar, o termo nomeava órgãos internos como "miúdos" em português. Medula espinhal (G) = "*mielus raquites*", isto é, "miolo" da espinha.
Intumescências cervical e lombar	(L) *Intumescentia* = inchaço interno, de (L) *in* = dentro e (L) *tumefaciere* = crescer, inchar (L) *Cervicalis* = nucal, do pescoço, de (L) *cervix* = nuca, pescoço (L) *Lumbalis* = do lombo, de (L) *lumbus* = região dos rins, lombo	
Cone medular	(L) *Conus* = cone (L) *Medullaris* = relativo à medula. (L) *Medulla* = medula, âmago	
Filamento terminal	(L) *Filamentum* = fio delgado, delicado (L) *Terminalis* = relativo ao fim, à extremidade	
Cauda equina	(L) *Cauda* = cauda, rabo, de (L) *coda* = fim, extremidade ou (L) *cadere* = cair, pender (L) *Equinus* = de cavalo, de (L) *equus* = cavalo ou (L) *equa* = égua	
Gânglios sensitivos da raiz dorsal do nervo espinhal	(G) *Ganglion* = tumor, caroço, inchaço	Hipócrates (300 a.C.) utilizava o termo para denominar uma tumoração subcutânea, como um cisto sinovial. Galeno (180 d.C.) utilizava a palavra para plexos de nervos e para as formações nodulares do tronco simpático. Atualmente, é utilizado para denominar um conjunto de corpos neuronais localizados fora do sistema nervoso central.
Dura-máter craniana e espinhal Pia-máter Ventrículos laterais direito e esquerdo III ventrículo	(L) *Dura* = dura, forte, severa e (L) *mater* = mãe, protetora (L) *Pia* = suave, fiel e (L) *mater* = mãe (L) *Ventriculus* = diminutivo de (L) *venter* = ventre	
Aqueduto cerebral	(L) *Aqua* = água e (L) *ductus* = condução, traçado, de (L) *ducere* = conduzir, guiar	Em Anatomia, o termo é utilizado para uma passagem através de certa estrutura, geralmente com a finalidade de conduzir líquido claro. Na Roma Antiga, aquedutos eram grandes extensões de encanamentos que transportavam água dos rios vizinhos.
IV ventrículo Substância cinzenta ("H" medular e córtex cerebral)	(L) *Substantia* = essência, substância, de (L) *substare* = existir (L) *Gris* = nublado, carregado de nuvens, (L) *cinnaereus* = cinzento, de (L) *cinis* = cinza, resíduo de queima	
Substância branca na medula espinhal e no cérebro	(L) *Substantia* = essência, substância, de (L) *substare* = existir (L) *Alba* = feminino de (L) *albus* = branco, claro.	

SISTEMA NERVOSO PERIFÉRICO E AUTÔNOMO

ESTRUTURA ANATÔMICA	ETIMOLOGIA	CARACTERÍSTICAS/CURIOSIDADES
1. Nervos	(L) *Nervus* = nervo, tensão, correspondente (G) *neuron*, derivado de *neuein* = mancar, cambalear	Provavelmente os gregos sabiam que lesões dos nervos pudessem causar claudicação.
Filamentos radiculares da raiz dorsal ou ventral do nervo espinhal	(L) *Filamentum* = fio delgado, delicado (L) *Radicularis*= relativo à radícula, de (L) *radix* = raiz	
O plexo cervical/braquial	(L) *Plexus* = trançado, entrelaçado, de (L) *plectere* = trançar. (L) *Cervicalis* = nucal, do pescoço, de (L) *cervix* = nuca, pescoço (L) *Braquialis* = relativo ao braço	
Exemplos de nervos cranianos: II, III e V pares	(L) *Optykós* = relativo à visão, de (G) *opsein* = ver, enxergar. (L) *Oculus* = olho, (L) *motus* = movimento e (L) *actor* = agente. (L) *Tres* = três e (L) *geminus* = gêmeo, duplo	Thomas Willis (1664) foi o primeiro anatomista a perceber a essência do tronco simpático, assim denominado em função de suas comunicações com quase todos os nervos do corpo.
Gânglio sensitivo da raiz dorsal do nervo espinhal	(G) *Ganglion* = tumor, caroço, inchaço	
Gânglio trigeminal	(G) *Ganglion* = tumor, caroço, inchaço (L) *Trigeminalis* = relativo ao trigêmeo	
Troncos simpáticos paravertebrais na região torácica	(L) *Truncus* = tronco de árvore ou do corpo humano (G) *Sympathetikos* = simpático, de (G) *syn*= junto, com e (G) *pathos* = afeição, ânimo.	

Exercícios de autoavaliação

1. Marque uma resposta nas questões a seguir.
    1.1. Vesícula primordial que dá origem aos hemisférios cerebrais direito e esquerdo:
        a) Diencéfalo
        b) Mesencéfalo
        c) Rombencéfalo
        d) Telencéfalo
        e) Metencéfalo
    1.2. Leia as frases a seguir e assinale a alternativa incorreta:
        a) A medula espinhal possui 31 pares de nervos espinhais
        b) O nervo espinhal é formado pela junção dos seus ramos dorsal e ventral
        c) Apenas o folheto interno da dura-máter encefálica reveste a medula espinhal
        d) As regiões cervical e lombar da medula espinhal possuem intumescências
        e) A região cervical da medula espinhal dá origem a 8 pares de nervos
    1.3. Comunica o III com o IV ventrículo encefálico:
        a) O forame interventricular
        b) O canal central da medula espinhal
        c) O forame de Magendie
        d) O aqueduto cerebral
        e) Nenhuma das alternativas anteriores
    1.4. São as três divisões do encéfalo:
        a) Cérebro, cerebelo e tronco encefálico
        b) Cerebelo, mesencéfalo e telencéfalo
        c) Tronco encefálico, diencéfalo e telencéfalo
        d) Rombencéfalo, mesencéfalo e cérebro
        e) Cerebelo, cérebro e diencéfalo

2. Correlacione as colunas.

A. Plexos coroides	2.1 [ ] Absorvem o líquor para os seios durais
	2.2 [ ] Formam o líquor
B. Granulações aracnóideas	2.3 [ ] Ocupam os ventrículos encefálicos e o canal central da medula espinhal
	2.4 [ ] Terminam principalmente no seio sagital superior
C. Líquor	2.5 [ ] Junção da pia-máter com o epêndima
	2.6 [ ] Ocupa o espaço subaracnóideo

Responda às questões a seguir.

1. Diferencie o sistema nervoso somático do visceral ou vegetativo.
2. Quais são os constituintes da cauda equina? Pesquise por que ela é formada.
3. Pesquise quais são as principais comissuras cerebrais e qual sua função.
4. Descreva como ocorre a formação de um nervo espinhal e de um plexo nervoso.
5. Quais são as meninges? Quais são suas funções?
6. Diferencie gânglio de núcleo.

Referências

1. Cormack, D.H. (2001) Essential Histology. 2ª ed. Baltimore: Lippincott Williams & Wilkins.
2. Cotran, R.S.; Kumar, V.; Collins, T. (1999) Robbin's Pathologic Basis of Disease. 6ª ed. Filadélfia: Saunders.
3. Fernandes, G.J.M. (1999) Eponímia e Etimologia. São Paulo: Editora Plêiade.
4. Gardner, E.; Gray, D.J.; O'Rahilly, R. (1978) Anatomia: Estudo regional do corpo humano. 4ª ed. Rio de Janeiro: Editora Guanabara Koogan.
5. Gray's Anatomia. (2011) A base anatômica da prática clínica. 40ª ed. Rio de Janeiro: Editora Elsevier.
6. Lippert, H.; Herbold, D.; Lippert-Burmester, W. (2005) Anatomia. Texto e atlas. 7ª ed. Rio de Janeiro: Editora Guanabara Koogan.
7. Machado, A. (2006) Neuroanatomia Funcional. 2ª ed. São Paulo: Editora Atheneu.

8. Moore, K.L.; Dalley, A.F.; Agur, A.M.R. (2010) Anatomia orientada para a clínica. 6ª ed. Rio de Janeiro: Editora Guanabara Koogan.
9. Snell, R.S. (2003) Neuroanatomia Clínica para estudantes de Medicina. 5ª ed. Rio de Janeiro: Editora Guanabara Koogan.
10. Sociedade Brasileira de Anatomia. (2001) Terminologia anatômica. São Paulo: Editora Manole.
11. Spence, A.P. (1991) Anatomia Humana Básica. 2ª ed. Barueri: Editora Manole.
12. Stedman's Medical Dictionary. (2006) 28ª ed. Baltimore: Lippincott Williams & Wilkins.
13. Tirapelli, L.F. (2008) Bases morfológicas do corpo Humano. Rio de Janeiro: Editora Guanabara Koogan.

Capítulo 6

Sistema Circulatório

Objetivo geral

Ao final deste capítulo, todos deverão conhecer os principais constituintes das duas divisões do sistema circulatório: o sistema sanguíneo e o sistema linfático.

1. Generalidades

Por meio dos humores ou líquidos (sangue e linfa) que circulam no interior dos seus vasos sanguíneos, o sistema circulatório é responsável pela troca de oxigênio e nutrientes, assim como pela eliminação dos produtos de degradação e do dióxido de carbono, que ocorre na intimidade das células do corpo humano.

O **sistema circulatório** é constituído por: (1) **sistema sanguíneo**, um sistema fechado formado pelos vasos sanguíneos e por um órgão muscular contrátil, o coração, responsável pelo bombeamento do sangue através desse sistema de vasos até os tecidos; e (2) **sistema linfático**, um conjunto de capilares, vasos, troncos e ductos linfáticos que conduzem a linfa (líquido intersticial que atinge os capilares linfáticos) de volta ao sistema venoso. Alguns tecidos e órgãos linfoides, como o baço, o timo, a medula óssea, as tonsilas e os linfonodos, também são importantes nas funções de defesa do organismo e na função hematopoiética.

Na intimidade das células, as trocas entre o sangue e o líquido intersticial ou entre o ar e o sangue, ocorre através da rede capilar (Figura 6.1).

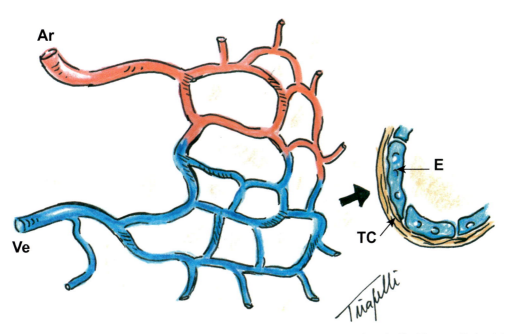

FIGURA 6.1 Rede capilar mostrando detalhe da secção transversal de um capilar com a presença do endotélio (E) e uma lâmina delgada de tecido conjuntivo externamente (TC). *Arteríola (Ar) e vênula (Ve).*

2. Sistema Vascular Sanguíneo

2.1. Vasos sanguíneos

Os vasos sanguíneos são responsáveis pelo transporte do sangue aos tecidos por meio das artérias (sentido centrífugo em relação ao coração) e dos tecidos de volta ao coração, através dos vasos venosos (sentido centrípeto). Assim, não definimos artéria ou veia pelo sangue que carreiam, respectivamente, mas sim pelo sentido do fluxo sanguíneo. Podemos citar o exemplo da artéria pulmonar direita e esquerda, como vasos que contém sangue venoso; o mesmo em relação às quatro veias pulmonares que transportam sangue arterial ao átrio esquerdo.

Assim, as artérias têm origem a partir dos ventrículos direito e esquerdo do coração: (1) do ventrículo direito tem origem o tronco pulmonar, que se divide em artéria pulmonar direita e esquerda, transportando sangue venoso aos pulmões para a hematose (oxigenação do sangue a partir da rede capilar que envolve cada alvéolo pulmonar); e do ventrículo esquerdo tem origem a aorta, que, a partir da sua raiz, do arco aórtico e do seu trajeto descendente, dá origem a ramos colaterais (com fluxo sanguíneo na mesma direção do vaso principal ou de origem), ramos recorrentes (com fluxo sanguíneo contrário ao vaso principal ou de origem) ou ramos terminais (divisão do vaso arterial principal) (Figuras 6.2 e 6.3).

Em geral, as artérias possuem trajeto profundo e são acompanhadas por uma ou duas veias, vasos linfáticos e linfonodos, constituindo o chamado feixe vásculo-nervoso, como, por exemplo, o feixe vásculo-nervoso do membro inferior, formado pelo nervo, pela artéria e pela veia femoral (Figura 6.4).

As artérias possuem sua túnica média ou muscular bastante desenvolvida, o que lhe confere resistência e capacidade de distensão durante o bombeamento do sangue a partir da sístole ventricular.

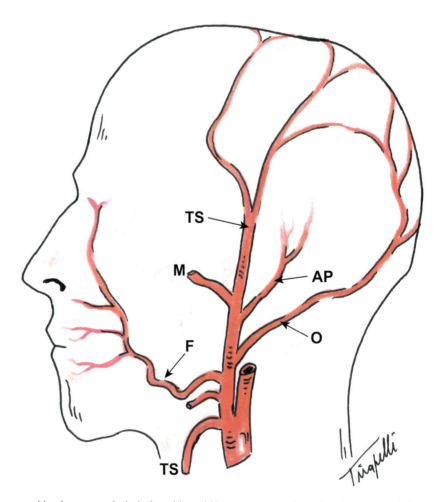

FIGURA 6.2 Visão esquemática dos ramos principais da artéria carótida externa mostrando os tipos de ramos arteriais: 1) ramos colaterais, como a artéria facial (F), a artéria occipital (O) e a artéria auricular posterior (AP); 2) ramo recorrente, como a artéria tireóidea superior (TS) e 3) ramos terminais, como as artérias maxilar (M) e temporal superficial (TE).

Sistema Circulatório **Capítulo | 6** 169

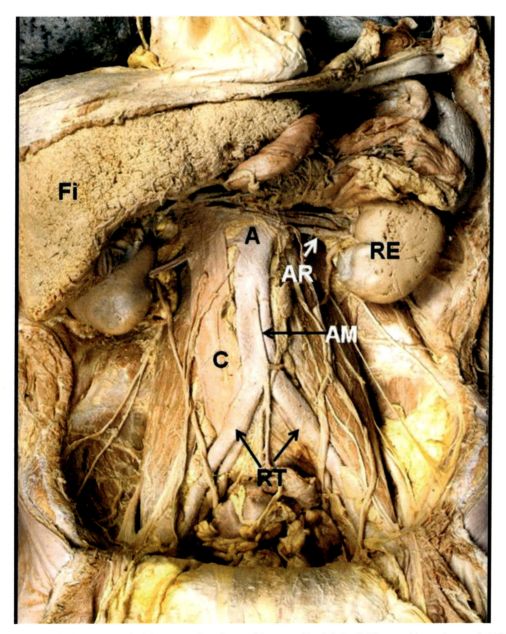

FIGURA 6.3 Aorta abdominal (A) mostrando dois ramos colaterais: a artéria mesentérica inferior (AM) e a artéria renal esquerda (AR), além de seus ramos terminais (RT): as artérias ilíacas comuns direita e esquerda. Fígado (Fi); rim esquerdo (RE); veia cava inferior (C).

170 Anatomia Sistêmica

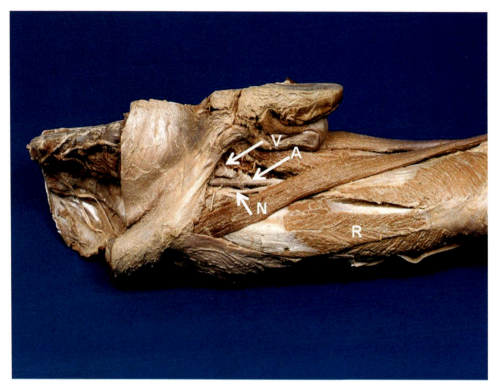

FIGURA 6.4 Compartimento anterior da coxa mostrando o feixe vásculonervoso do membro inferior localizado no trígono femoral: nervo femoral (N), artéria femoral (A) e veia femoral (V). Músculo reto femoral (R).

Dica 1
A contração da musculatura cardíaca (miocárdio) é denominada **sístole**, enquanto o seu relaxamento é denominado **diástole**.

Assim, as artérias elásticas são as que se localizam mais próximas ao coração (por exemplo, tronco braquiocefálico, artérias carótidas comuns – Figura 6.5, artérias axilares – Figura 6.6) e possuem grande quantidade de fibras elásticas na sua túnica média, conferindo grande capacidade de distensão e elasticidade durante a sístole ventricular. Já as artérias musculares estão em continuidade às artérias elásticas e são também denominadas artérias de distribuição (artérias de médio e pequeno calibre) com capacidade de controlar o fluxo sanguíneo através da sua contração (vasoconstrição) e relaxamento (vasodilatação). Possuem maior número de fibras musculares lisas e poucas fibras elásticas na sua túnica média. São exemplos: as artérias braquiais e as artérias femorais (Figura 6.4), entre outras. A Figura 6.7 mostra três ramos da artéria carótida externa como exemplos de artérias musculares.

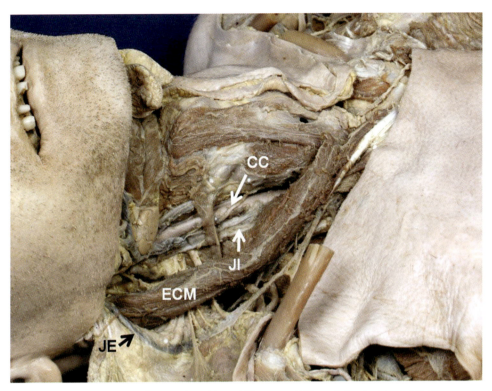

FIGURA 6.5 Antímero direito do pescoço com dissecção da artéria carótida comum (CC) e veia jugular interna (JI). Observar no plano superficial a presença de parte do trajeto da veia jugular externa (JE). Músculo esternocleidomastóideo (ECM).

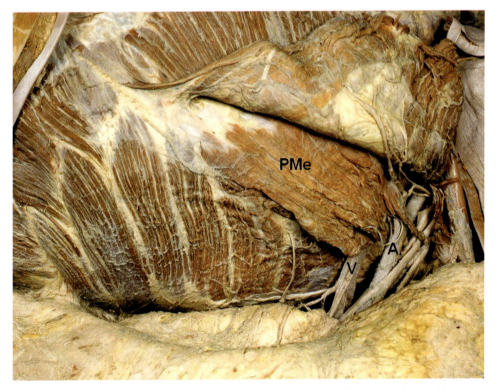

FIGURA 6.6 Visão lateral esquerda da parede torácica e região axilar mostrando a artéria axilar (A) e a veia axilar (V). Músculo peito menor (PMe).

172 Anatomia Sistêmica

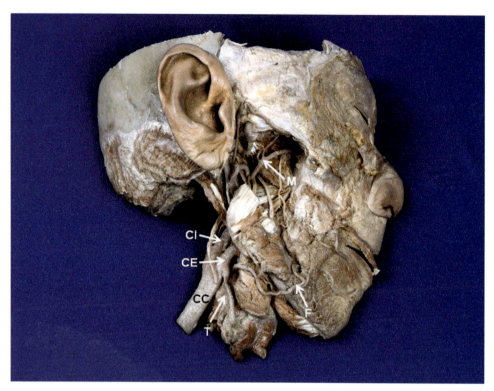

FIGURA 6.7 Hemicabeça direita com dissecção da artéria carótida comum (CC), da artéria carótida interna (CI) e externa (CE) e de alguns ramos da artéria carótida externa: artéria tireoidea superior (T), artéria facial (F) e artéria maxilar (M).

Aplicação clínica 1

Aterosclerose é o depósito de placas de gordura ou lipídicas e de tecido fibroso na camada subendotelial e posteriormente na túnica íntima das artérias, causando enrijecimento do vaso devido ao depósito adicional de cálcio e obstruções que impedem o fluxo sanguíneo. Trata-se da principal causa de infartos, acidentes vasculares e doença arterial periférica.

As artérias de pequeno calibre se continuam em arteríolas, que, por sua vez, controlam o fluxo sanguíneo na rede capilar. Os capilares possuem paredes delgadas e com distribuição em forma de rede, permitem a troca de substâncias entre o sangue e as células.

Dica 2

A parede dos **capilares** não possui a característica de um vaso sanguíneo de maior calibre; ou seja, a presença das suas três túnicas ou camadas: íntima, média e adventícia. Ao contrário disso, os capilares são formados apenas por uma única camada de células pavimentosas ou achatadas denominada endotélio. No geral, esse endotélio se apresenta fenestrado (ou poroso), permitindo as trocas com o líquido intersticial.

O leito capilar venoso, juntamente com o leito capilar linfático (Figura 6.8), transporta o líquido intersticial (entre as células) com baixa saturação de oxigênio e os catabólitos celulares, de volta ao coração através das vênulas, que se reúnem em veias de pequeno, médio e de grande calibre. Durante seu trajeto, essas veias recebem tributárias (veias de menor calibre que terminam nas veias principais) e, a partir da formação da veia cava superior e inferior, chegam ao átrio direito do coração.

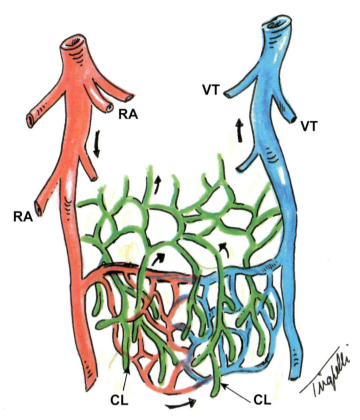

FIGURA 6.8 Rede capilar sanguínea e origem em fundo cego dos capilares linfáticos (CL). Observar os ramos arteriais (RA) até a formação da rede capilar arterial e sua continuidade com a rede capilar venosa e a formação de uma vênula e uma veia de maior calibre recebendo tributárias ou afluentes (VT).

É importante ressaltar que existe, em toda a tela subcutânea ou hipoderme (superficialmente), uma rede de vasos venosos superficiais que drenam o sangue venoso para veias profundas, através da orientação das suas válvulas venosas. Essas válvulas são artifícios importantes para a orientação do sangue em direção ao coração. No caso das veias dos membros inferiores, as válvulas auxiliam no retorno venoso por formarem colunas que impedem o refluxo do sangue, fracionando a drenagem venosa até o coração (Figura 6.9).

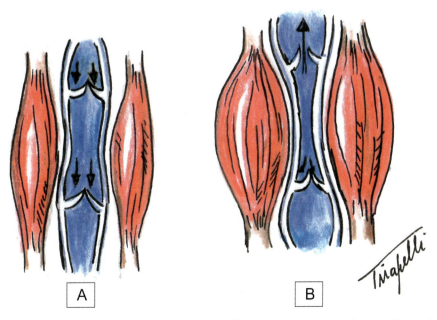

FIGURA 6.9 Válvulas venosas. Em A, a presença de válvulas impedindo o refluxo sanguíneo (setas) e em B, a ação da musculatura adjacente (M) permitindo o retorno venoso ao coração a partir da contração da parede venosa e a formação de colunas venosas que impedem o refluxo sanguíneo distal (setas).

174 Anatomia Sistêmica

> **Aplicação clínica 2**
>
> As **varizes** representam veias superficiais com aspecto sinuoso e dilatado, principalmente dos membros inferiores, com inversão do fluxo venoso do sistema profundo para o superficial. Algumas causas principais são: predisposição genética do enfraquecimento da parede venosa; o sedentarismo; o uso de hormônios; a obesidade e as atividades que exigem do indivíduo que ele permaneça muito tempo em pé. Quando não tratadas, podem dar origem a outras complicações importantes tais como as flebites (inflamação da parede venosa), as tromboses e as úlceras (feridas nas pernas).

A existência de um sistema venoso superficial com pouca correspondência (Figura 6.5) arterial, a presença de duas veias satélites profundas junto a uma artéria nas regiões distais dos membros, assim como a presença de uma luz de maior calibre nas veias, são os três principais fatores que explicam o maior volume de sangue no leito venoso (cerca de 2/3), quando comparado ao arterial.

> **Dica 3**
>
> O **sistema porta** é definido como a presença de uma veia entre duas redes capilares, como observado, por exemplo, entre a rede capilar intestinal e os capilares sinusoides do fígado. Nesse exemplo, a veia interposta é a veia porta hepática. Assim, o sangue após passar por uma rede capilar, não retorna ao coração diretamente, passando antes por uma segunda rede capilar. Outro exemplo pode ser encontrado entre o hipotálamo e a hipófise (Figura 6.10).

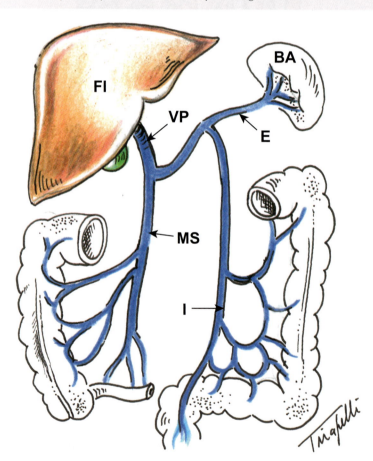

FIGURA 6.10 Sistema porta-hepático. Formação da veia porta (VP) a partir da junção das veias mesentérica superior (MS) e esplênica (E). Veia mesentérica inferior (I); baço (BA); e fígado (FI).

2.2. Coração

O coração é uma bomba muscular contrátil, localizado na cavidade torácica (no mediastino médio) com peso médio de 350 g no adulto. Sendo uma víscera oca, possui internamente quatro câmaras: dois átrios e dois ventrículos (Figuras 6.11 a 6.13). Os átrios funcionam como câmaras de sucção, recebendo o sangue venoso da grande circulação (átrio direito) e o sangue arterial da pequena circulação (átrio esquerdo). Já os ventrículos são câmaras que bombeiam o sangue venoso (ventrículo direito) da pequena circulação em direção aos pulmões e o sangue arterial (ventrículo esquerdo) da grande circulação.

Sistema Circulatório **Capítulo | 6** 175

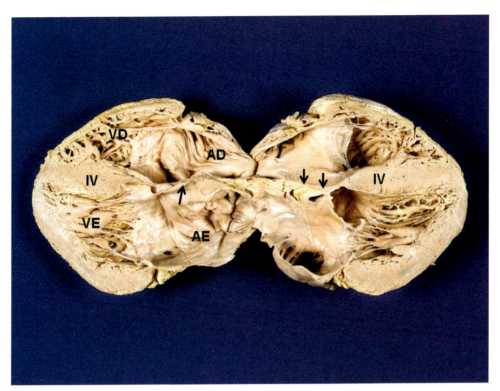

FIGURA 6.11 Secção coronal do coração com visão das quatro câmaras cardíacas nos dois paquímeros: átrio direito (AD), átrio esquerdo (AE), ventrículo direito (VD) e ventrículo esquerdo (VE). Septo interventricular (IV) e septo interatrial (setas).

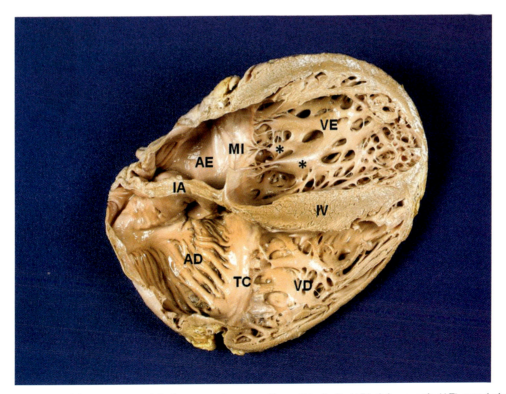

FIGURA 6.12 Secção coronal do coração com visão das quatro câmaras cardíacas: átrio direito (AD), átrio esquerdo (AE), ventrículo direito (VD) e ventrículo esquerdo (VE). Septo interventricular (IV), septo interatrial (IA), valva tricúspide (TC) e valva bicúspide ou mitral (MI). Observar a presença dos músculos papilares no ventrículo esquerdo (*).

176 Anatomia Sistêmica

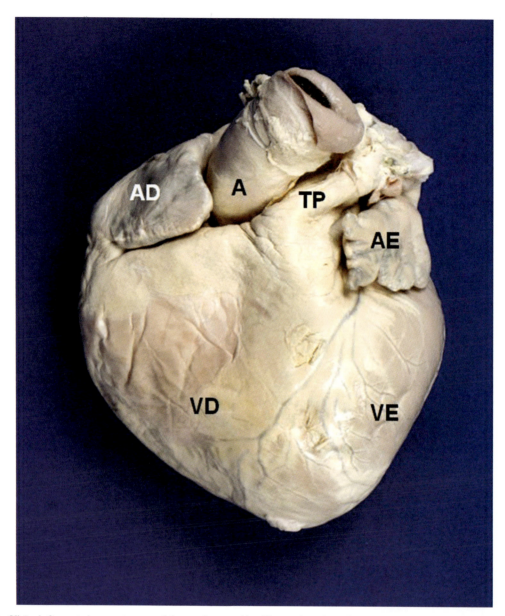

FIGURA 6.13 Visão da face anterior ou esternocostal do coração com a identificação da aurícula direita (AD), aurícula esquerda (AE), ventrículo direito (VD), ventrículo esquerdo (VE), aorta (A) e tronco pulmonar (TP).

Portanto, a pequena circulação, ou circulação pulmonar (com função de oxigenar o sangue), tem origem no ventrículo direito pelo tronco pulmonar – hematose alveolar –, terminando no átrio esquerdo pelas veias pulmonares com sangue oxigenado; enquanto a grande circulação ou sistêmica (com função de transportar sangue oxigenado aos tecidos e células) tem origem no ventrículo esquerdo pela aorta – tecidos –, terminando no átrio direito com o retorno do sangue venoso sistêmico pelas duas veias cavas: superior e inferior (Figura 6.14).

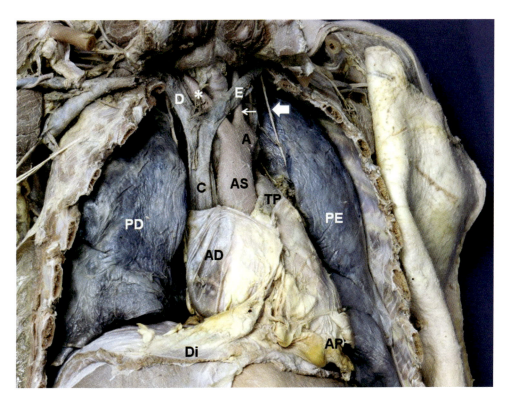

FIGURA 6.14 Visão da cavidade torácica mostrando os pulmões direito (PD) e esquerdo (PE) nas respectivas cavidades pleuropulmonares e o mediastino na região central. Alguns vasos da base do coração podem ser identificados: veia cava superior (C), porção ascendente da aorta (AS) e tronco pulmonar (TP). Tronco braquiocefálico (*), artéria carótida comum esquerda (seta delgada), veia braquiocefálica direita (D) e esquerda (E), arco aórtico (A), nervo frênico esquerdo (seta espessa), diafragma (Di), átrio direito (AD), ápice do coração (AP).

No coração, observamos a presença de quatro valvas cardíacas: entre o átrio direito e o ventrículo direito está localizada a valva atrioventricular direita (VAVD) ou tricúspide (1); entre o átrio esquerdo e o ventrículo esquerdo, a valva atrioventricular esquerda (VAVE) (bicúspide ou mitral) (2); na raiz da aorta está localizada a valva aórtica (VA) (3); e no início do tronco pulmonar, a valva do tronco pulmonar (VTP) (4). É importante ressaltar que valva é um conjunto de válvulas ou cúspides. Assim, a VAVD possui três cúspides; a VAVE duas cúspides; a VA três válvulas semilunares e a VTP três válvulas semilunares (Figuras 6.15 e 6.16).

Dica 4

As **artérias coronárias direita e esquerda** são responsáveis pela irrigação do coração. São os primeiros ramos da aorta no início da sua porção ascendente. Os dois principais ramos da artéria coronária direita são: o marginal direito e o interventricular posterior; enquanto os dois principais ramos da artéria coronária esquerda são: o interventricular anterior e o circunflexo (Figuras 6.16 a 6.19).

178 Anatomia Sistêmica

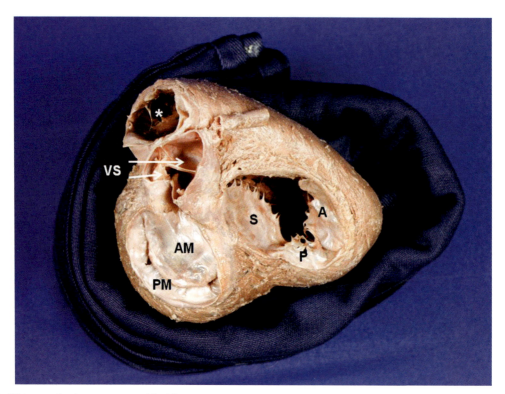

FIGURA 6.15 Visão superior do coração com a identificação das quatro valvas cardíacas: valva do tronco pulmonar (*), valva aórtica mostrando duas das suas válvulas semilunares (VS), cúspide anterior (AM) e posterior (PM) da valva bicúspide ou mitral e cúspides anterior (A), septal (S) e posterior (P) da valva tricúspide.

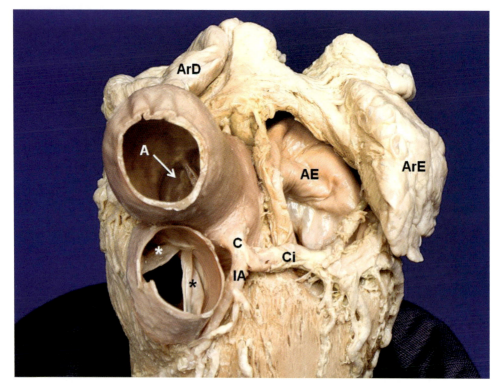

FIGURA 6.16 Visão ânterosuperior do coração mostrando duas das válvulas semilunares (*) do tronco pulmonar e uma das válvulas semilunares (A) da valva aórtica. Artéria coronária esquerda (C) e seus ramos: circunflexo (Ci) e interventricular anterior (IA). Aurícula direita (ArD) e esquerda (ArE) e átrio esquerdo (AE).

Sistema Circulatório **Capítulo | 6** 179

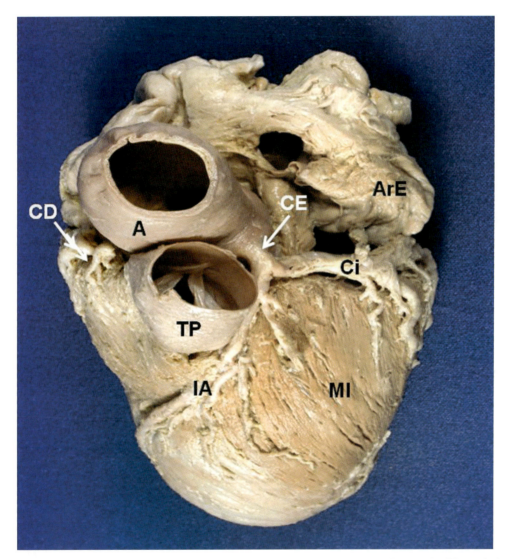

FIGURA 6.17 Visão da face esternocostal do coração onde pode ser observada a origem da artéria coronária esquerda (CE) a partir da aorta (A) e seus ramos: circunflexo (Ci) e interventricular anterior (IA), assim como a origem da artéria coronária direita (CD). Aurícula esquerda (ArE), miocárdio (MI) e tronco pulmonar (TP).

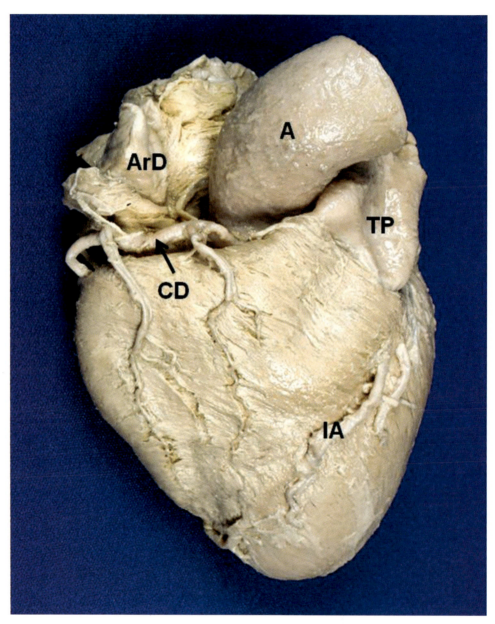

FIGURA 6.18 Visão da face esternocostal do coração onde pode ser observada a origem da artéria coronária direita (CD) da aorta (A). Também pode ser observado o ramo interventricular anterior (IA) da artéria coronária esquerda. Aurícula direita (ArD), tronco pulmonar (TP).

Sistema Circulatório **Capítulo | 6** 181

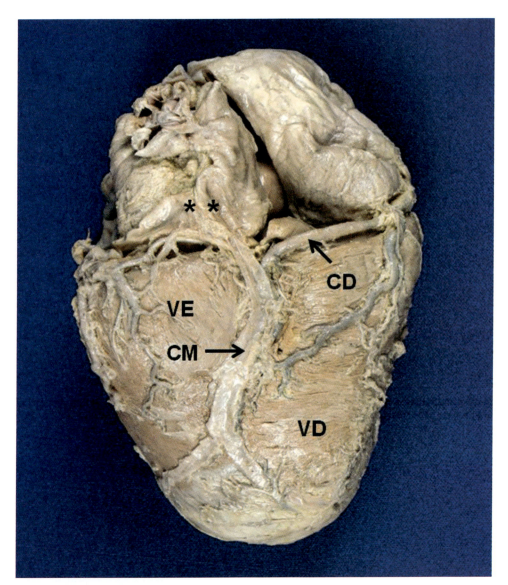

FIGURA 6.19 Visão da face diafragmática ou inferior do coração onde pode ser observado o trajeto final da artéria coronária direita (CD) no sulco atrioventricular, além do trajeto ascendente da veia cardíaca média (CM), uma das tributária do seio coronário (*). Ventrículo direito (VD) e ventrículo esquerdo (VE).

O coração e a origem dos vasos da base são revestidos por uma lâmina fibroserosa denominada pericárdio (Figuras 6.20 e 6.21), importante na proteção do órgão e na sua contensão, evitando sua expansão excessiva. Possui uma lâmina fibrosa externa (o saco pericárdico) e uma lâmina serosa interna dividida em dois folhetos: parietal e visceral (ou epicárdio). Entre esses dois folhetos da sua lâmina serosa, encontra-se a cavidade pericárdica contendo um filme líquido que evita o atrito do coração durante seus batimentos.

Dica 5

Na **circulação fetal**, o sangue materno com oxigênio e nutrientes, a partir da placenta, dá origem a uma única veia umbilical (Figura 6.22) que chega à veia porta. A maior parte do sangue é desviada do fígado em direção à veia cava inferior, através do ducto venoso e dessa forma, chega ao átrio direito do coração.

Dica 6

Os ossos O **marca-passo natural** do coração representa um conjunto de células especiais do miocárdio, responsáveis por gerar e conduzir o estímulo para a frequência cardíaca. É comandado pelo nó sinuatrial (localizado próximo à desembocadura da veia cava superior) e modulado pelas fibras autônomas simpáticas (promovem taquicardia ou aceleração dos batimentos cardíacos) e parassimpáticas (promovem bradicardia ou diminuição dos batimentos cardíacos).

3. Sistema Linfático

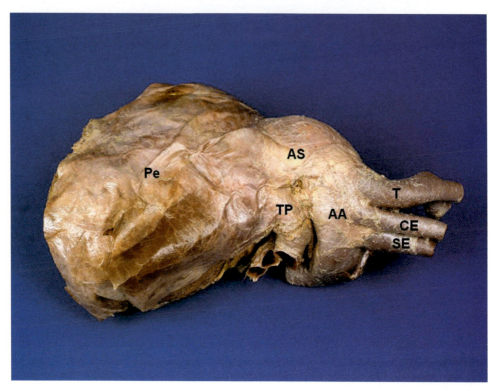

FIGURA 6.20 Visão anterolateral do coração envolvido pelo pericárdio fibroso (Pe) que se fixa superiormente na túnica adventícia dos vasos da base do coração. Aorta ascendente (AS), arco aórtico (AA) e seus ramos: tronco braquiocefálico (T), artéria carótida comum esquerda (CE) e artéria subclávia esquerda (SE).

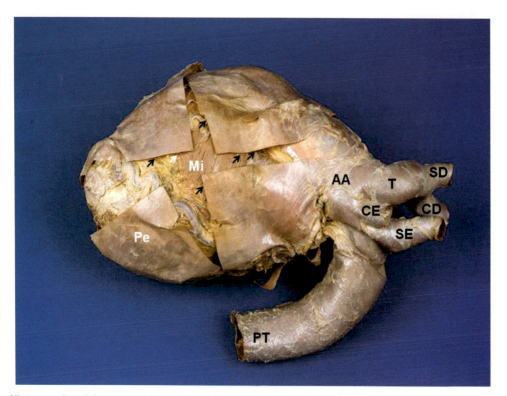

FIGURA 6.21 Visão anterolateral do coração após secção parcial (setas) do pericárdio fibroso (Pe). Profundamente a ele observa-se o miocárdio (Mi) após rebatimento do epicárdio. Arco aórtico (AA) e seus ramos: tronco braquiocefálico (T) e suas divisões (artéria subclávia direita (SD) e artéria carótida comum direita (CD)), artéria carótida comum esquerda (CE) e artéria subclávia esquerda (SE). Porção torácica ou descendente da aorta (PT).

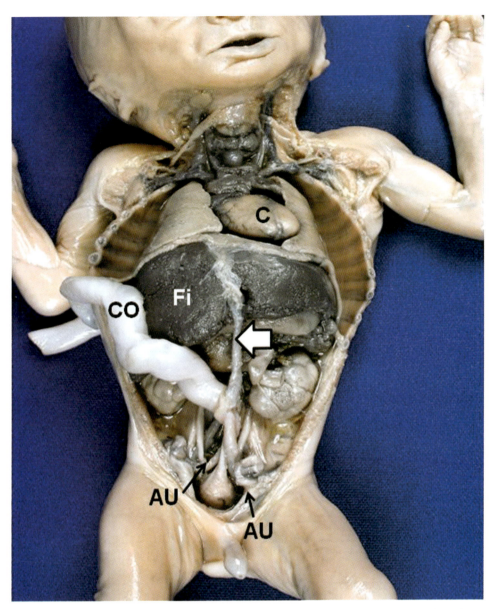

FIGURA 6.22 Visão anterior das cavidades torácica, abdominal e pélvica fetal mostrando a veia umbilical (seta espessa branca) e as artérias umbilicais (AU) direita e esquerda, localizadas no interior do cordão umbilical (CO). Coração (C), fígado (Fi).

O sistema linfático representa um conjunto de capilares, vasos, troncos e ductos linfáticos, que atua como um sistema auxiliar ao sistema venoso, na coleta de líquido intersticial que então retorna aos vasos venosos e linfáticos e finalmente ao coração. Portanto, o líquido intersticial passa a ser chamado linfa ao ser coletado pelos capilares linfáticos. Esse sistema também tem uma função importante na defesa do corpo humano, uma vez que no trajeto dos seus vasos linfáticos, são observadas dilatações denominadas linfonodos, responsáveis pela filtração da linfa. A presença de microrganismos no interior dos linfonodos faz com que ocorra proliferação de anticorpos no seu interior, com consequente aumento do seu volume (popularmente denominados ínguas), e representando uma resposta positiva do organismo às infecções.

Os capilares linfáticos têm origem em fundo cego, com pressão zero e a presença de válvulas no interior dos seus vasos se torna importante no retorno da linfa à corrente venosa próximo ao coração. Assim, os vasos linfáticos se reúnem em troncos linfáticos (de maior calibre), que formam apenas dois ductos linfáticos: (1) o ducto linfático direito (drena a linfa do membro superior direito, hemitórax, hemicabeça e hemipescoço direitos) e (2) o ducto torácico (drena a linfa dos membros inferiores, pelve, abdome, membro superior esquerdo, hemitórax, hemicabeça e hemipescoço esquerdos). Os dois ductos se abrem na confluência da veia jugular interna com a veia subclávia (ângulos jugulosubclávios direito – ducto linfático direito – e esquerdo – ducto torácico); desembocando no sistema venoso próximo ao coração (Figuras 6.1 e 6.23).

184 Anatomia Sistêmica

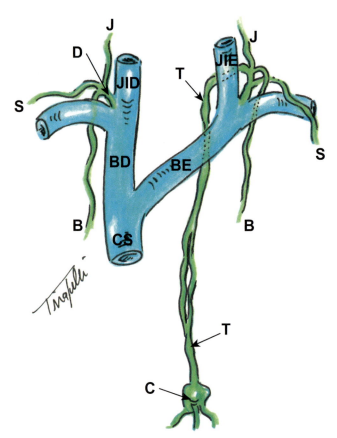

FIGURA 6.23 Esquema dos troncos linfáticos e a formação dos dois ductos linfáticos: ducto linfático direito (D) e ducto torácico (T). Cisterna do quilo (C); tronco broncomediastinal (B); tronco jugular (J) e tronco subclávio (S). Veia jugular interna direita (JID) e esquerda (JIE); veia braquiocefálica direita (BD) e esquerda (BE); veia cava superior (CS).

> **Aplicação clínica 3**
> Em alguns casos, **células tumorais** ou cancerosas podem atingir a corrente linfática e se disseminar. Essas células se proliferam nos linfonodos, constituindo as metástases ou tumores secundários.

> **Aplicação clínica 4**
> **Elefantíase** é uma doença parasitária também conhecida como filariose, que afeta a circulação linfática. É causada por um parasita nematódeo (*Wuchereria bancrofti*), que atinge os vasos linfáticos e promove uma reação inflamatória, com obstrução do fluxo linfático e causando na região afetada, seja a perna ou o braço, uma dilatação semelhante a "pata de um elefante". A filária é transmitida pelo mosquito do gênero *Culex sp.*, o mosquito-palha, que transporta as larvas do verme e transmite a doença através da picada. A grande dilatação das pernas e ou braços mostra a grande importância do sistema linfático, auxiliando o sistema venoso na drenagem do líquido intersticial e, dessa forma, evitando o edema.

4. Tecidos e Órgãos Linfoides

Representam um conjunto de órgãos linfoides relacionados com o sistema imune do corpo humano e a função hematopoiética (produtora das células sanguíneas). Incluem: o baço, o timo, a medula óssea, as tonsilas e os linfonodos. Desses, apenas os linfonodos (Figura 6.24) estão associados diretamente à corrente linfática. Assim, a hematopoiese ou hematopoese, após o nascimento, ocorre por meio de centros hematopoiéticos localizados no fígado e posteriormente na medula óssea. Assim, a medula óssea (Figura 6.25) e o timo (Figura 6.26) são denominados órgãos linfáticos primários, já que possuem células imunocompetentes (os linfócitos B ou T) com capacidade de produzir uma resposta imunitária específica em resposta a um antígeno.

Outros órgãos, como o baço (Figura 6.27) (localizado na região do hipocôndrio esquerdo da cavidade abdominal, abaixo do diafragma), as tonsilas (tecido linfático localizado na mucosa da faringe como, por exemplo, as tonsilas palatinas, ou amígdalas – Figuras 6.28 e 6.29 –, e a tonsila faríngea, ou adenoide) e os linfonodos (tecido linfático de forma circular ou alongada distribuído ao longo do trajeto dos vasos linfáticos, principalmente nas regiões submandibular, axilar e inguinal, que filtram a linfa) são locais onde ocorrem respostas imunes e, por isso, são denominados órgãos linfáticos secundários.

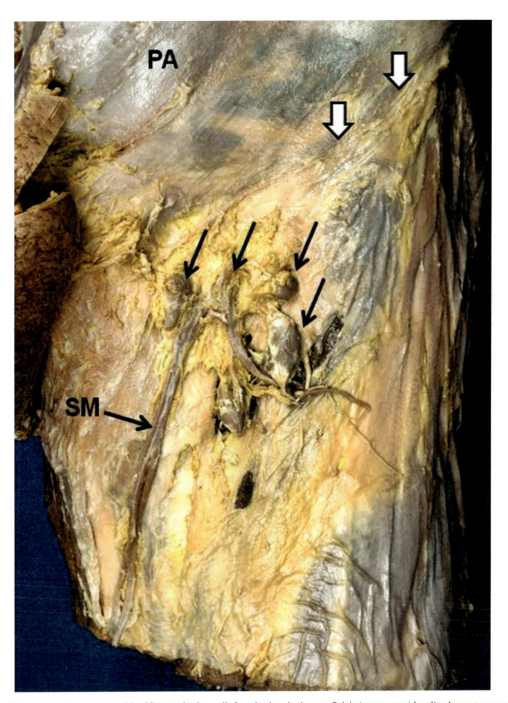

FIGURA 6.24 Visão da raiz da coxa com a identificação de alguns linfonodos inguinais superficiais (setas pretas) localizados no tegumento. Ligamento inguinal (setas bancas), parede abdominal (PA), parte proximal da veia safena magna (SM).

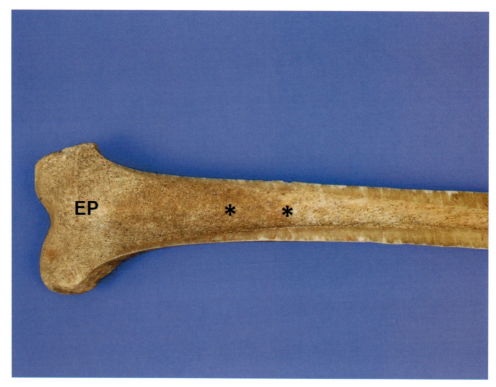

FIGURA 6.25 Secção coronal do fêmur mostrando o canal medular (*) que abriga a maior parte da medula óssea, no interior da sua diáfise. Epífise distal do fêmur (EP).

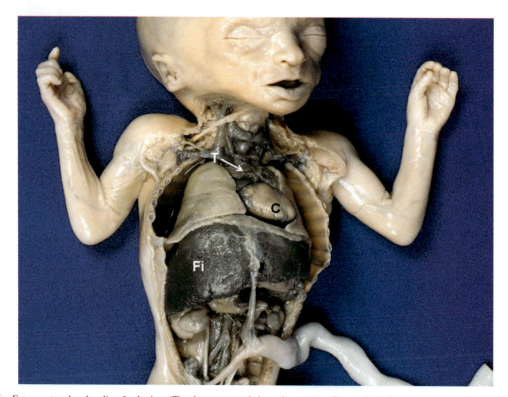

FIGURA 6.26 Feto mostrando a localização do timo (T) sobre os vasos da base do coração (C) e região inferior do pescoço. Fígado (Fi).

Sistema Circulatório **Capítulo | 6** 187

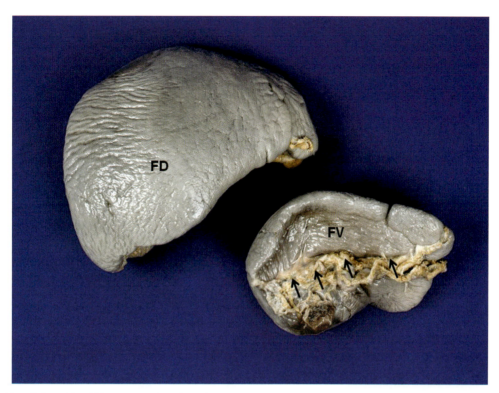

FIGURA 6.27 Face diafragmática (FD) convexa e face visceral (FV) côncava do baço. As setas indicam a região do hilo esplênico ou lienal.

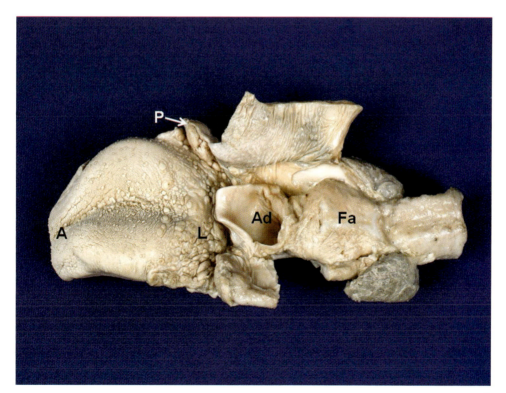

FIGURA 6.28 Localização da tonsila lingual (L) na raiz da língua e de uma das tonsilas palatinas (P) localizada na orofaringe. Ápice da língua (A), ádito à laringe (Ad), laringofaringe (Fa).

188 Anatomia Sistêmica

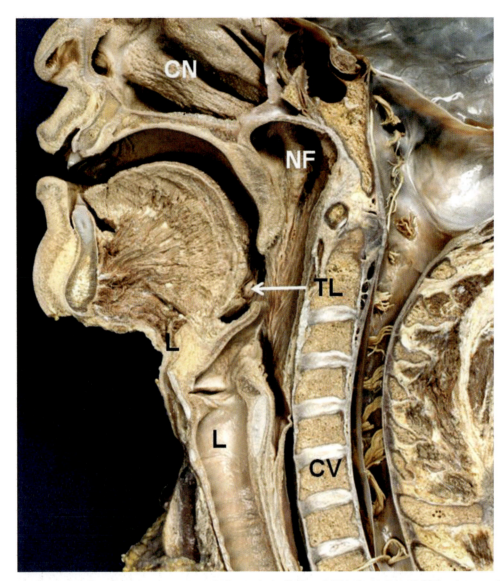

FIGURA 6.29 Secção sagital mediana da cabeça e pescoço com indicação da tonsila lingual (TL). Cavidade nasal (CN), coluna vertebral (CV), laringe (L), nasofaringe (NF).

Aplicação clínica 5

Nos casos de traumas abdominais, pode ocorrer **ruptura do baço** (baço roto) com hemorragia para o interior da cavidade peritoneal ou hematoma subcapsular, podendo causar choque e morte ao indivíduo.

Objetivos teóricos

Após a leitura do tema SISTEMA CIRCULATÓRIO, o aluno será capaz de:

A. Nomear as câmaras cardíacas e citar quais vasos da base estão relacionados, respectivamente com cada câmara.
B. Descrever os envoltórios do coração.
C. Citar e descrever a localização das valvas cardíacas.
D. Definir um vaso arterial e um vaso venoso, descrevendo suas principais diferenças.
E. Descrever a pequena e a grande circulação.
F. Localizar as principais artérias e veias do corpo humano.
G. Descrever o arranjo estrutural do sistema linfático.
H. Descrever a localização e a importância dos linfonodos.
I. Citar e localizar os principais tecidos e órgãos linfoides.

Objetivos práticos

Objetivo geral

Ao final deste capítulo, os alunos deverão ser capazes de identificar e nomear os órgãos que constituem o sistema vascular sanguíneo e linfático, assim como os tecidos e órgãos linfoides, no laboratório de anatomia.

Examinando os modelos e peças anatômicas, o aluno será capaz de identificar e nomear:

ESTRUTURA ANATÔMICA	ETIMOLOGIA	CARACTERÍSTICAS/CURIOSIDADES
Sistema vascular sanguíneo.		
1. Pericárdio fibroso	(G) *Peri* = ao redor de e (Gr) *kardia* = coração	O pericárdio fibroso está fixo à face posterior do osso esterno através do ligamento esternopericárdico e inferiormente se fixa ao centro tendíneo do músculo diafragma através do ligamento pericardicofrênico.
2. Coração	(L) *Fibrosus* = provido ou feito de fibras ou fios (L) *Cor* = coração	Os átrios são câmaras cardíacas que recebem o sangue: (1) o direito o sangue venoso da grande circulação e; (2) o esquerdo o sangue arterial da pequena circulação.
Átrio direito	(L) *Atrium* = sala íntima	
Átrio esquerdo	(L) *Atrium* = sala íntima	
Ventrículo direito	(L) *Ventriculus*, diminutivo de (L) *venter* = ventre	A musculatura da parede do ventrículo esquerdo é cerca de 3 vezes mais espessa quando comparada ao do ventrículo direito.
Ventrículo esquerdo	(L) *Ventriculus*, diminutivo de (L) *venter* = ventre	
Músculos papilares	(L) *Musculus*, diminutivo de (L) *mus* = rato.	Os músculos papilares estão presentes principalmente na parede interna do átrio direito, já que no átrio esquerdo só são observados no interior da sua aurícula.
Cordas tendíneas	(L) *Papilla* = borbulha pequena, bico de mama (Gr) *Chordé* = tripa, corda	Elas se fixam nas cúspides das valvas atrioventriculares direita e esquerda recebendo a mesma denominação dessas cúspides.
	(L) *Tendineus* = estendido, de (L) *tendere* = estender	
Aurícula direita	(L) *Auricula*, diminutivo de (L) *auris* = orelha externa	A aurícula direita é maior que a esquerda.
Aurícula esquerda	(L) *Auricula*, diminutivo de (L) *auris* = orelha externa	
2.1. Vasos da base	(L) *Vas* = vaso, vasilha	
Veia cava superior	(L) *Vena* = veio, filão Feminino de (L) *cavus* = oco, vazio	
Veia cava inferior	(L) *Vena* = veio, filão Feminino de (L) *cavus* = oco, vazio	
Tronco pulmonar	(L) *Truncus* = tronco de árvore ou do corpo humano (L) *Pulmo* = pulmão, bofe	
Artéria pulmonar direita	(L) *Arteria* = artéria, de (Gr) *aér* = ar (L) *Pulmo* = pulmão, bofe	
Artéria pulmonar esquerda	(L) *Arteria* = artéria, de (Gr) *aér* = ar	Durante a circulação fetal, possui uma comunicação direta com o arco aórtico denominada ducto arterioso, Após o nascimento, ele se fecha e passa a ser chamado ligamento arterioso, sem função.
Aorta	(L) *Pulmo* = pulmão, bofe (L) *Aeiro* = eu levanto, eu carrego	Atravessa o diafragma entre o tórax e o abdome, através do hiato aórtico, localizado próximo à coluna vertebral.
	(Gr) *Aortemai* = suspenso, ou do (Gr) *Era* = ar e (Gr) *tereo* = eu tenho; ou do (Gr) *aortés* = faca de cabo curto e curvo utilizado pelos povos macedônicos	
Veias pulmonares	(L) *Vena* = veio, filão	

ESTRUTURA ANATÔMICA	ETIMOLOGIA	CARACTERÍSTICAS/CURIOSIDADES
2.2 Valvas cardíacas	(L) *Pulmo* = pulmão, bofe (L) *Valva* = cada uma das folhas de uma porta dupla ou as conchas duplas de um molusco (L) *Cardiacus* = relativo ao coração	
Valva atrioventricular direita ou tricúspide	(L) *Valva* = cada uma das folhas de uma porta dupla ou as conchas duplas de um molusco (L) *Atrium* = átrio e (L) *ventricularis* = relativo ao ventrículo	Possui as cúspides: anterior, posterior e septal.
Valva atrioventricular esquerda ou bicúspide ou mitral	(L) *Valva* = cada uma das folhas de uma porta dupla ou as conchas duplas de um molusco (L) *Atrium* = átrio e (L) *ventricularis* = relativo ao ventrículo	Possui as cúspides anterior e posterior.
Artéria coronária direita	(L) *Arteria* = artéria, de (Gr) *aér* = ar (L) *Coronarius* = em forma de coroa	Com origem no seio aórtico direito, contorna grande parte do sulco atrioventricular antes de terminar dando origem ao seu ramo interventricular posterior.
Artéria coronária esquerda	(L) *Arteria* = artéria, de (Gr) *aér*= ar (L) *Coronarius* = em forma de coroa	Com origem no seio aórtico esquerdo, é curta e logo emite seus dois principais ramos: circunflexo e interventricular anterior.
3. Vasos sanguíneos	(L) *Vas* = vaso, vasilha (L) *Sanguis* = sangue.	
Arco aórtico	(L) *Arcus* = arco (L) *Aeiro*= eu levanto, eu carrego (Gr) *Aortemai* = suspenso, ou do (Gr) *Era* = ar e (Gr) *tereo* = eu tenho; ou do (Gr) *aortés* = faca de cabo curto e curvo utilizado pelos povos macedônicos	Está localizado no mediastino superior e dá origem aos seguintes ramos: tronco braquiocefálico, artéria carótida comum esquerda e artéria subclávia esquerda.
Tronco braquiocefálico	(L) *Truncus* = tronco de árvore ou do corpo humano.	Ele se divide dando origem à artéria carótida comum direita e à artéria subclávia direita.
Artéria carótida comum direita e esquerda	(L) *Arteria* = artéria, de (Gr) *aér* = ar (Gr) *Karos* = sono profundo, estupor ou *karatikós* = relativo à cabeça.	
Artéria subclávia	(L) *Arteria* = artéria, de (Gr) *aér* = ar (L) *Sub* = abaixo, sob e (L) *clavius*, *clavicularis* = relativo à clavícula	
Aorta torácica	(L) *Aeiro* = eu levanto, eu carrego (Gr) *Aortemai* = suspenso, ou do (Gr) *Era* = ar e (Gr) *tereo* = eu tenho; ou do (Gr) *aortés* = faca de cabo curto e curvo utilizado pelos povos macedônicos (Gr) *Thorax* = couraça, parte frontal da armadura	Tem seu trajeto no mediastino posterior e dá origem a vários ramos viscerais e parietais, destacando-se as artérias bronquiais que irrigam os pulmões e as artérias intercostais posteriores que irrigam a parede torácica.
Aorta abdominal	(L) *Aeiro* = eu levanto, eu carrego (Gr) *Aortemai* = suspenso, ou do (Gr) *Era* = ar e (Gr) *tereo* = eu tenho; ou do (Gr) *aortés* = faca de cabo curto e curvo utilizado pelos povos macedônicos (L) *Abdere* = esconder	Acompanhada pela veia cava inferior, dá origem a vários ramos parietais e principalmente viscerais que se destinam à irrigação dos órgãos abdominais, como, por exemplo: tronco celíaco, artéria mesentérica superior, artérias renais e artéria mesentérica inferior.
Artérias ilíacas comuns direita e esquerda	(L) *Arteria* = artéria, de (Gr) *aér* = ar (L) *Iliacus* = relativo à anca	

ESTRUTURA ANATÔMICA	ETIMOLOGIA	CARACTERÍSTICAS/CURIOSIDADES
Veia cava inferior infradiafragmática	(L) *Vena* = veio, filão Feminino de (L) *cavus* = oco, vazio)	Recebe várias veias tributárias importantes destacando-se as veias renais direita e esquerda e as três veias hepáticas. Atravessa o forame da veia cava inferior no centro tendíneo do diafragma para atingir o tórax.
Veia jugular interna	(L) *Vena* = veio, filão	A junção da veia jugular interna e da veia subclávia nos dois antímeros dá origem à veia braquiocefálica direita e esquerda.
Veia subclávia direita e esquerda	(L) *Jugulum* = garganta, lugar onde o pescoço se liga aos ombros (L) *Vena* = veio, filão (L) *Sub* = abaixo, sob e (L) *clavius*, *clavicularis* = relativo à clavícula	
Sistema linfático e órgãos hematopoiéticos			
Ducto torácico		O ducto torácico desemboca no sistema venoso no ângulo entre a veia jugular interna e a veia subclávia esquerdas, o denominado ângulo de Pirogoff ou jugulosubclávio.
Baço	(L) *Ductus* = condução, traçado. (Gr) *Thorax* = couraça, parte frontal da armadura (L) *Opacius* ou *opacus* = opaco, escuro, sem brilho	Seu parênquima é dividido em polpa branca (tecido linfático com função imune) e polpa vermelha (filtra o sangue e é local de reserva de sangue).
Timo	(L) *Thymon* = tomilho ou (Gr) *thymós* = força vital, alma, sensibilidade	Está localizado no mediastino anterior, em parte sobre o coração e em parte sobre os seus vasos da base. Visível no feto, involui e é quase totalmente substituído por tecido adiposo.
Tonsila palatina	(L) *Tonsilla* = amígdala (L) *Palatinum* = relativo ao palato, de (L) *palatum*= palato	As tonsilas formam um anel na região da faringe denominado anel linfático de Waldeyer.
Tonsila lingual	(L) *Tonsilla* = amígdala (L) *Lingualis* = relativo à língua, fala	
Linfonodos	(L) *Lympha* = água e (L) *nodus* = nó, novelo	Os principais grupamentos de linfonodos estão presentes principalmente na região pericervical, axilar e inguinal.

Exercícios de autoavaliação

1. Marque uma resposta nas questões a seguir.

   1.1. São vasos da base do coração, relacionados diretamente com suas câmaras cardíacas, exceto:
   a) A veia cava inferior
   b) A artéria pulmonar direita
   c) A aorta
   d) As veias pulmonares
   e) A veia cava superior

   1.2. Observe as afirmativas que seguem:
   I. As artérias são vasos que deixam o coração, com sentido centrífugo.
   II. As artérias musculares estão na continuidade das artérias elásticas.
   III. As anastomoses arteriais permitem, potencialmente, uma circulação colateral para uma estrutura ou órgão.
   IV. O fluxo sanguíneo de um ramo arterial colateral é contrário ao da sua artéria principal ou de origem.
   a) Somente as questões I e II estão corretas
   b) I e IV estão corretas
   c) I, II e III estão corretas
   d) II e III estão corretas
   e) Todas estão corretas

   1.3. Assinale a alternativa incorreta:
   a) A valva atrioventricular esquerda também é denominada bicúspide
   b) O tronco pulmonar se divide em artérias pulmonares direita e esquerda
   c) As veias cavas superior e inferior terminam no átrio esquerdo
   d) As artérias ilíacas comuns direita e esquerda são os ramos terminais da aorta abdominal
   e) A valva aórtica possui três válvulas semilunares

   1.4. Correlacione as estruturas identificadas pelas letras com algumas de suas características descritas a seguir:

   [a] Baço
   [b] Linfonodo
   [c] Timo
   [d] Tonsila

   [ ] Está localizada(o) ao longo do sistema linfático
   [ ] Localizada(o) na cavidade torácica
   [ ] Popularmente denominada(o) como adenoide
   [ ] Localizada(o) na mucosa da faringe
   [ ] Localizada(o) na cavidade abdominal abaixo do diafragma no antímero esquerdo
   [ ] A artéria que o irriga é denominada artéria esplênica
   [ ] Produz os linfócitos T

Responda às questões a seguir

1. Descreva a grande circulação ou circulação sistêmica e sua função.
2. Pesquise o que é o esqueleto fibroso do coração e quais suas funções.
3. Cite o nome das cúspides que constituem as valvas atrioventriculares direita e esquerda do coração.
4. Pesquise e descreva como ocorre a drenagem venosa do miocárdio.
5. Pesquise e descreva três ramos da divisão torácica e três ramos da divisão abdominal da aorta.
6. Pesquise e descreva quais são as modificações que ocorrem na circulação fetal após o nascimento.

Referências

1. Cormack, D.H. (2001) Essential Histology. 2ª ed. Baltimore: Lippincott Williams & Wilkins.
2. Cotran, R.S.; Kumar, V.; Collins, T. (1999) Robbin's Pathologic Basis of Disease. 6ª ed. Filadélfia: Saunders.
3. Fernandes, G.J.M. (1999) Eponímia e Etimologia. São Paulo: Editora Plêiade.
4. Gardner, E.; Gray, D.J.; O'Rahilly, R. (1978) Anatomia: estudo regional do corpo humano. 4ª ed. Rio de Janeiro: Editora Guanabara Koogan.
5. Moore, K.L.; Dalley, A.F.; Agur, A.M.R. (2010) Anatomia orientada para a clínica. 6ª ed. Rio de Janeiro: Editora Guanabara Koogan.
6. Sociedade Brasileira de Anatomia. (2001) Terminologia anatômica. São Paulo: Editora Manole.
7. Stedman's Medical Dictionary. (2006) 28ª ed. Baltimore: Lippincott Williams & Wilkins.
8. Tirapelli, L.F. (2008) Bases morfológicas do corpo Humano. Rio de Janeiro: Editora Guanabara Koogan.

Capítulo 7

Sistema Respiratório

Objetivo geral

Ao final deste capítulo, todos deverão conhecer as principais características anatômicas dos órgãos do sistema respiratório e saber descrever as vias pelas quais o ar atmosférico percorre durante a inspiração.

1. Generalidades

O sistema respiratório é responsável pelas trocas gasosas que ocorrem entre o ar atmosférico que, através da inspiração, atinge os alvéolos pulmonares (na intimidade dos pulmões) e o sangue contido no interior dos capilares que envolvem os alvéolos pulmonares. Pelas mesmas estruturas que constituem as vias aéreas, mas no sentido contrário, o gás carbônico é eliminado ao meio externo durante a expiração. Assim, na respiração, os sistemas respiratório e circulatório agem conjuntamente, pois, após a hematose, e a partir da corrente sanguínea, o oxigênio chega à intimidade das células através do líquido intersticial.

Para permitir a condução do ar atmosférico durante a inspiração e a expiração, os órgãos do sistema respiratório são dotados de um esqueleto ósseo ou cartilaginoso que evita o colabamento ou colapso da sua luz; exceção feita à parte distal ou respiratória da árvore brônquica que necessita de troca gasosa por difusão através de uma parede delgada.

Destaca-se também a importância dos músculos respiratórios que permitem constantemente o movimento do ar no interior do sistema respiratório. Assim, nessa mecânica respiratória, podemos citar o músculo diafragma (Figuras 7.1 e 7.22), além de uma série de músculos da parede torácica como os músculos intercostais externos, internos (Figura 7.2) e íntimos e os músculos serráteis posteriores, além de músculos auxiliares como os escalenos anterior, médio e posterior localizados no pescoço.

Além da função respiratória, esse sistema possui funções associadas a outros órgãos como: (a) na mucosa das cavidades nasais: a filtragem, umedecimento e aquecimento do ar inspirado; assim como a presença dos receptores da olfação; e (b) na laringe: a presença das pregas vocais responsáveis pela fonação, vocalização ou produção do som.

O sistema respiratório pode ser dividido em uma porção condutora de ar (1) e uma porção respiratória propriamente dita (2) correspondente à porção terminal da árvore brônquica localizada no interior do parênquima pulmonar.

196 Anatomia Sistêmica

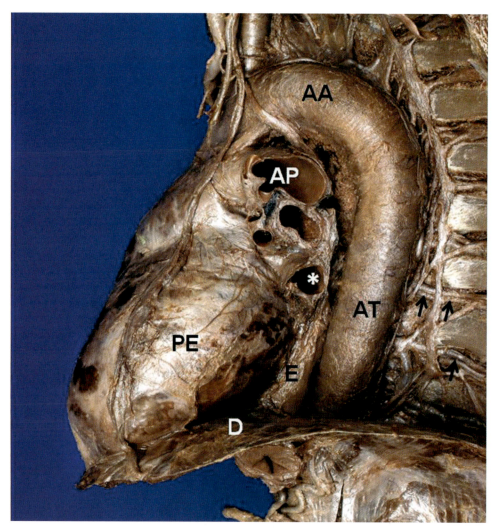

FIGURA 7.1 Visão lateral esquerda do mediastino com a presença do coração envolvido pelo pericárdio fibroso (PE) que se fixa inferiormente no músculo diafragma (D) através do ligamento pericardicofrênico. Arco aórtico (AA) e aorta descendente ou torácica (AT) dando origem a algumas artérias intercostais posteriores (setas pretas). Artéria pulmonar esquerda (AP), veia pulmonar esquerda (*), esôfago (E).

Sistema Respiratório **Capítulo | 7** **197**

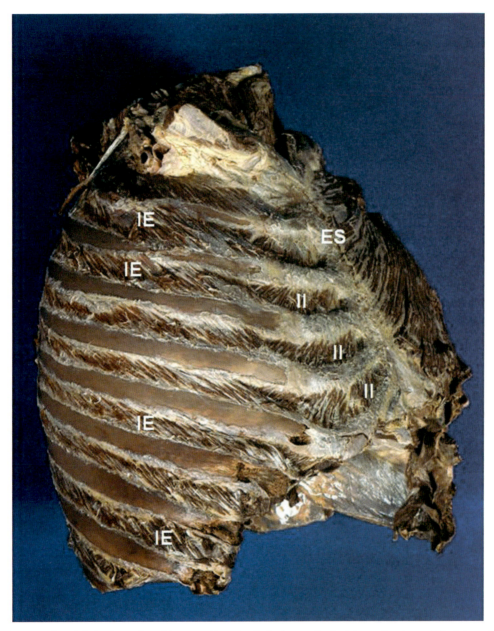

FIGURA 7.2 Visão anterolateral direita da parede torácica com a identificação de alguns músculos intercosais externos (IE) e internos (II). Osso esterno (ES).

2. Divisão do Sistema Respiratório

2.1. Porção condutora

É formada por órgãos que possuem na sua estrutura, tecido ósseo ou cartilaginoso capaz de manter as vias aéreas sempre permeáveis. São: nariz externo, cavidades nasais (e seios paranasais), faringe, laringe, traqueia e brônquios principais, além dos brônquios lobares, brônquios segmentares, bronquíolos e bronquíolos terminais no interior dos pulmões (Figura 7.3).

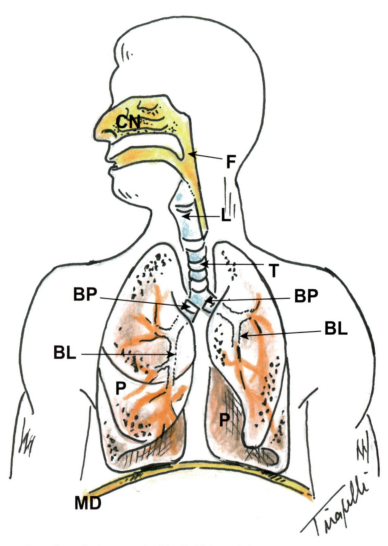

FIGURA 7.3 Visão geral da porção condutora do sistema respiratório. Cavidade nasal (CN); faringe (F); laringe (L); traqueia (T); brônquios principais (BP); brônquios lobares (BL); brônquios segmentares (cor laranja) e pulmões (P). Músculo diafragma (MD).

O nariz externo representa um arcabouço de forma piramidal implantado na abertura central do crânio denominada abertura piriforme, constituído por uma parte membranácea de tecido conjuntivo que preenche o espaço entre uma série de cartilagens irregulares que constitui seu arcabouço. Na sua base, o nariz externo possui duas aberturas (Figura 7.4), as narinas, que se comunicam com o meio externo separadas por uma de suas cartilagens, a cartilagem do septo nasal (Figura 7.5).

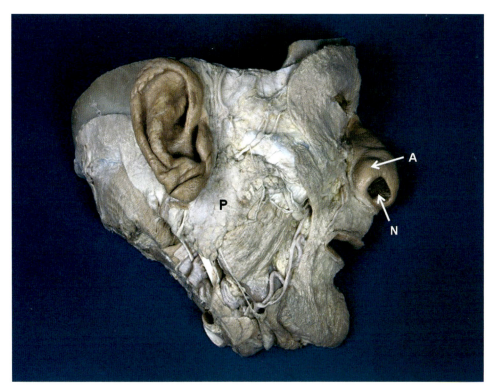

FIGURA 7.4 Visão lateral direita do plano superficial da face com a indicação da narina (N) e da asa do nariz (A). Glândula parótida (P).

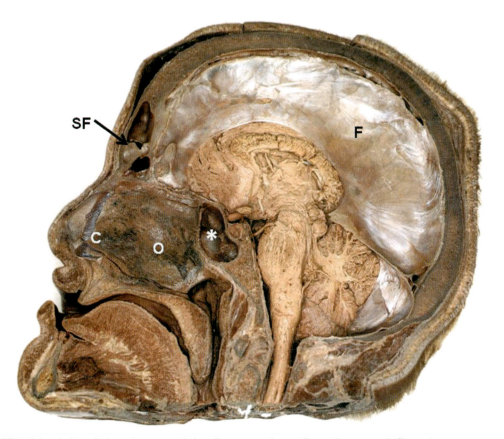

FIGURA 7.5 Visão da hemicabeça direita após secção sagital mediana mostrando a cartilagem do septo nasal (C) anteriormente e a parte óssea do septo nasal (O) posteriormente, ambos revestidos pela mucosa. Seio paranasal frontal (SF) e esfenoidal (*), foice do cérebro (F), uma das pregas da dura-máter craniana.

As narinas permitem a continuidade do meio externo com a primeira divisão das cavidades nasais, o vestíbulo (Figura 7.6), que apresenta as vibrissas (pelos característicos dessa região), responsáveis pela filtragem do ar inspirado. O vestíbulo continua-se com a cavidade nasal propriamente dita ou porção respiratória (sua segunda divisão) (Figura 7.6) com função de umedecimento e aquecimento do ar, condicionando melhor o ar inspirado para a hematose. Já o terço superior das cavidades nasais, que, como já descrito, possuem os receptores da olfação na sua mucosa, representa a porção olfatória (Figura 7.6). É importante destacar que, a partir das paredes laterais das cavidades nasais, observamos projeções ósseas revestidas por mucosa, as conchas nasais, que aumentam a área de superfície da sua mucosa, potencializando suas funções de umedecimento e aquecimento do ar. O espaço recoberto pelas respectivas conchas nasais superiores, médias e inferiores são denominados meatos nasais (Figuras 7.7 a 7.9) e são locais importantes de abertura da maioria dos seios paranasais.

As cavidades nasais são separadas pelo septo nasal (Figuras 7.5, 7.9 a 7.11), que é membranoso anteriormente (a columela), cartilaginoso (cartilagem do septo nasal) e ósseo posteriormente.

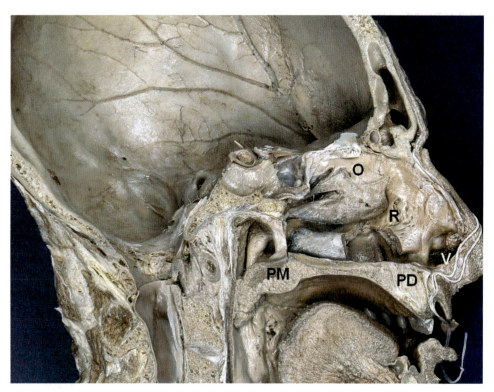

FIGURA 7.6 Secção sagital mediana da cabeça com a visão em detalhe da parede lateral da cavidade nasal onde são indicadas suas três regiões: vestíbulo (V), respiratória (R) e olfatória (O). Palato duro (PD) e palato mole (PM).

Sistema Respiratório Capítulo | 7   201

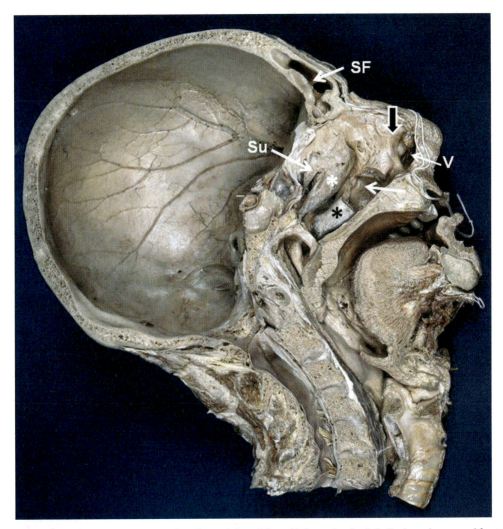

FIGURA 7.7 Secção sagital mediana da cabeça com a visão da parede lateral da cavidade nasal onde são indicadas: seio paranasal frontal (SF), vestíbulo da cavidade nasal (V), limen nasi (seta preta espessa), concha nasal superior (Su), média (asterisco branco) e inferior (asterisco preto). A seta branca indica o meato nasal inferior após rebatimento parcial da concha nasal inferior.

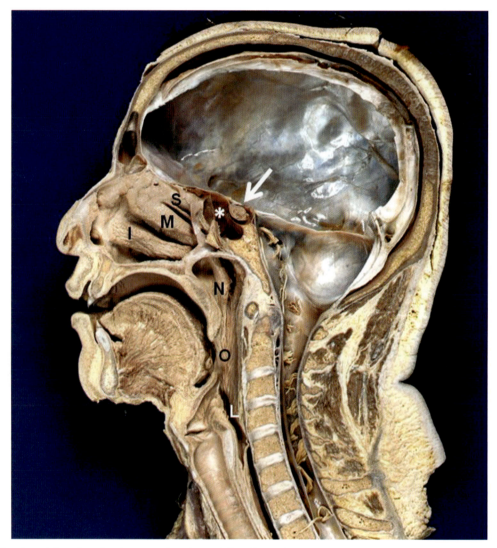

FIGURA 7.8 Secção sagital mediana da cabeça com visão da parede lateral da cavidade nasal onde são indicadas as três conchas nasais: superior (S), média (M) e inferior (I). A seta branca indica a glândula hipófise e logo abaixo o seio esfenoidal (*). Nasofaringe (N), orofaringe (O) e laringofaringe (L).

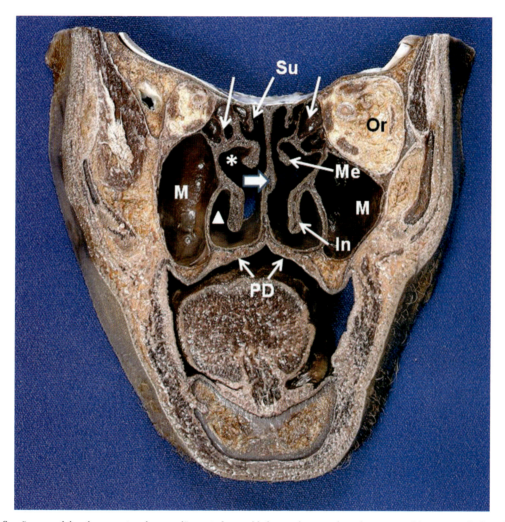

FIGURA 7.9 Secção coronal da cabeça mostrando na região central as cavidades nasais separadas pelo septo nasal (seta espessa) e lateralmente os seios maxilares (M). Observar nas paredes laterais das cavidades nasais as conchas nasais: superior (Su), média (Me) e inferior (In) e os meatos nasais: médio (*) e inferior (▲). Palato duro (PD), órbita (Or), células etmoidais (setas delgadas).

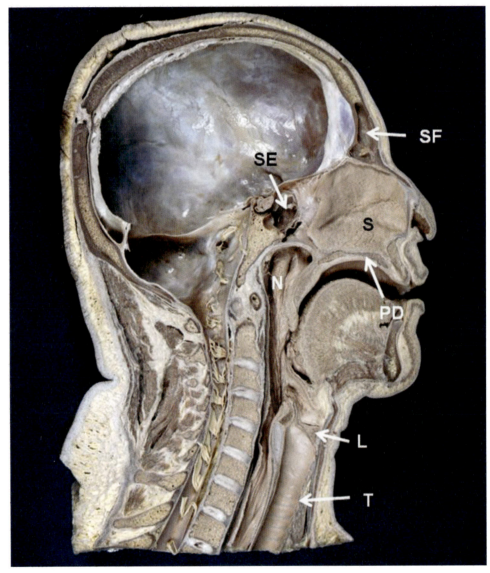

FIGURA 7.10 Secção sagital mediana da cabeça e pescoço mostrando o septo nasal (S), superiormente a ele o seio frontal (SF) e posteriormente a ele o seio esfenoidal (SE). Palato duro (PD), laringe (L), nasofaringe (N), traqueia (T).

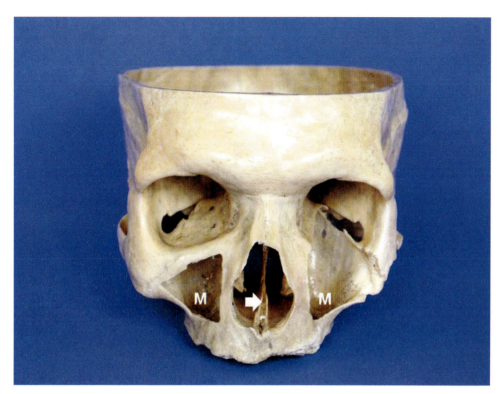

FIGURA 7.11 Norma anterior do crânio mostrando o septo nasal ósseo (seta branca) separando as duas cavidades nasais e lateralmente os seios maxilares (M).

Dica 1

Abaixo das conchas nasais inferiores (meatos nasais inferiores) são observados os **óstios dos ductos nasolacrimais,** pequenos condutos de aproximadamente 2 cm de comprimento que drenam o excesso de lágrima dos sacos lacrimais (medialmente às órbitas) até as cavidades nasais.

Os seios paranasais são cavidades localizadas no interior de alguns ossos pneumáticos do crânio. São eles: frontal, maxilares, etmoide e esfenoide (Figuras 7.5 e 7.7 a 7.15). Os seios paranasais possuem forma e tamanho variável e são revestidos pela mesma mucosa encontrada nas cavidades nasais. Estão adjacentes às cavidades nasais onde se abrem por pequenos condutos, principalmente nos meatos nasais. Eles funcionam como câmaras de ressonância ou amplificação do som durante a fonação e, a partir da puberdade, seu desenvolvimento auxilia no crescimento principalmente do esqueleto facial juntamente com a erupção dos dentes.

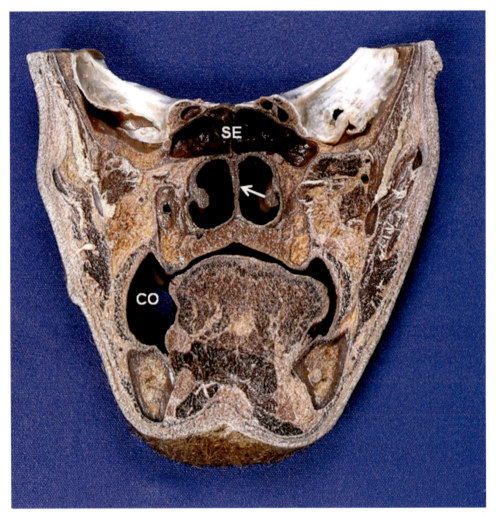

FIGURA 7.12 Secção coronal da cabeça com visualização do seio esfenoidal (SE). Abaixo, observar as cavidades nasais separadas pelo septo nasal (seta). Cavidade oral (CO).

Sistema Respiratório **Capítulo | 7** **207**

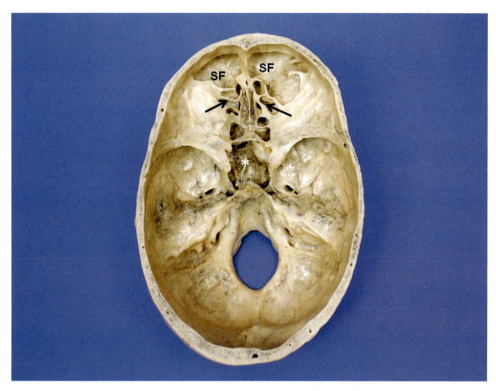

FIGURA 7.13 Base interna do crânio mostrando de anterior para posterior o seio frontal (SF), as células etmoidais (setas) e o seio esfenoidal (*).

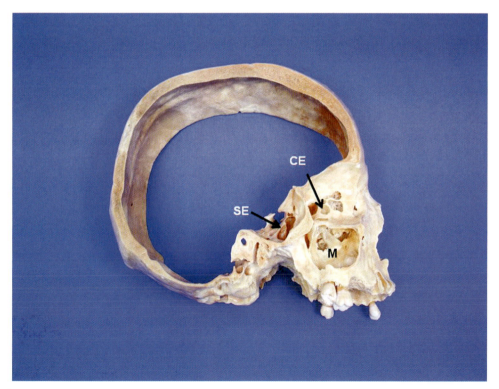

FIGURA 7.14 Secção parassagital do crânio com identificação das células etmoidais (CE), do seio maxilar (M) e do seio esfenoidal (SE).

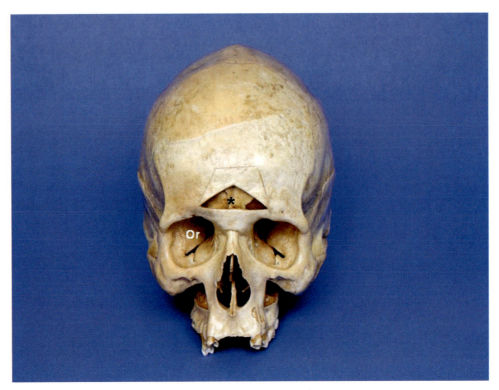

FIGURA 7.15 Visão anterior do crânio mostrando o seio frontal (*). Órbita óssea (Or).

Aplicação clínica 1

Sinusites são inflamações da mucosa dos seios paranasais geralmente como causa secundária às rinites (inflamações da mucosa nasal), mas também causadas por traumas faciais, desvio de septo e reações alérgicas. As sinusites podem ser de origem viral, bacteriana ou alérgica e podem ser crônicas ou agudas.

Posteriormente às cavidades nasais, à cavidade oral e à cavidade laríngea, encontra-se a faringe, órgão muscular de aproximadamente 12 cm de comprimento que se continua com o esôfago inferiormente. A faringe é comum aos sistemas respiratório (nasofaringe) e digestório (orofaringe e laringofaringe) (Figuras 7.8, 7.10, 7.16, 7.17) e possuem na sua mucosa as tonsilas (palatinas, faríngea, tubárica e lingual), tecido linfático, importante no combate às infecções (Figuras 7.16 e 7.17).

Sistema Respiratório **Capítulo | 7** 209

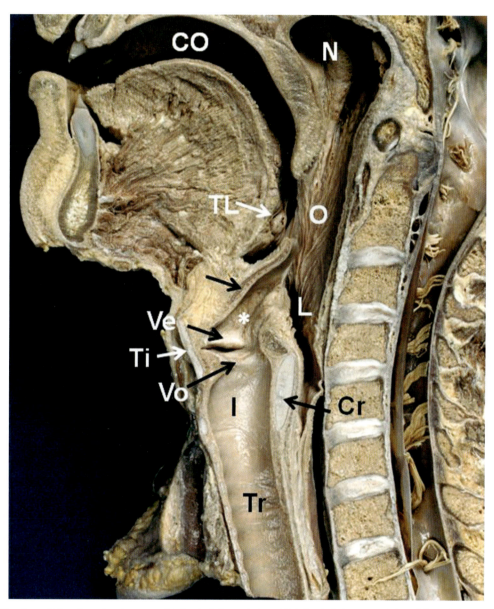

FIGURA 7.16 Secção sagital mediana da cabeça com detalhe da faringe e laringe. Divisões da faringe: nasofaringe (N), orofaringe (O) e laringofaringe (L). Cartilagens da laringe: tireoide (Ti), epiglote (seta preta) e cricoide (Cr), além de suas divisões, vestíbulo da laringe (*), ventrículo da laringe (entre a prega vestibular - Ve e a prega vocal - Vo) e cavidade infraglótica (I). Cavidade oral (CO), tonsila lingual (TL), traqueia (Tr).

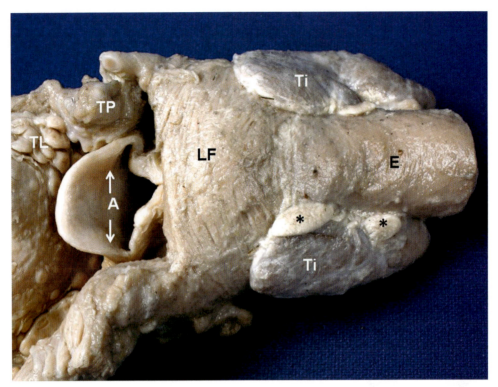

FIGURA 7.17 Visão posterior da transição laringofaringe (LF) e esôfago (E). Observar a relação com os lobos da glândula tireoide (Ti) e duas das glândulas paratireoides (*). Ádito à laringe (A), tonsila lingual (TL), tonsila palatina (TP).

Dica 2
Nas paredes laterais da nasofaringe são observados os **óstios faríngeos da tuba auditiva**, duas aberturas que comunicam esta divisão da faringe posterolateralmente com as orelhas médias ou caixas timpânicas, importante para o equilíbrio do ar atmosférico com o ar contido no interior das orelhas médias.

A comunicação inferior entre a laringofaringe e a laringe ocorre através de uma abertura denominada ádito à laringe (Figura 7.17), fechada pela cartilagem epiglote durante a deglutição, evitando assim a passagem do alimento em direção às vias aéreas superiores. A laringe possui cerca de 4,5 cm de comprimento e está localizada superficialmente na região superior e anterior do pescoço. É um órgão complexo, pois apresenta um esqueleto cartilaginoso constituído por várias cartilagens pares e ímpares (Figuras 7.8, 7.10, 7.16 e 7.18), além de membranas, ligamentos e de um conjunto de músculos intrínsecos, que agem durante a fonação, Na sua mucosa, destacamos a presença de quatro pregas que se projetam em direção à sua luz: duas pregas vestibulares (1), superiores, com função de proteção, já que durante a deglutição elas se aproximam fechando a luz da laringe; e duas pregas vocais (2) ou cordas vocais verdadeiras, inferiormente, relacionadas com a produção do som ou a fonação (Figura 7.16).

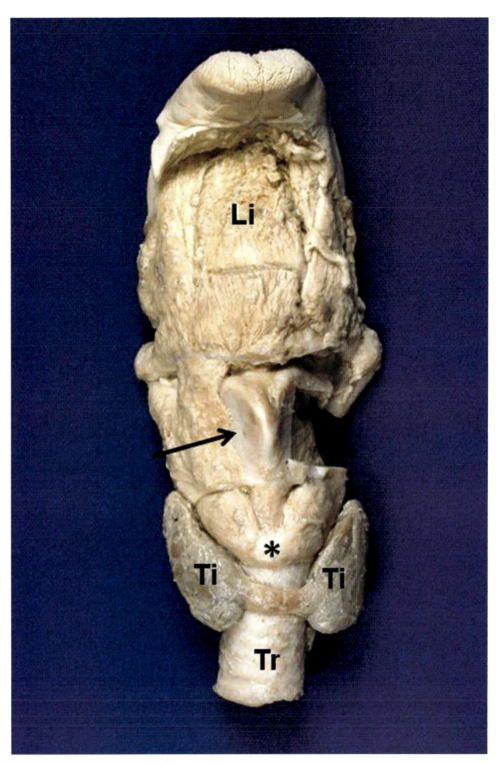

FIGURA 7.18 Visão anterior da laringe e parte da traquéia cervical (Tr). Cartilagem tireoide (seta) e cricoide (*) da laringe. Língua (Li), glândula tireoide (Ti).

Dica 3

Entre as pregas vestibulares e vocais, observam-se os **ventrículos da laringe** (Figura 7.14), espaços que se estendem lateralmente, superiormente e anteriormente que permite ampla movimentação dessas pregas.

Destacam-se entre suas cartilagens a epiglote, a tireoide e a cricoide (Figuras 7.8, 7.10, 7.16 e 7.18); além do ligamento cricotireóideo, local onde é realizada a cricotireotomia (abertura para desobstrução das vias aéreas superiores).

Abaixo da cricoide, cartilagem mais inferior da laringe está localizada a traqueia (Figuras 7.10, 7.16, 7.18, 7.19 e 7.25), órgão de aproximadamente 15 cm de comprimento que possui uma arquitetura formada por semianéis de cartilagens em forma de "C" intercaladas aos ligamentos anulares, constituídos por tecido conjuntivo, que permitem flexibilidade ao órgão e seu alongamento durante a respiração. Posteriormente, a traqueia é formada por uma parede muscular. Sua função é apenas como local de passagem de ar durante a respiração e é dividida em duas porções: cervical e torácica. No interior da cavidade torácica (entre as vértebras T5 e T7), a traqueia bifurca-se dando origem aos brônquios principais ou de primeira ordem (Figuras 7.19, 7.20 e 7.25). Esses, no interior dos pulmões, se dividem nos brônquios lobares (Figuras 7.19, 7.20 e 7.21) ou de segunda ordem (três para o pulmão direito: superior, médio e inferior; e dois para o esquerdo: superior e inferior). Os brônquios principais e lobares possuem a mesma arquitetura da traqueia. Já os brônquios segmentares (Figs. 7.19, 7.20 e 7.21) ou de terceira ordem possuem menor diâmetro e apenas placas de cartilagens irregulares nas suas paredes. Em seguida, observamos os bronquíolos e os bronquíolos terminais (última divisão da porção condutora) que já não possuem cartilagens nas suas paredes. Essa ramificação dos brônquios e bronquíolos no interior do parênquima pulmonar é denominada árvore brônquica.

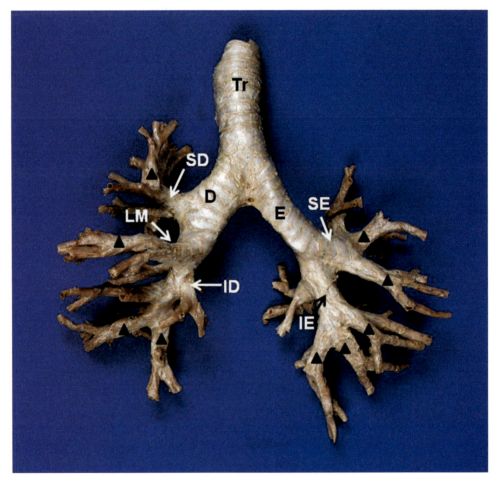

FIGURA 7.19 Visão anterior da traqueia (Tr) e da árvore brônquica. Divisão da traqueia em brônquios principais direito (D) e esquerdo (E) e divisão dos brônquios principais em lobares: lobar superior direito (SD), lobar médio (LM) e lobar inferior direito (ID) no pulmão direito e; lobar superior esquerdo (SE) e lobar inferior esquerdo (IE) no pulmão esquerdo. Observar também alguns dos brônquios segmentares (▲) ou de terceira ordem identificados nos dois pulmões.

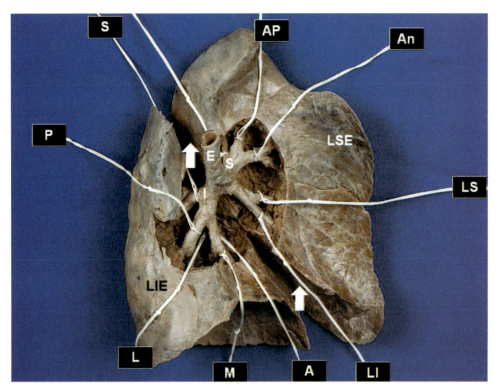

FIGURA 7.20 Visão da face mediastinal do pulmão esquerdo mostrando o brônquio principal esquerdo (E) e parte da árvore brônquica dissecada com a identificação do brônquio lobar superior (S) e pelos cordões brancos os brônquios segmentares: apicoposterior (AP), anterior (An), lingular superior (LS) e lingular inferior (LI). A partir do brônquio lobar inferior (I), os brônquios segmentares: superior (S), posterior (P), lateral (L), medial (M) e anterior (A). Lobo superior esquerdo (LSE). Lobo inferior esquerdo (LIE) e fissura oblíqua (setas brancas).

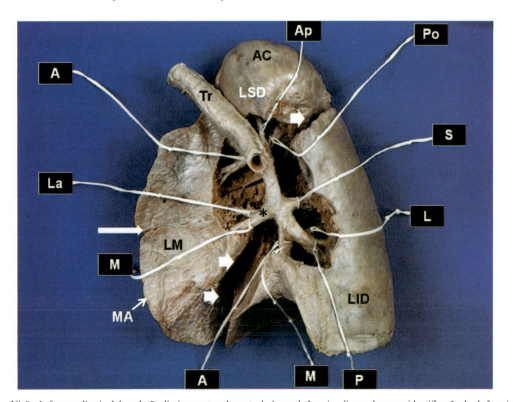

FIGURA 7.21 Visão da face mediastinal do pulmão direito mostrando parte da árvore brônquica dissecada com a identificação dos brônquios segmentares pelos cordões brancos. A partir do brônquio lobar superior, os brônquios segmentares: apical (Ap), anterior (A) e posterior (Po); a partir do brônquio lobar médio (*): o segmentar medial (M) e lateral (La); e a partir do brônquio lobar inferior, os segmentares: superior (S), lateral (L), posterior (P), medial (M) e anterior (A). Lobo superior direito (LSD), lobo médio (LM), lobo inferior direito (LID), fissura oblíqua (setas brancas curtas) e fissura horizontal (seta branca longa). Ápice do pulmão (AC), margem anterior (MA) e traqueia (Tr).

214 Anatomia Sistêmica

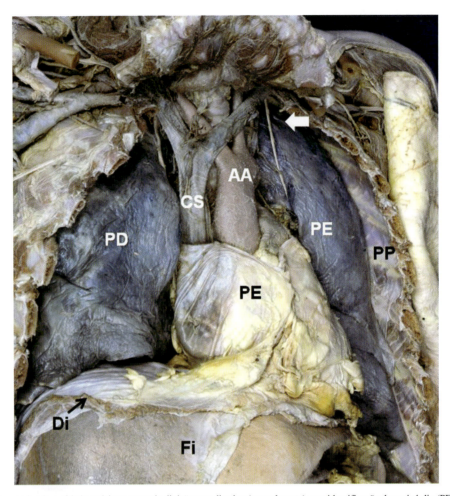

FIGURA 7.22 Visão anterior da cavidade torácica e suas três divisões: mediastino (centralmente) com identificação do pericárdio (PE) revestindo o coração; e as duas cavidades pleuropulmonares contendo os respectivos pulmões: direito (PD) e esquerdo (PE). Ápice do pulmão esquerdo (seta branca espessa), pleura parietal costal (PP), arco aórtico (AA), veia cava superior (CS), músculo diafragma (Di) e fígado (Fi).

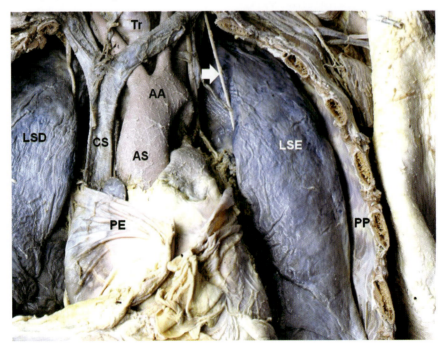

FIGURA 7.23 Visão anterior da cavidade torácica e suas três divisões: mediastino (centralmente) e as duas cavidades pleuropulmonares contendo os respectivos pulmões. Observar o lobo superior do pulmão direito (LSD) e o lobo superior do pulmão esquerdo (LSE), assim como parte da pleura parietal costal (PP). Traqueia (Tr), pericárdio fibroso (PE), aorta ascendente (AS), arco aórtico (AA), veia cava superior (CS) e nervo frênico esquerdo (seta espessa).

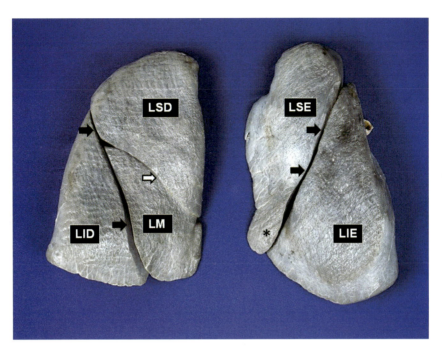

FIGURA 7.24 Visão da face costal dos pulmões direito e esquerdo. À esquerda, o pulmão direito com os lobos superior (LSD), médio (LM) e inferior (LID), separados pelas fissuras oblíqua (setas pretas) e horizontal (seta branca). À direita, pulmão esquerdo com os lobos superior (LSE) e inferior (LIE), separados pela fissura oblíqua (setas pretas). Observar a língula pulmonar (*) como uma projeção inferior do lobo superior do pulmão esquerdo em forma de orelha.

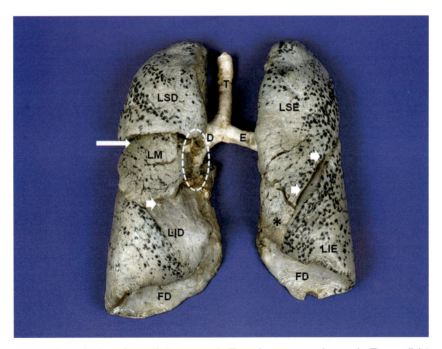

FIGURA 7.25 Visão da face costal anterior dos pulmões direito e esquerdo. Entre eles, a presença da traqueia (T) e sua divisão nos brônquios principais direito (D) e esquerdo (E). À esquerda, o pulmão direito com os lobos superior (LSD), médio (LM) e inferior (LID), separados pelas fissuras oblíqua (seta curta) e horizontal (seta longa). À direita, pulmão esquerdo com os lobos superior (LSE) e inferior (LIE), separados pela fissura oblíqua (setas curtas). Faces diafragmáticas (FD) dos dois pulmões. Observar a região do hilo pulmonar direito (circundada pelo pontilhado branco) na sua face mediastinal.

Dica 4

Existem diferenças entre os **brônquios principais direito e esquerdo**. O direito possui menor comprimento (2,5 cm) que o esquerdo (5 cm); maior diâmetro em relação ao esquerdo e menor angulação em relação ao plano mediano. Portanto, esses conhecimentos são importantes quando explicamos a maior incidência (cerca de 90%) de objetos estranhos inalados ou engolidos acidentalmente principalmente por crianças, estarem presentes no interior do pulmão direito quando comparado ao esquerdo.

Os pulmões, principais órgãos do sistema respiratório, estão localizados em duas divisões da cavidade torácica, as respectivas cavidades pleuropulmonares direita e esquerda (Figuras 7.22 e 7.23). De aspecto piramidal, possuem uma base que se apoia indiretamente nas cúpulas ou elevações do músculo diafragma e um ápice, que se projeta cerca de 3 cm acima da abertura superior da cavidade torácica, em direção à raiz do pescoço (Figura 7.22). O parênquima, ou tecido pulmonar, é dividido em lobos: três para o pulmão direito – superior, médio e inferior – e dois para o pulmão esquerdo – superior e inferior (Figuras 7.24 e 7.25). Esses lobos são ventilados pelos respectivos brônquios lobares ou de segunda ordem descritos anteriormente e são separados entre si por septos conjuntivos denominados fissuras. Assim, no pulmão direito, observamos as fissuras horizontal e oblíqua, enquanto no pulmão esquerdo apenas a oblíqua. Cada pulmão possui três faces: costal (convexa), diafragmática (côncava e de posição inferior) e mediastinal (voltada para o mediastino). Esta última apresenta uma abertura natural do órgão, o hilo pulmonar (Figura 7.25), que permite a passagem das estruturas vásculo-nervosas até o órgão. Assim, o conjunto das estruturas que entram e saem do pulmão é denominada no conjunto de pedículo pulmonar (brônquio principal, artéria pulmonar, veias pulmonares, vasos linfáticos e linfonodos, nervos autonômicos e os vasos bronquiais que irrigam o tecido pulmonar).

2.2. Porção respiratória

Está representada pela parte terminal da árvore brônquica no interior dos pulmões: (1) bronquíolos respiratórios, (2) ductos alveolares, (3) sacos alveolares e (4) alvéolos (através das suas paredes delgadas ocorrem as trocas gasosas durante a hematose) (Figura 7.26). Cabe lembrarmos que nas paredes dos bronquíolos respiratórios e dos ductos alveolares são encontrados alguns alvéolos que já permitem as trocas gasosas, e, por isso, são considerados como divisões da porção respiratória. Assim, a árvore brônquica gradualmente perde seu arcabouço cartilaginoso e diminui seu diâmetro para permitir as trocas gasosas na sua porção terminal respiratória.

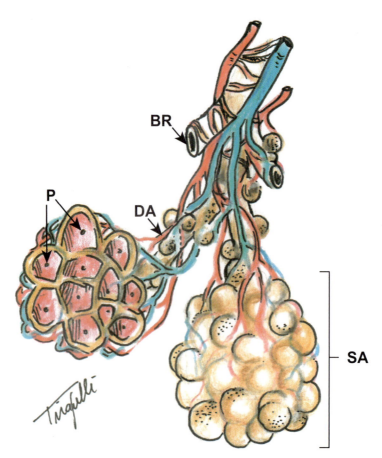

FIGURA 7.26 Porção respiratória. Bronquíolo respiratório (BR); ducto alveolar (DA); saco alveolar (SA) e alvéolos (A). Poros alveolares (P). Observar a ramificação da artéria pulmonar (em azul) e a formação das duas veias pulmonares (em vermelho).

> **Aplicação clínica 2**
>
> **Enfisema pulmonar** é uma doença pulmonar obstrutiva crônica causada principalmente pela exposição a agentes poluentes e/ou químicos, principalmente o fumo. É responsável pela destruição crônica dos alvéolos pulmonares, o que leva gradualmente à diminuição da capacidade de trocas gasosas através das paredes alveolares. Entre os sintomas principais, destacam-se a falta de ar com consequente hipoventilação pulmonar; tosse constante; fadiga; perda de peso e hipertensão arterial.

3. PLEURA

A pleura é uma das membranas serosas do corpo humano, que se encontra localizada revestindo internamente as cavidades pleuropulmonares direita e esquerda (pleura parietal) e os pulmões (pleura pulmonar ou visceral) (Figuras 7.22 e 7.23). Estão em continuidade através dos pedículos pulmonares e, entre suas duas divisões descritas (parietal e visceral), observamos um espaço pequeno ou "virtual", a cavidade pleural, que na maior parte da sua extensão é ocupada por um filme líquido que impede o atrito entre os pulmões e as cavidades pleuropulmonares durante os movimentos respiratórios. Em dois locais observamos a cavidade pleural ampla, com afastamento maior entre as pleuras parietal e visceral. São denominados recessos costodiafragmático e costomediastinal, que permitem a expansão dos pulmões durante a inspiração.

> **Aplicação clínica 3**
>
> O **pneumotórax** caracteriza-se como o acúmulo anormal de ar entre o pulmão e a pleura (membrana que reveste os pulmões) que reveste internamente a parede do tórax. Este espaço, que normalmente é virtual, é chamado espaço pleural. No pneumotórax, o ar, ao entrar entre o pulmão e a parede torácica, pode comprimi-lo e causar dificuldade para respirar. Quando o pneumotórax é grande, ele pode fazer com que o coração se desloque, levando a alterações nos batimentos e podendo provocar a morte. Pode ser classificado em quatro tipos: (1) **pneumotórax espontâneo**, que ocorre em repouso e de modo súbito, sendo mais comum em homens jovens, fumantes, com ou sem história prévia de doença pulmonar como enfisema, tuberculose, pneumonia, asma, entre outras; (2) **pneumotórax traumático**, que ocorre em decorrência de um traumatismo no tórax, como ferimentos, pancadas por atropelamentos e acidentes; (3) **pneumotórax Iatrogênico**, que acontece como resultado de algum procedimento médico com o objetivo de auxiliar no diagnóstico ou no tratamento do paciente; e (4) **pneumotórax hipertensivo**, o tipo mais grave, pois pode levar à parada cardiorrespiratória em pouco tempo. Em qualquer um dos tipos descritos, o indivíduo apresenta alguns sintomas importantes, como cansaço; taquicardia; agitação; dor ao respirar e falta de ar, além de dor torácica súbita.

Objetivos teóricos

Após a leitura do tema SISTEMA RESPIRATÓRIO, o aluno será capaz de:

A. Citar quais são as principais funções do sistema respiratório.
B. Citar quais são os órgãos que constituem a porção condutora e a porção respiratória desse sistema.
C. Descrever as divisões das cavidades nasais e suas respectivas funções.
D. Nomear as divisões da faringe e suas funções.
E. Descrever como está constituído o esqueleto cartilaginoso da laringe e a função das pregas vocais e vestibulares.
F. Descrever as subdivisões dos brônquios.
G. Descrever a anatomia dos pulmões.
H. Definir pleura, explicando sua disposição e sua importância na mecânica respiratória.

Objetivos práticos

Objetivo geral

Ao final deste capítulo, os alunos deverão ser capazes de identificar e nomear os órgãos que constituem o sistema respiratório, assim como suas principais divisões, no laboratório de anatomia.

Examinando os modelos e peças anatômicas, o aluno será capaz de identificar e nomear:

ESTRUTURA ANATÔMICA	ETIMOLOGIA	CARACTERÍSTICAS/CURIOSIDADES
Vias aéreas superiores		
1. Nariz externo	(L) *Nasus* = nariz (L) *Externus* = vindo de fora, exterior	O dorso do nariz externo pode apresentar variações anatômicas na sua forma e pode ser de três tipos: (1) retilíneo, (2) côncavo ou arrebitado e (3) convexo ou aquilino.
Septo nasal	(L) *Septum* = cerca de madeira, de (L) *sepire* = cercar	O septo nasal possui três partes: 1) anteriormente, uma parte membranácea, a columela; 2) a cartilagem do septo nasal; e, mais posteriormente, 3) a sua porção óssea formada pela lâmina perpendicular do osso etmoide e pelo osso vômer.
Narinas	(L) *Nasalis* = relativo ao nariz, de (L) *nasus* = nariz (L) *Naris* = narinas, ventas	
2. Cavidades nasais	(L) *Cavitas* = cavidade, escavação (L) *Nasalis* = relativo ao nariz, de (L) *nasus* = nariz	
Concha nasal superior, média e inferior	(L) *Concha* = concha animal, de (Gr) *kónche* = concha em espiral	Pode ser encontrado em alguns indivíduos como variação anatômica, uma concha nasal suprema, acima da concha nasal superior e o espaço que ela recobre é chamado meato nasal supremo.
Meato nasal médio	L) *Nasalis* = relativo ao nariz, de (L) *nasus* = nariz (L) *Meatus* = estrada, passagem, de (L) *meare* = passar, caminhar.	
3. Seios paranasais	(L) *Nasalis* = relativo ao nariz, de (L) *nasus* = nariz (L) *Sinus* = bolso, vaso, vela de barco, arco (Gr) *Para* = ao lado de e (L) *nasalis* = relativo ao nariz	Os seios paranasais são revestidos pela mesma mucosa da cavidade nasal e estão dispostos adjacentes a essa cavidade, se abrindo nela através de pequenos condutos ou orifícios.
Seio frontal	(L) *Sinus* = bolso, vaso, vela de barco, arco (L) *Frontalis*= da testa de (L) *frons* ou *frontis* = testa	
Seio maxilar	(L) *Sinus* = bolso, vaso, vela de barco, arco (L) *Maxilla* = parte superior da face, bochechas	
Seio esfenoidal	(L) *Sinus* = bolso, vaso, vela de barco, arco (L) *Sphen* = cunha, arado e (Gr) *oidés* = forma de	
Células etmoidais	(L) *Cellula* = diminutivo de (L) *cella* = pequeno quarto, câmara (L) *Ethmos* = peneira e (Gr) *oidés* = forma de	
4. Faringe	(Gr) *Pharynx* = goela	Órgão que se estende da base do crânio até anteriormente ao corpo da vértebra C6, onde se continua inferiormente com o esôfago.
Nasofaringe	(L) *Nasalis* = relativo ao nariz, de (L) *nasus* = nariz	Possui duas aberturas nas suas paredes laterais, os óstios faríngeos das tubas auditivas, que comunicam a nasofaringe com as orelhas médias, através das tubas auditivas.
Orofaringe	(Gr) *Pharynx* = goela (L) *Oris* = relativo à boca, de (L) *os* = rima dos lábios	
Laringofaringe	(Gr) *Pharynx* = goela (Gr) *Larynx* = gaita, parte alta da traqueia, de (Gr) *larungein* = gritar	

ESTRUTURA ANATÔMICA	ETIMOLOGIA	CARACTERÍSTICAS/CURIOSIDADES
5. Laringe	(Gr) *Pharynx* = goela (Gr) *Larynx* = gaita, parte alta da traqueia, de (Gr) *larungein* = gritar	Está fixa ao osso hioide superiormente através dos ligamentos tíreo-hióideos mediano e laterais e pela membrana tíreo-hióidea.
Cartilagem epiglote	(L) *Cartilago* = cartilagem (Gr) *Epi* = sobre, em cima e (Gr) *glottis* = laringe	
Cartilagem tireoide	(L) *Cartilago* = cartilagem (Gr) *Thyreós* = escudo e (Gr) *oidés* = forma de	Suas duas lâminas se unem anteriormente e na região superior formam a proeminência laríngea ou popularmente conhecida como "pomo de Adão". É mais evidente no sexo masculino, já que o ângulo interno formado na junção das suas duas lâminas é menor.
Cartilagem cricoide	(L) *Cartilago* = cartilagem (Gr) *Krykos* = círculo e (Gr) *oidés* = forma de	Sustenta o arcabouço cartilaginoso da laringe e se articula lateralmente com os cornos inferiores da cartilagem tireoide e com as duas cartilagens aritenoides, posteriormente.
Pregas vestibulares	(L) *Plica* = prega, ruga, de (L) *plicare* = franzir, dobrar em franjas (L) *Vestibulum* = vestíbulo, antecâmara	Superiormente localizadas, cada prega vestibular é formada pelo ligamento vestibular conjuntivo revestido por mucosa.
Pregas vocais	(L) *Plica* = prega, ruga, de (L) *plicare* = franzir, dobrar em franjas (L) *Vocalis* = vocal, sonoro, de (L) *vox* = voz	Inferiormente localizadas, cada prega vocal é formada pelo ligamento vocal conjuntivo, pelo músculo vocal e pelo revestimento da mucosa.
Ventrículos da laringe	(L) *Ventriculus*, diminutivo de (L) *venter* = ventre (Gr) *Larynx* = gaita, parte alta da traqueia, de (Gr) *larungein* = gritar	
6. Traqueia	(Gr) *Tracheia*, feminino de (Gr) *trachys* = rugoso, irregular	Sua parede muscular posterior possui relação com o esôfago em toda sua extensão.
Traqueia cervical	(Gr) *Tracheia*, feminino de (Gr) *trachys* = rugoso, irregular (L) *Cervicalis* = nucal, do pescoço, de (L) *cervix* = nuca, pescoço	
Vias aéreas inferiores Traqueia torácica	(Gr) *Tracheia*, feminino de (Gr) *trachys* = rugoso, irregular	Possui uma saliência interna da sua bifurcação denominada carina da traqueia, assim denominada pela sua semelhança à quilha de barco: (L) *carina* = casca de noz, quilha de barco.
7. Brônquios	(Gr) *Thorachykos* = relativo ao tórax (Gr) *Bronchos* = mole, úmido, de (Gr) *brechein* = amolecer, umedecer	
Brônquios principais direito e esquerdo	(Gr) *Bronchos* = mole, úmido, de (Gr) *brechein* = amolecer, umedecer (L) *Principalis* = principal, primitivo	São extrapulmonares e possuem a mesma característica da traqueia.
Brônquio lobar superior do pulmão direito	Gr) *Bronchos* = mole, úmido, de (Gr) *brechein* = amolecer, umedecer (Gr) *Lobos* = lobo, saliência arredondada (L) *Superior*, comparativo de (L) *superus* = em cima, sobre (L) *Pulmo* = pulmão, bofe	Os brônquios lobares ventilam os respectivos lobos pulmonares.
Brônquio lobar médio do pulmão direito	(Gr) *Bronchos* = mole, úmido, de (Gr) *brechein* = amolecer, umedecer (Gr) *Lobos* = lobo, saliência arredondada (L) *Medium* = meio, centro (L) *Pulmo* = pulmão, bofe	
Brônquio lobar inferior do pulmão direito	(Gr) *Bronchos* = mole, úmido, de (Gr) *brechein* = amolecer, umedecer (Gr) *Lobos* = lobo, saliência arredondada (L) *Inferior* = mais abaixo, comparativo de (L) *inferus* = abaixo (L) *Pulmo* = pulmão, bofe	

ESTRUTURA ANATÔMICA	ETIMOLOGIA	CARACTERÍSTICAS/CURIOSIDADES
Brônquio lobar superior do pulmão esquerdo	(Gr) *Bronchos* = mole, úmido, de (Gr) *brechein* = amolecer, umedecer (Gr) *Lobos* = lobo, saliência arredondada (L) *Superior*, comparativo de (L) *superus* = em cima, sobre (L) *Pulmo* = pulmão, bofe	
Brônquio lobar inferior do pulmão esquerdo	(Gr) *Bronchos* = mole, úmido, de (Gr) *brechein* = amolecer, umedecer (Gr) *Lobos* = lobo, saliência arredondada (L) *Inferior* = mais abaixo, comparativo de (L) *inferus* = abaixo (L) *Pulmo* = pulmão, bofe	
Brônquio segmentar	(Gr) *Bronchos* = mole, úmido, de (Gr) *brechein* = amolecer, umedecer (L) *Segmentum* = parte, pedaço, fatia	Os brônquios segmentares ventilam uma parte do parênquima pulmonar denominado segmento broncopulmonar. O pulmão direito possui 10 segmentos broncopulmonares enquanto o esquerdo possui 9.
8. Pulmões	(L) *Pulmo* = pulmão, bofe	O pulmão direito é pouco menor em comprimento quando comparado ao esquerdo, pois se apoia indiretamente sobre a cúpula diafragmática direita que é mais elevada. O pulmão esquerdo é menor na extensão lateral, pois possui a incisura cardíaca que tem relação indireta com o ápice do coração.
Lobo superior do pulmão direito	(Gr) *Lobos* = lobo, saliência arredondada (L) *Superior*, comparativo de (L) *superus* = em cima, sobre (L) *Pulmo* = pulmão, bofe	
Lobo médio do pulmão direito	(Gr) *Lobos* = lobo, saliência arredondada (L) *Medium* = meio, centro (L) *Pulmo* = pulmão, bofe	
Lobo inferior do pulmão direito	(Gr) *Lobos* = lobo, saliência arredondada (L) *Inferior* = mais abaixo, comparativo de (L) *inferus* = abaixo (L) *Pulmo* = pulmão, bofe	
Fissura oblíqua do pulmão direito	(L) *Fissum* = fenda ou (L) *fissus* = fendido, de (L) *findere* = fender (L) *Obliquus* = oblíquo, torto (L) *Pulmo* = pulmão, bofe	As fissuras são formadas pela invaginação da pleura visceral ou pulmonar.
Fissura horizontal	(L) *Fissum* = fenda ou (L) *fissus* = fendido, de (L) *findere* = fender (Gr) *Horizontos* = linha que limita a região terrestre visível	
Lobo superior do pulmão esquerdo	(Gr) *Lobos* = lobo, saliência arredondada (L) *Superior*, comparativo de (L) *superus* = em cima, sobre (L) *Pulmo* = pulmão, bofe	
Lobo inferior do pulmão esquerdo	(Gr) *Lobos* = lobo, saliência arredondada (L) *Inferior* = mais abaixo, comparativo de (L) *inferus* = abaixo (L) *Pulmo* = pulmão, bofe	
Língula pulmonar	(L) *Lingula*, diminutivo de (L) *lingua* = língua, fala (L) *Pulmo* = pulmão, bofe	
Fissura oblíqua do pulmão esquerdo	(L) *Fissum* = fenda ou (L) *fissus* = fendido, de (L) *findere* = fender (L) *Obliquus* = oblíquo, torto (L) *Pulmo* = pulmão, bofe	

ESTRUTURA ANATÔMICA	ETIMOLOGIA	CARACTERÍSTICAS/CURIOSIDADES
Artéria pulmonar	(L) *Arteria* = artéria, de (Gr) *aér* = ar e (Gr) *térion* = conducto, de (Gr) *tereo* = eu levo, eu contenho (L) *Pulmo* = pulmão, bofe	
Veias pulmonares	(L) *Vena* = veio, filão	São denominadas veias pulmonares superiores e inferiores direitas e esquerdas.
9. Pleura	(L) *Pulmo* = pulmão, bofe	
Pleura visceral ou pulmonar	(Gr) *Pleurón* = costela (Gr) *Pleurón* = costela (L) *Visceralis* = relativo às vísceras, de (L) *viscus* = víscera	
Pleura parietal	(Gr) *Pleurón* = costela (L) *Parietalis* = relativo à parede, de (L) *paries* = parede	A pleura parietal é dividida em quatro partes: cervical (ou cúpula pleural), costal, diafragmática e mediastinal.
Cavidade pleural	(L) *Cavitas* = cavidade, escavação. (Gr) *Pleurón* = costela.	

EXERCÍCIOS DE AUTOAVALIAÇÃO

1. Marque uma resposta nas questões a seguir.
   1.1. Órgão que possui uma porção cervical e uma porção torácica e que está localizado inferiormente à laringe:
      a) Faringe
      b) Traqueia
      c) Brônquio principal
      d) Brônquio lobar
      e) Pulmão
   1.2. Assinale a alternativa incorreta:
      a) É na face costal do pulmão que observamos uma abertura denominada hilo pulmonar
      b) O pulmão direito possui três brônquios lobares
      c) A traqueia divide-se em dois brônquios principais: direito e esquerdo
      d) O brônquio principal esquerdo é mais longo e possui menor diâmetro que o brônquio principal direito
      e) Duas veias pulmonares deixam o órgão contendo sangue arterial
   1.3. A cavidade nasal possui três divisões:
      a) Vestíbulo – porção condutora – porção respiratória
      b) Ventrículo – porção vestibular – porção respiratória
      c) Vestíbulo – porção glótica – porção olfatória
      d) Ventrículo – porção olfatória – porção respiratória
      e) Vestíbulo – porção respiratória – porção olfatória
   1.4. Não representa uma característica do pulmão direito:
      a) Presença de três lobos e três brônquios lobares
      b) Possui as fissuras oblíqua e horizontal
      c) É revestido pela pleura visceral
      d) Possui a língula pulmonar
      e) Sua face mediastinal possui o hilo pulmonar
   1.5. Assinale a alternativa incorreta:
      a) Parte da pleura parietal reveste a face superior do músculo diafragma
      b) A cavidade pleural é o espaço entre as pleuras visceral e pulmonar
      c) O principal recesso pleural é chamado costodiafragmático
      d) As cavidades pleuropulmonares são revestidas pela pleura parietal
      e) Os recessos pleurais permitem a expansão dos pulmões durante a inspiração
2. Leia o texto a seguir e complete as frases.
   O ar inspirado a partir das narinas atinge o .... da cavidade nasal e, após atravessar sua porção respiratória, passa por duas aberturas denominadas .... até atingir a nasofaringe. Dessa divisão da faringe, passa à .... e à laringofaringe. Posteriormente, o ar entra pela laringe através do .... fechado durante a deglutição pela epiglote. Na laringe, o ar passa inicialmente pelo vestíbulo, pela glote e mais inferiormente pela .... A laringe se continua inferiormente com a .... e esta se divide em brônquios .... direito e esquerdo. No interior dos pulmões, os brônquios lobares se dividem em brônquios ...., e estes em bronquíolos e finalmente nos bronquíolos ....

Responda às questões a seguir

1. Qual a função das conchas nasais no interior das cavidades nasais?
2. Explique as principais diferenças entre o pulmão direito e esquerdo.
3. Pesquise quais são as divisões da pleura parietal e o que é o pneumotórax.
4. Cite quais são as faces e margens dos pulmões.
5. Defina ligamento pulmonar e sua importância.

REFERÊNCIAS

1. Chevrel, J.P.; Guéraud, J.P.; Lévy, J.B. (2003) Anatomia Geral. 7ª ed. Rio de Janeiro: Editora Guanabara Koogan.
2. Cotran R.S.; Kumar, V.; Collins, T. (1999) Robbin's Pathologic Basis of Disease. 6ª ed. Filadélfia: Saunders.
3. Fernandes, G.J.M. (1999) Eponímia e Etimologia. São Paulo: Editora Plêiade.
4. Gardner, E.; Gray, D.J.; O'Rahilly, R. (1978) Anatomia: estudo regional do corpo humano. 4ª ed. Rio de Janeiro: Editora Guanabara Koogan.
5. Gray's Anatomia. (2011) A base anatômica da prática clínica. 40a ed. Rio de Janeiro: Editora Elsevier.
6. Lippert, H.; Herbold, D.; Lippert-Burmester, W. (2005) Anatomia. Texto e atlas. 7ª ed. Rio de Janeiro: Editora Guanabara Koogan.
7. Moore, K.L.; Dalley, A.F.; Agur, A.M.R. (2010) Anatomia orientada para a clínica. 6ª ed. Rio de Janeiro: Editora Guanabara Koogan.
8. Sociedade Brasileira de Anatomia. (2001) Terminologia anatômica. São Paulo: Editora Manole.
9. Spence, A.P. (1991) Anatomia Humana Básica. 2ª ed. Barueri: Editora Manole.
10. Stedman's Medical Dictionary. (2006) 28ª ed. Baltimore: Lippincott Williams & Wilkins.
11. Tirapelli, L.F. (2008) Bases morfológicas do corpo Humano. Rio de Janeiro: Editora Guanabara Koogan.

Capítulo 8

Sistema Digestório

Objetivo Geral

Ao final deste capítulo, todos deverão conhecer os órgãos que constituem o sistema digestório, sua divisão em trato gastrointestinal (= canal alimentar) e suas glândulas anexas, assim como as principais características que diferenciam uma víscera oca de uma víscera maciça nesse sistema.

1. Generalidades

Classicamente, o sistema digestório pode ser dividido em um trato gastrointestinal ou canal alimentar (1) e em um conjunto de glândulas (2) que liberam suas secreções exócrinas ao longo da luz do canal alimentar. Esse último consiste em um longo tubo muscular e membranáceo com cerca de 10 metros de comprimento nos adultos. O trato gastrointestinal é formado por vísceras ocas, com a presença de uma luz central por onde percorre o alimento e também o local de abertura dos ductos das glândulas anexas associadas a esse sistema. Basicamente, o trato gastrointestinal estende-se da cavidade oral até o ânus (Figura 8.1), percorrendo alguns segmentos do corpo humano: cabeça, pescoço, tórax, abdome e pelve.

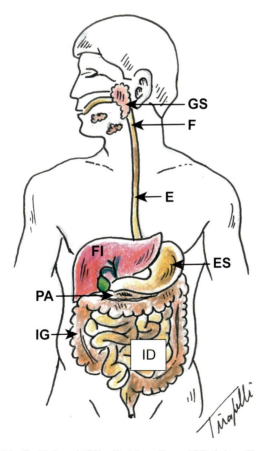

FIGURA 8.1 Visão geral do sistema digestório. Cavidade oral (CO); glândulas salivares (GS); faringe (F); esôfago (E); estômago (ES); intestino delgado (ID); intestino grosso (IG); pâncreas (PA) e fígado (FI).

O sistema digestório consiste em um conjunto de órgãos responsáveis pela ingestão de alimentos e/ou líquidos. O alimento ainda passa pelas etapas da mastigação, deglutição, digestão e absorção, com a eliminação dos resíduos não absorvidos pelas fezes. A digestão proporciona que grandes moléculas sejam decompostas em partículas menores, a fim de que possam ser absorvidas pelas células do corpo humano. Esse processo envolve a secreção de uma série de substâncias, como muco, água, enzimas e hormônios, que são misturadas ao bolo alimentar para a formação do quimo e do quilo. As contrações da musculatura lisa do trato gastrointestinal, por meio das ondas peristálticas, ondas de mistura e dos movimentos de segmentação, são responsáveis pelo deslocamento do alimento ao longo das suas vísceras ocas ou tubulares, como o esôfago, o estômago e os intestinos delgado e grosso.

A seguir, serão apresentadas as principais estruturas anatômicas constituintes das duas divisões do sistema digestório: (1) o trato gastrointestinal ou canal alimentar e (2) as glândulas anexas. Ressaltamos, neste momento, que a descrição detalhada dessas estruturas deve ser consultada em um livro texto específico e não representa o objetivo principal dessa obra.

Assim, são órgãos que constituem o (1) trato gastrointestinal: (1a) boca ou cavidade oral; (1b) faringe; (1c) esôfago; (1d) estômago; (1e) intestino delgado (duodeno, jejuno e íleo) e (1f) intestino grosso (ceco, colo ascendente, colo transverso, colo descendente, colo sigmoide, reto, canal anal e ânus). As glândulas anexas do sistema digestório (2) incluem: (2a) as glândulas salivares maiores (parótidas, submandibulares e sublinguais) e menores (labiais, palatinas e bucais), que se abrem na cavidade oral; (2b) o fígado e (2c) o pâncreas, com suas respectivas secreções liberadas na segunda porção do duodeno.

2. Cavidade Oral e Glândulas Salivares

A cavidade oral, ou boca, localizada na face, é limitada anteriormente por uma fenda, a rima bucal ou oral, entre os lábios superior e inferior. Continua-se posteriormente com a faringe através de uma passagem estreita, denominada istmo das fauces (Figura 8.2) ou istmo da garganta (entre os arcos palatoglossos lateralmente, a úvula superiomente e a língua inferiormente). A cavidade oral é dividida em vestíbulo e cavidade oral propriamente dita e possui estruturas importantes internamente, como as gengivas, os dentes e a língua (com função gustativa), que desempenham as funções de mastigação e início da deglutição (Figuras 8.3 e 8.4).

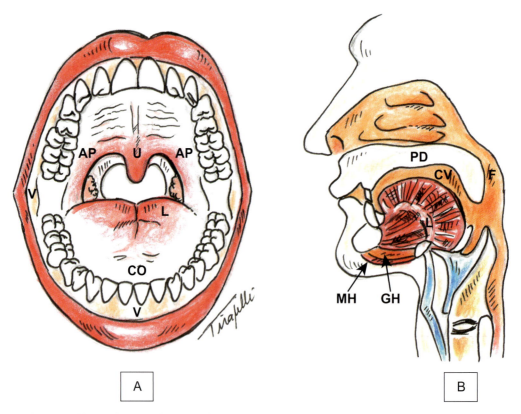

FIGURA 8.2 Limites da cavidade oral. Em A, visão da cavidade oral propriamente dita (CO) e do vestíbulo (V) a partir da abertura da rima oral (anteriormente). Observamos a presença dos arcos palatoglossos (AP), do músculo da úvula (U) e da língua (L), delimitando o istmo das fauces. Em B, observar em corte sagital mediano o palato duro (PD) e o assoalho oral, formado pelo m. milo-hióideo (MH) e pelo músculo geni-hióideo (GH). Língua (L); cavidade oral (CV); e faringe (F).

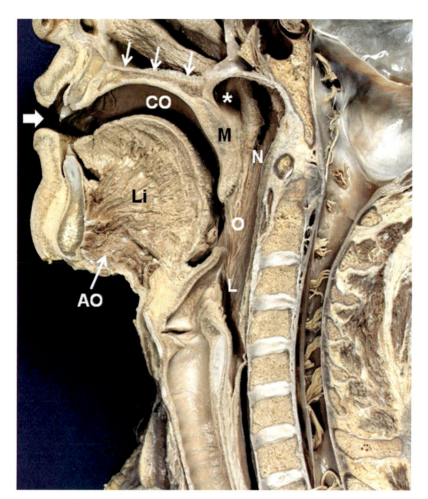

FIGURA 8.3 Detalhe da cavidade oral (CO) e alguns dos seus limites após corte sagital mediano da cabeça: a rima oral (seta branca espessa), anteriormente, o assoalho oral (AO) muscular inferiormente e, o palato duro (setas brancas delgadas) e palato mole (M) superiormente. Observar também as três divisões da faringe: nasofaringe (N), orofaringe (O) e laringofaringe (L). Língua (Li), óstio faríngeo da tuba auditiva (*).

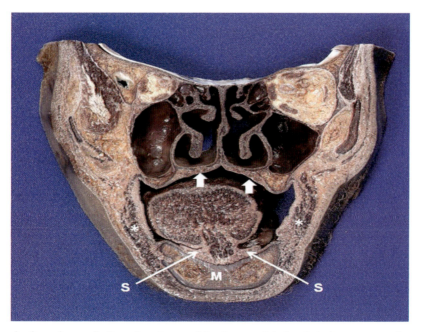

FIGURA 8.4 Cavidade oral e alguns dos seus limites após corte coronal da cabeça: o palato duro (setas brancas espessas) superiormente e as bochechas constituídas principalmente pelos músculos bucinadores (*), lateralmente. Observar também no assoalho oral as glândulas salivares sublinguais (S). Mandíbula (M).

Nas regiões do vestíbulo e na cavidade oral propriamente dita, se abrem os ductos das glândulas salivares que são responsáveis pela produção de 1,0 a 1,5 L de saliva diariamente. A saliva possui importante função no umedecimento, dissolução e lubrificação do alimento ingerido, além de iniciar a degradação de carboidratos (ação da enzima ptialina) e de prevenir infecções bacterianas.

As glândulas salivares podem ser classificadas em glândulas menores, localizadas na língua, palato, bochechas e lábios; e em três pares de glândulas salivares maiores que incluem as glândulas parótidas (localizadas inferoanteriormente ao pavilhão auditivo), submandibulares (abaixo e profundamente ao corpo da mandíbula) e sublinguais (profundamente à mucosa do assoalho oral) (Figuras 8.4 a 8.7). O ducto parotídeo, que é único, se abre no vestíbulo da cavidade oral, próximo ao segundo dente molar superior; o ducto da glândula submandibular se abre na carúncula sublingual, lateralmente ao frênulo da língua; enquanto a glândula sublingual possui vários e pequenos ductos que liberam sua secreção no assoalho oral, ao longo da prega sublingual.

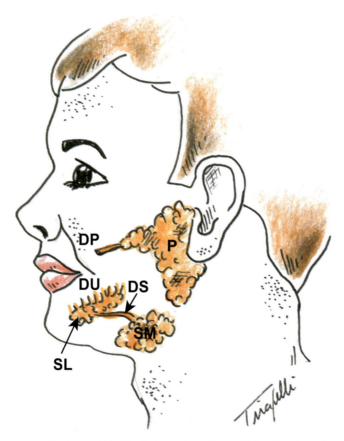

FIGURA 8.5 Glândulas salivares maiores. Glândula parótida (P); glândula submandibular (SM) e glândula sublingual (SL). Notar que o ducto parotídeo (DP) e o ducto submandibular (DS) são únicos, enquanto a glândula sublingual possui diversos pequenos ductos (DU).

Sistema Digestório **Capítulo | 8** 229

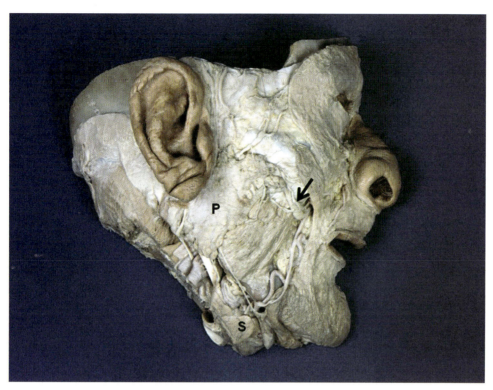

FIGURA 8.6 Plano superficial da face com a indicação das glândulas salivares: parótida (P) e submandibular (S). Observar o ducto da glândula parótida (seta).

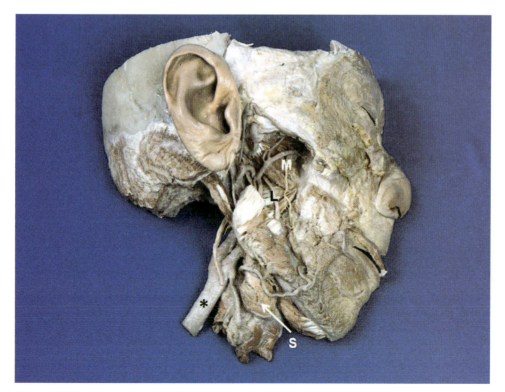

FIGURA 8.7 Visão lateral direita da face mostrando a glândula salivar submandibular (S) e os músculos pterigóideos lateral (L) e medial (M) da mastigação. Artéria carótida comum direita (*).

230 Anatomia Sistêmica

> **Aplicação Clínica 1**
>
> A **caxumba**, ou parotidite, envolve inflamação e inchaço característico das glândulas parótidas, frequentemente por meio de infecção viral. De início insidioso, geralmente afeta crianças, mas também pode acometer adultos, mesmo aqueles imunizados pela vacina tríplice viral. Além de dor na região; febre e dificuldade para deglutir; dor de cabeça e falta de apetite também são sintomas frequentes em pacientes com caxumba. No homem, o vírus pode afetar de forma associada os testículos e causar infertilidade.

3. Porção Supradiafragmática do Canal Alimentar

Em continuidade à cavidade oral (istmo das fauces), observamos a orofaringe (divisão média desse órgão). A faringe é um tubo muscular que permite tanto a passagem de ar (nasofaringe, sua divisão superior) como de alimento/líquido em direção à laringe ou esôfago, respectivamente. Assim, a paritr das fauces, o alimento é levado para a parte oral da faringe e inferiormente pela parte laríngea da faringe (laringofaringe ou hipofaringe) em direção ao esôfago, posterior à laringe (Figura 8.3).

> **Aplicação Clínica 2**
>
> As **tonsilas palatinas**, popularmente conhecidas como "amígdalas", podem encontrar-se inflamadas após infecção viral ou bacteriana. Frequentemente, indivíduos com **amigdalite** relatam sintomas como dor na região da garganta, com dificuldade para deglutir e presença de edema (inchaço), vermelhidão e placas esbranquiçadas nas tonsilas palatinas. Febre, dor de cabeça e mau hálito também podem estar presentes nessa condição. Apesar de possuir bom prognóstico após tratamento medicamentoso, em situações de reincidências pode ser necessário a extirpação cirúrgica das tonsilas – a amigdalectomia.

4. Esôfago

Na mucosa da faringe, observamos a presença de grupamentos de tecido linfático com função de defesa, denominados no conjunto de tonsilas. Elas se dispõem no teto da nasofaringe (tonsila faríngea, popularmente conhecida como adenoide), nas paredes laterais da nasofaringe (tonsilas tubáricas), nas paredes laterais da orofaringe (tonsilas palatinas, popularmente conhecidas como amígdalas) e na raiz da língua (tonsila lingual). Essas tonsilas se dispõem em formato de anel, o anel linfático de Waldeyer, e são responsáveis pelo combate à infecções que penetram pelas vias oral e nasal (Figuras 8.8 a 8.10). Anteriormente à raiz da língua está o dorso (seus 2/3 anteriores) onde se encontram as papilas gustativas (valadas, folhadas, fungiformes e filiformes) com receptores da gustação, com exceção das filiformes de função tátil (Figuras 8.8 e 8.9). O dorso da língua é separado da sua raiz pelo sulco terminal (Figura 8.10).

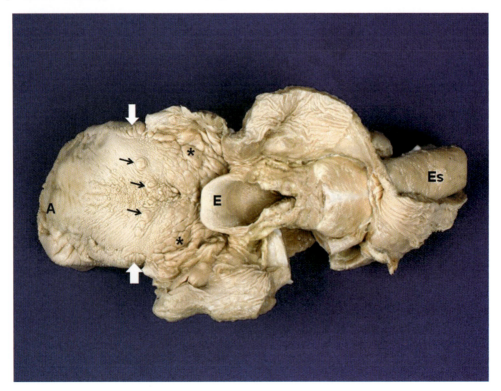

FIGURA 8.8 Visão superior (dorso e raiz da língua) com a identificação das papilas folhadas (setas brancas espessas) e das papilas valadas (setas pretas delgadas). Sobre a raiz da língua observar a tonsila lingual (*). Ápice da língua (A), epiglote (E), esôfago cervical (Es).

Sistema Digestório **Capítulo | 8** 231

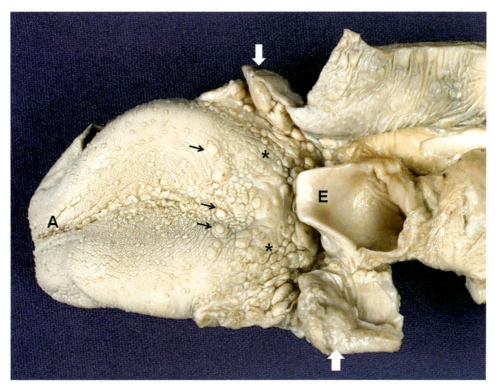

FIGURA 8.9 Ápice da língua (A) e visão do seu dorso e raiz, mostrando a presença das papilas valadas (setas pretas delgadas) e sobre sua raiz a presença da tonsila lingual (*). Làteroposteriormente a ela, as tonsilas palatinas ou amígdalas (setas brancas espessas). Epiglote (E).

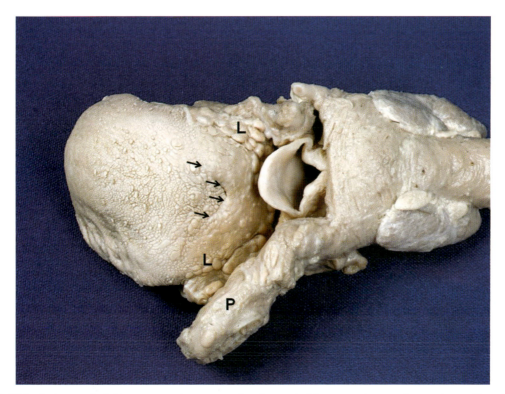

FIGURA 8.10 Visão do dorso e raiz da língua mostrando a presença do sulco terminal (setas pretas) separando essas duas regiões, além das tonsilas lingual (L) e palatina (P).

De trajeto relativamente longo (cerca de 25 cm), o esôfago se continua à parte laríngea ou inferior da faringe, com trajeto no pescoço e tórax medianamente e, após atravessar o hiato esofágico do músculo diafragma, chega ao abdome. Dessa maneira, o esôfago pode ser dividido em porções cervical, torácica e abdominal (Figuras 8.8, 8.11 a 8.14).

232 Anatomia Sistêmica

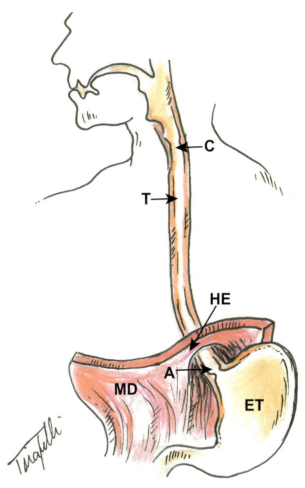

FIGURA 8.11 Divisões do esôfago: cervical (C); torácica (T) e abdominal (A). Hiato esofágico (HE); músculo diafragma (MD); e estômago (ET).

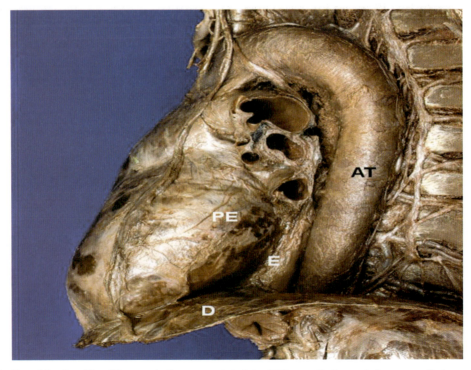

FIGURA 8.12 Porção torácica do esôfago (E) e sua relação com a aorta torácica (AT) no mediastino posterior e com a lâmina posterior do pericárdio (PE). Músculo dafragma (D).

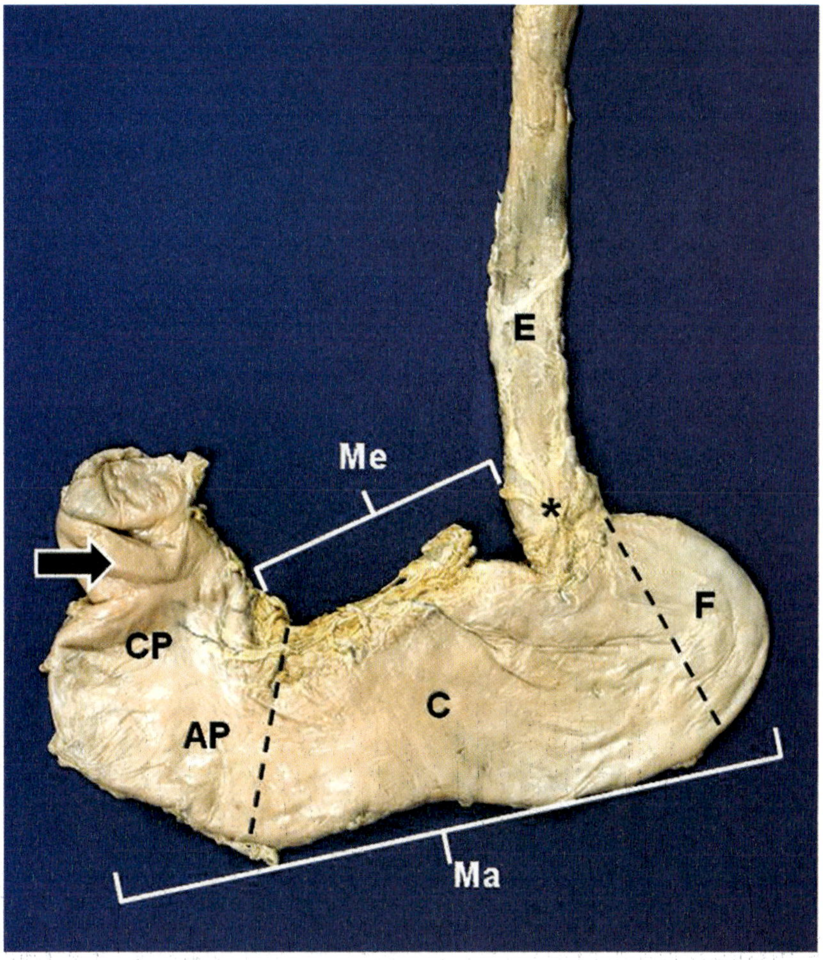

Sistema Digestório **Capítulo | 8** **233**

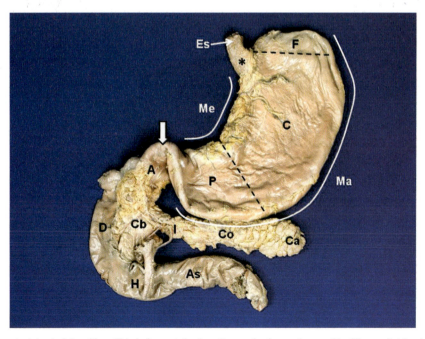

FIGURA 8.13 Porção torácica e abdominal do esôfago (E) e sua continuidade com o estômago através da região cárdica (*). Partes do estômago: fundo (F), corpo (C), antro pilórico (AP), canal pilórico (CP), piloro (seta preta), curvatura menor (Me) e curvatura maior (Ma).

FIGURA 8.14 Visão da parte abdominal do esôfago (Es), da face anterior do estômago, duodeno e pâncreas. Identificar as divisões do estômago: região cárdica (*), fundo (F), corpo (C), porção pilórica (P), piloro (seta branca), curvatura menor (Me) e curvatura maior (Ma); as divisões do duodeno: ampola (A) ou porção superior, porção descendente (D), porção horizontal (H) e porção ascendente (As) e; as divisões do pâncreas: cabeça (Cb), istmo (I), corpo (Co) e cauda (Ca).

5. Peritônio

Os órgãos infradiafragmáticos do sistema digestório, localizados na cavidade abdominopélvica, têm relações importantes com uma das membranas serosas do corpo humano, o peritônio. Diferentemente das outras duas lâminas serosas (pericárdio e pleura), o peritônio possui infiltrado de tecido adiposo e uma das suas funções é a reserva de energia (a gordura visceral). De forma geral, o peritônio é composto por uma lâmina parietal, que recobre a parede interna da cavidade abdominopélvica, e uma lâmina visceral, que reveste em maior ou menor extensão grande parte dos órgãos, os quais se encontram suspensos no interior dessa cavidade (Figura 8.15). Entre as lâminas do peritônio existe uma cavidade peritoneal, espaço virtual preenchido por pequena quantidade de líquido peritoneal responsável por evitar abrasão durante movimento das vísceras abdominais.

Dessa maneira, os órgãos abdominopélvicos podem ser classificados com base nas suas relações com o peritônio, como peritonizados (como o fígado, o baço e o estômago), parcialmente peritonizados (como os colos ascendente e descendente do intestino grosso) ou retroperitoneais, localizados posteriormente ao peritônio parietal da parede posterior da cavidade abdominal, tais como grande parte do duodeno e do pâncreas.

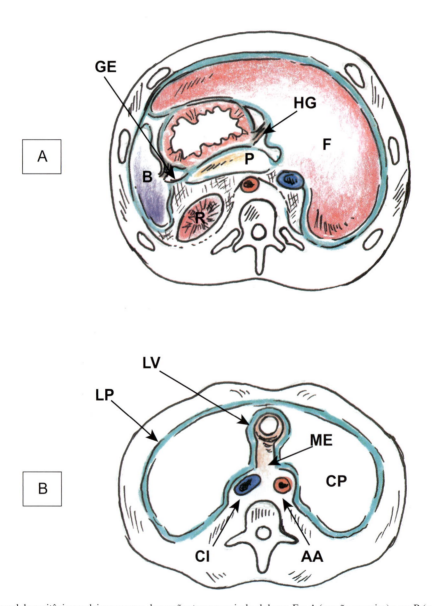

FIGURA 8.15 Visão geral do peritônio em dois esquemas de secções transversais do abdome. Em A (secção superior) e em B (secção inferior). Observar as lâminas parietal (LP) e visceral (LV) do peritônio e a cavidade peritoneal (CP). Em A, ligamento hepatogástrico (HG) do omento menor e o ligamento gastroesplênico (GE) do omento maior; em B, o mesentério (ME), baço (B), estômago (E), fígado (F), pâncreas (P), rim (R), aorta abdominal (AA) e veia cava inferior (CI).

No entanto, algumas formações peritoneais presentes no interior da cavidade abdominopélvica promovem conexão entre as vísceras ou à parede do abdome. Os omentos maior e menor, por exemplo, representam uma prega peritoneal dupla que faz conexão entre órgãos abdominais. Diferentemente dos omentos, os mesos são pregas peritoneais duplas que conectam órgãos à parede abdominal posterior, conferindo fixação e certa mobilidade. Além disso, contém vasos sanguíneos, linfáticos e nervos para suprimento dessas vísceras. São exemplos de mesos os mesocolos transverso e sigmoide e o mesentério (para a fixação das alças do jejuno e íleo) (Figuras 8.16 a 8.19).

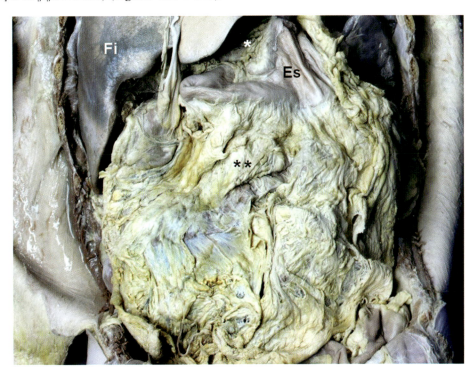

FIGURA 8.16 Visão anterior do ligamento hepatogástrico do omento menor (OMe) e do ligamento gastrocólico, o principal ligamento do omento maior (OMa) recobrindo as alças do jejuno e do íleo no interior da cavidade abdominal. Notar a gordura armazenada nessa prega de peritônio. Estômago (Es), fígado (Fi).

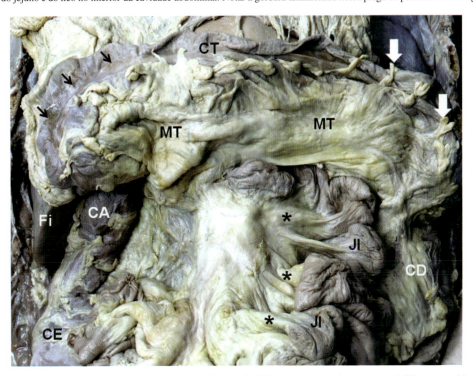

FIGURA 8.17 Visão anterior da cavidade abdominal com a identificação de dois mesos: mesocolotransverso (MT) e mesentério (*). Observar duas características do intestino grosso: tênia livre (setas pretas curtas) e apêndices omentais (setas brancas espessas). Divisões do intestino grosso: ceco (CE), colo ascendente (CA), colo transverso (CT) e colo descendente (CD). Fígado (Fi), jejuno e íleo (JI).

236 Anatomia Sistêmica

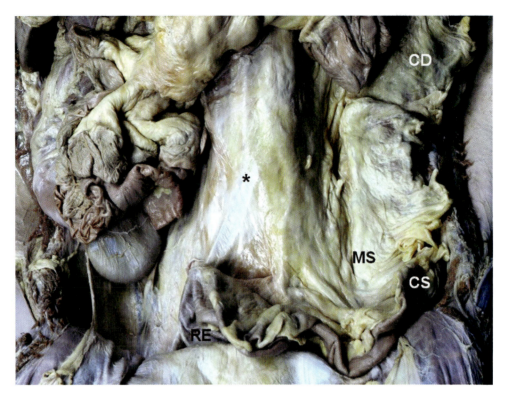

FIGURA 8.18 Visão anterior da parede posterior da cavidade peritoneal revestida pelo peritônio parietal (*) e a presença do mesocolosigmoide (MS). Colo descendente (CD), colo sigmoide (CS) e reto (RE).

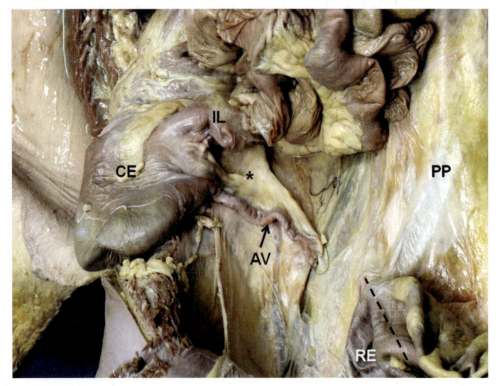

FIGURA 8.19 Detalhe da fossa ilíaca direita com a presença do ceco (CE), apêndice vermiforme (AV) e seu mesoapêndice (*) e a parte terminal do íleo (IL). Peritônio parietal (PP) revestindo a parede posterior da cavidade peritoneal. Reto (RE) e flexura retossigmoidea (pontilhado).

6. Porção Infradiafragmática do Canal Alimentar

A parte abdominal do esôfago é bem curta (cerca de 1,5 cm) e se abre no óstio cárdico do estômago. Localizado na região epigástrica, o estômago é uma porção dilatada do trato digestório. Normalmente possui a forma de "J" e tem como principal função a digestão de proteínas, a partir da mistura do bolo alimentar ao suco gástrico (muco, pepsina e ácido clorídrico), de modo que forme uma mistura pastosa denominada quimo.

Sendo um canal dilatado, o estômago possui duas aberturas: o óstio cárdico, na região proximal, e o óstio pilórico e seu esfíncter homônimo, encontrado na parte pilórica – região mais distal do estômago. Possui algumas divisões importantes, como: (1) o fundo gástrico, porção do estômago superior e à esquerda da cárdia; (2) o corpo; (3) a porção pilórica (dividida em antro e canal pilórico); além das (4) curvaturas maior e menor (Figuras 8.13, 8.14 e 8.16).

A parede interna do estômago é formada por diversas projeções rugosas do tecido gástrico, as pregas gástricas; que propiciam aumento da área de superfície de contato com o quimo, e são especialmente visíveis em um estômago vazio (Figura 8.20).

Possuindo entre 4 a 5 m de comprimento, o intestino delgado é um longo tubo do trato digestório que se estende do óstio pilórico do estômago até a válvula ileocecal no início do intestino grosso. Suas funções incluem parte da digestão, absorção dos nutrientes e secreção de muco, eletrólitos e água. Além disso, também recebe secreções oriundas do fígado e pâncreas.

O intestino delgado é dividido em duodeno, jejuno e íleo. O duodeno é a parte inicial, mais dilatada e com formato em "C"; essa estrutura em arco tem cerca de 25 cm e envolve a cabeça do pâncreas (Figura 8.21). Possui grande número de pregas na sua mucosa, com exceção de sua primeira divisão, a ampola (Figura 8.22). O duodeno é dividido em quatro porções, dos quais a sua segunda divisão, a sua porção descendente, é a mais importante, pois nela se abrem as papilas maior (Figura 8.23) e menor do duodeno. A papila duodenal maior recebe a confluência dos ductos provenientes da vesícula biliar (ducto colédoco) e do pâncreas (ducto pancreático principal), enquanto a menor recebe a abertura do ducto pancreático acessório. O duodeno possui na região terminal a flexura duodenojejunal. Esta representa a transição entre duodeno e jejuno (Figuras 8.14 e 8.21).

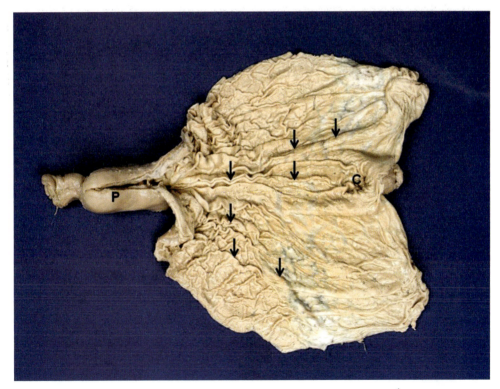

FIGURA 8.20 Visão da mucosa gástrica com a identificação das pregas gástricas (setas). Óstio cárdico (C) e válvula pilórica (P).

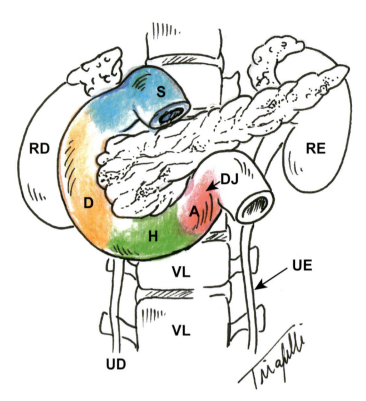

FIGURA 8.21 Representação esquemática do duodeno com suas quatro divisões: superior ou bulbo (S); descendente (D); horizontal (H) e ascendente (A). Flexura duodenojejunal (DJ); pâncreas (P); rim direito (RD) e esquerdo (RE); ureter direito (UD) e esquerdo (UE); e vértebras lombares (VL).

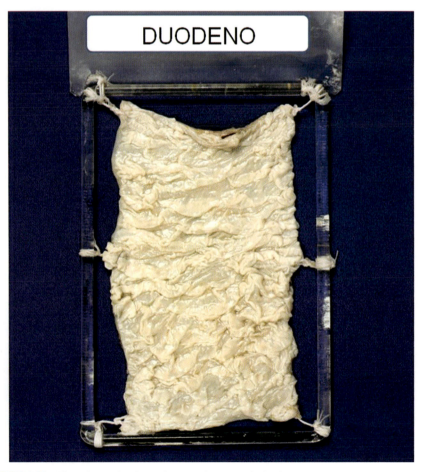

FIGURA 8.22 Visão do grande número de pregas da mucosa do duodeno.

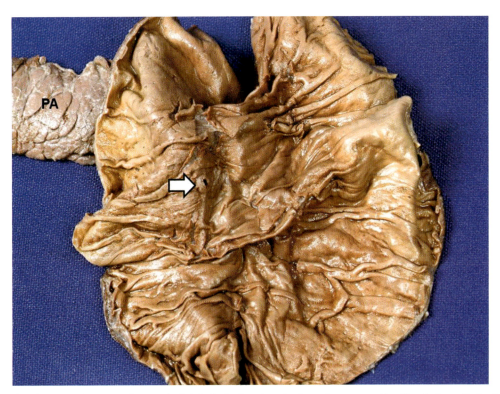

FIGURA 8.23 Visão das pregas da mucosa da segunda divisão do duodeno (porção descendente) com a identificação da papila duodenal maior (seta) e do seu óstio. Pâncreas (PA).

O jejuno e íleo correspondem aos segmentos distais do intestino delgado e, devido a sua similaridade estrutural, são normalmente estudados em conjunto. O jejuno apresenta maior diâmetro, maior número de pregas na sua mucosa e diferenças quanto à disposição das artérias que irrigam o órgão, quando comparado ao íleo (Figuras 8.17, 8.22 a 8.28). Este, por outro lado, possui placas de tecido linfático (placas de Peyer) na sua mucosa (Figura 8.29), é mais longo e se abre no óstio ileocecal, abertura localizada entre o ceco e o colo ascendente do intestino grosso e circundada por um lábio ileocecal (Figura 8.30).

Tendo em vista que o fígado e o pâncreas são glândulas anexas ao sistema digestório e intimamente associadas ao intestino delgado, sua breve descrição ocorrerá a seguir.

240 Anatomia Sistêmica

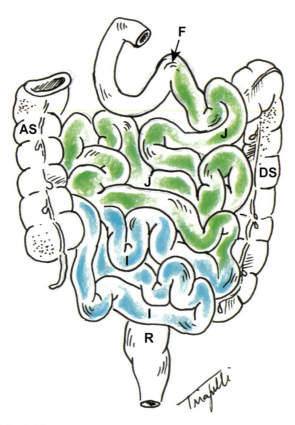

FIGURA 8.24 Representação esquemática do jejuno (J) e íleo (I). Flexura duodenojejunal (F); colo ascendente (AS) e descendente (DS) do intestino grosso; e reto (R).

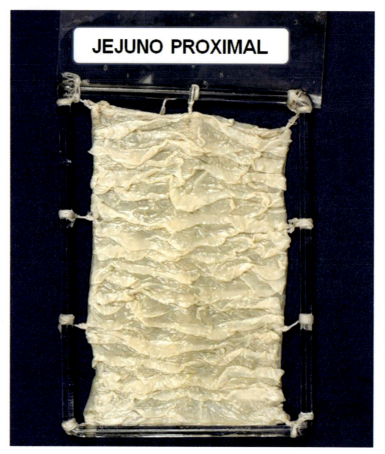

FIGURA 8.25 Visão do grande número de pregas da mucosa da região proximal do jejuno.

Sistema Digestório **Capítulo | 8** 241

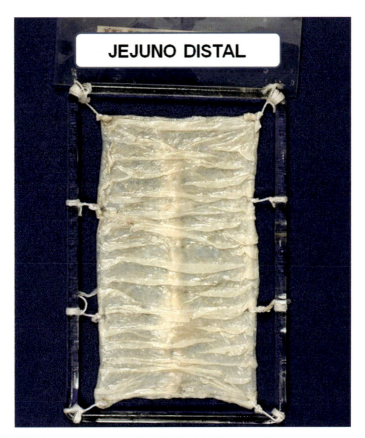

FIGURA 8.26 Visão das pregas da mucosa da região distal do jejuno, em número pouco menor que da sua região proximal.

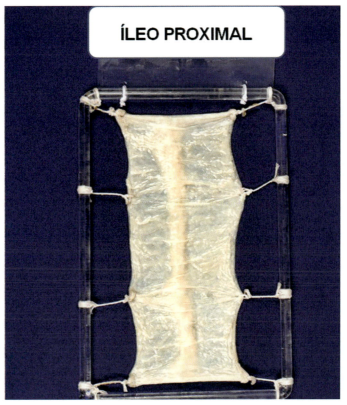

FIGURA 8.27 Visão das pregas da mucosa da região proximal do íleo.

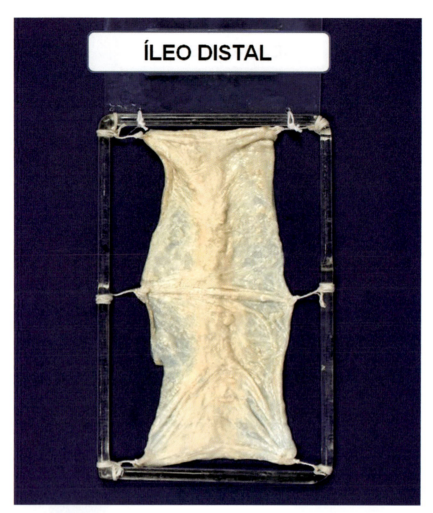

FIGURA 8.28   Visão do pequeno número de pregas da mucosa da região distal do íleo.

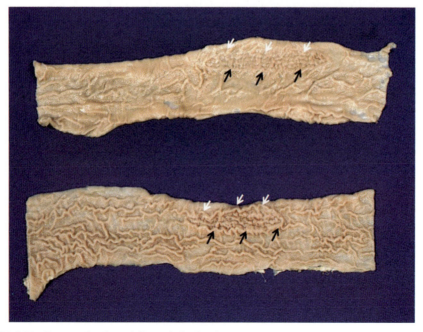

FIGURA 8.29   Presença das placas de Peyer, indicada pelas setas (tecido linfático), na mucosa do íleo.

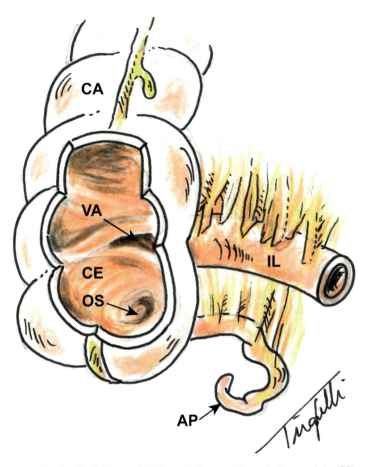

FIGURA 8.30 Representação esquemática da válvula ileocecal (VA). Apêndice vermiforme (AP) e seu óstio (OS); ceco (CE); colo ascendente (CA); e íleo (IL).

O fígado está localizado no hipocôndrio direito e região epigástrica, logo abaixo do diafragma (Figuras 8.16 e 8.31) e protegido pelos últimos pares de costelas. É a maior víscera ou órgão maciço do corpo, podendo pesar em torno de 1,5 kg. Suas funções envolvem desde a produção da bile, armazenamento de glicogênio, interconversão de nutrientes e síntese de diversas substâncias (como proteínas do sangue e fatores de coagulação), e até participação em mecanismos de defesa do corpo, como na detoxificação de substâncias e na fagocitose de células envelhecidas.

Duas faces podem ser observadas no órgão. A face diafragmática (Figuras 8.32 e 8.33) do fígado, superior, é lisa e ligeiramente convexa e nela são observados os lobos direito e esquerdo do órgão, separados por uma prega peritoneal, o ligamento falciforme (Figura 8.32).

Por outro lado, a face visceral do fígado, inferior, se relaciona com diversos órgãos abdominais, cujas impressões podem ser inclusive observadas nessa face. Nela são identificados os lobos direito, esquerdo, quadrado e caudado, assim como uma abertura natural, o hilo hepático, local atravessado pelos elementos do pedículo hepático (artérias hepáticas direita e esquerda, veia porta, ductos hepáticos direito e esquerdo, além de vasos linfáticos e nervos) (Figuras 8.34 e 8.35).

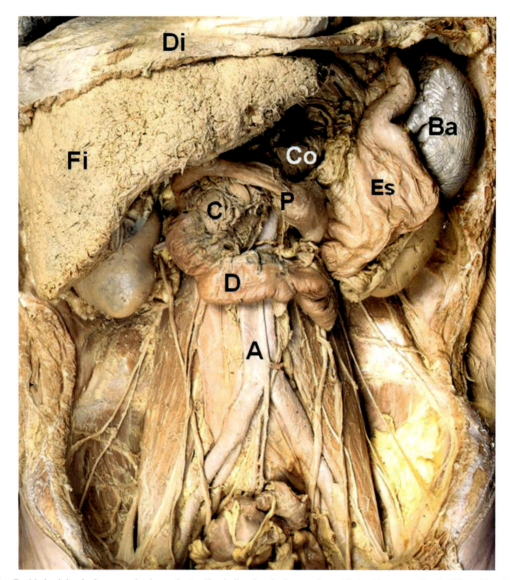

FIGURA 8.31 Cavidade abdominal mostrando alguns órgãos "in situ" após rebatimento do peritônio. Observar o fígado (Fi) no hipocôndrio esquerdo, logo abaixo do diafrgama (Di), além do piloro (P), duodeno (D), baço (Ba), estômago (Es) e cabeça (C) e corpo (Co) do pâncreas. Aorta abdominal (A).

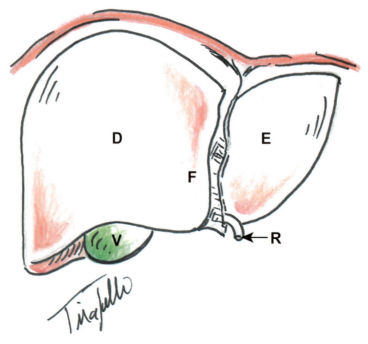

FIGURA 8.32 Esquema mostrando a face diafragmática do fígado com seus lobos direito (D) e esquerdo (E). Ligamento falciforme (F); ligamento redondo do fígado (R); músculo diafragma (MD); e vesícula biliar (V).

Sistema Digestório **Capítulo | 8** 245

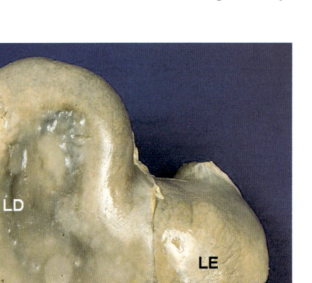

FIGURA 8.33 Visão da face diafragmática do fígado mostrando seus lobos anatômicos direito (LD) e esquerdo (LE).

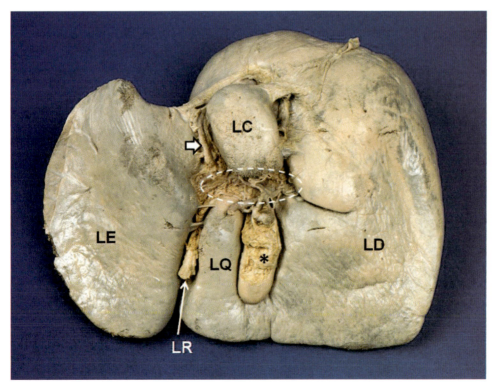

FIGURA 8.34 Visão da face visceral do fígado com a identificação dos seus quatro lobos anatômicos: direito (LD), esquerdo (LE), quadrado (LQ) e caudado (LC). Também são observados os ligamentos redondo do fígado (LR) e venoso do fígado (seta branca), além do hilo hepático ou "porta do fígado", circundado pelo tracejado e a vesícula biliar (*).

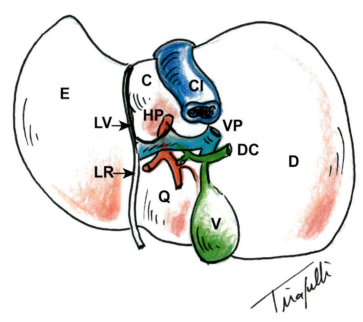

FIGURA 8.35 Esquema mostrando a face visceral do fígado com seus lobos direito (D), esquerdo (E), quadrado (Q) e caudado (C). Ligamento redondo do fígado (LR); ligamento venoso do fígado (LV); veia cava inferior (CI); vesícula biliar (V). Observar os principais elementos do pedículo hepático: veia porta (VP); artéria hepática própria (HP) e ducto colédoco (DC).

Outros ligamentos também são observados no órgão, como o ligamento redondo do fígado, cordão fibroso que se encontra na margem livre do ligamento falciforme, e reflete o resquício da veia umbilical na circulação fetal, degenerada após o nascimento; assim como os ligamentos coronários direito e esquerdo e suas margens livres, respectivamente, os ligamentos triangulares direito e esquerdo, que os conectam ao diafragma (Figura 8.32).

> **Aplicação Clínica 3**
>
> **Cirrose hepática** é uma manifestação progressiva de várias doenças crônicas do fígado e pode ser evidenciada pela substituição do tecido hepático por fibrose (tecido cicatricial) e pela formação de nódulos, frequentemente acompanhados por necrose tecidual. Tal condição clínica pode gerar a insuficiência hepática e sintomas associados como fraqueza, emagrecimento, hemorragias diversas e edema, entre outros. Os indivíduos alcoólatras, portadores das várias formas de hepatite ou com outras doenças associadas estão mais propensos a desenvolver a doença.

A vesícula biliar (Figuras 8.34 e 8.35) é um órgão muscular em forma de saco ou pera, localizado na face visceral do fígado entre o lobo quadrado e direito, em uma depressão denominada fossa da vesícula biliar. Suas funções incluem armazenar e concentrar cerca de 40 a 70 mL de bile, que é produzida continuamente pelo fígado. Seu ducto, o ducto cístico, se une ao ducto hepático comum (formado pela junção dos ductos hepáticos direito e esquerdo a partir do fígado) para formar o ducto colédoco, a via biliar de maior comprimento. O ducto colédoco, em direção à parte descendente do duodeno, se une ao ducto pancreático principal, para formar uma dilatação - a ampola hepatopancreática, que libera a bile no duodeno por meio da papila maior do duodeno (Figuras 8.23 e 8.36). Esse processo de secreção da bile a partir da vesícula biliar é dependente da liberação de hormônios e da abertura da papila maior do duodeno. Assim, o ducto cístico pode levar a bile da vesícula em direção ao ducto colédoco ou deste para a própria vesícula biliar.

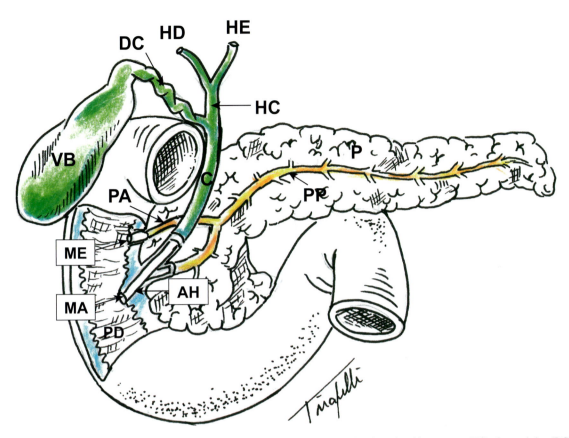

FIGURA 8.36 Vias biliares extra-hepáticas. Ducto hepático direito (HD) e esquerdo (HE); ducto hepático comum (HC); ducto cístico (DC); ducto colédoco (C); ducto pancreático principal (PP) e acessório (PA); ampola hepatopancreática (AH); papila duodenal maior (MA) e menor (ME); porção descendente do duodeno (PD); pâncreas (P); e vesícula biliar (VB).

Aplicação Clínica 4

A formação de cristais de colesterol ou de bilirrubina de diversos tamanhos no interior da vesícula biliar, ou **colelitíase**, pode levar à obstrução dos ductos cístico e/ou colédoco. Esses cálculos são mais comuns em mulheres, idosos e em indivíduos que sofreram grande perda de peso. Os indivíduos acometidos pela colelitíase reportam dor súbita no abdome, dor referida para o dorso e ombro direito, além de icterícia, e o tratamento pode ser medicamentoso ou cirúrgico.

O pâncreas é um órgão quase totalmente retroperitoneal que se encontra posteriormente ao estômago e que se estende de forma ligeiramente transversal desde o duodeno até o baço (Figuras 8.14 e 8.31). Possui uma porção endócrina e outra exócrina, essa última responsável pela produção do suco pancreático – líquido, rico em enzimas que atuam na digestão das proteínas, lipídios e carboidratos.

A cabeça do pâncreas representa sua parte dilatada e envolvida pelo duodeno. Desta parte é visível uma extremidade projetada inferiormente denominada processo uncinado do pâncreas. Também da cabeça e em direção lateral esquerda projeta-se o colo do pâncreas, seu corpo e sua cauda (Figuras 8.14 e 8.37).

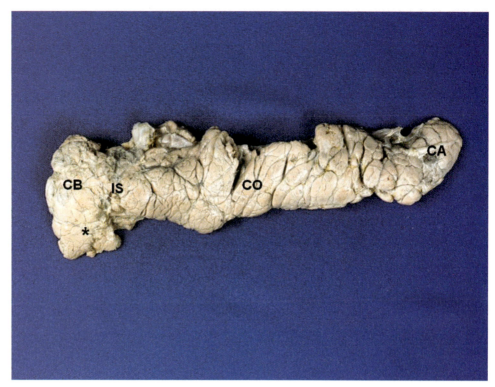

FIGURA 8.37 Visão da face anterior do pâncreas e suas divisões: cabeça (CB) e seu processo uncinado (*), istmo ou colo (IS), corpo (CO) e cauda (CA).

O ducto pancreático principal acompanha o formato do pâncreas a partir de seu início na cauda do pâncreas e, após girar inferiormente ao adentrar na cabeça do pâncreas, une-se ao ducto colédoco para formar a ampola hepatopancreática. Há ainda um ducto pancreático acessório, que comumente se abre na papila menor do duodeno (Figura 8.36).

O intestino grosso representa a porção terminal do canal alimentar. Estendendo-se da junção ileocecal até o ânus, essa estrutura tubular de 1,5 m promove a absorção de água e eletrólitos, eliminação de resíduos e continência fecal.

Além de seu maior diâmetro, o intestino grosso em geral demonstra outras características estruturais distintas daquelas do intestino delgado. As tênias do colo estão presentes externamente no intestino grosso e representam a condensação da musculatura lisa longitudinal em três bandas estreitas. Como essas tênias (Figura 8.17) são mais curtas que as lâminas do intestino delgado, elas produzem saculações em série nesse intestino denominadas haustros ou boceladuras. Além disso, acúmulos de gordura em forma de pequenas bolsas no peritônio que recobre o intestino grosso formam os apêndices omentais (Figura 8.17). O intestino grosso é composto por várias partes. A parte inicial é denominada ceco (Figuras 8.17 e 8.19), uma saculação de fundo cego localizada na fossa ilíaca direita, inferiormente ao óstio ileocecal. Do ceco projeta-se o apêndice vermiforme (Figura 8.19) a partir do óstio do apêndice vermiforme. Essa pequena estrutura tubular de fundo cego é rica em tecido linfático.

Aplicação Clínica 5

Apendicite é uma inflamação aguda do apêndice vermiforme associada à hiperplasia do tecido linfático que decorre de obstrução do apêndice, geralmente por gordura ou fezes, ou por infecção viral. Mais comum em adolescentes e jovens, a doença é caracterizada por intensa dor na região inferior direita do abdome e, se não tratada, pode causar rompimento do órgão e consequente peritonite. O tratamento cirúrgico consiste na remoção do apêndice vermiforme.

Dica 1

Os movimentos que ocorrem no intestino grosso são mais lentos do que os do intestino delgado a fim de propiciar adequada conversão do quilo em fezes. Normalmente, são necessárias entre 15 a 24 horas para que aproximadamente 1,5 L de quilo seja transformado em apenas 80 a 150 mL de fezes. Por outro lado, diminuição da absorção de líquidos ou aumento na secreção de líquidos podem ocorrer em algumas manifestações clínicas como a diarréia. A diarréia pode ocorrer devido a intoxicação alimentar ou a outras doenças e envolve aumento do número de evacuações e do volume evacuado diariamente; assim como perda na consistência das fezes que se tornam líquidas ou pastosas. Geralmente é autolimitante e seu tratamento envolve dieta leve (evita-se alimentos gordurosos e laticínios) e reposição de líquido e eletrólitos.

Do ceco ascende pelo lado direito o colo ascendente. Antes de atingir o fígado, este colo dobra-se na flexura cólica direita para formar o colo transverso. O colo transverso possui orientação transversal em direção ao baço, no lado esquerdo, e logo em seguida, flete-se novamente (flexura cólica esquerda) para dar origem ao colo descendente (Figuras 8.17 e 8.18). O colo sigmoide é a continuação do colo descendente que atua para armazenar as fezes e participar da continência fecal. Com a forma em "S", projeta-se medianamente para a cavidade pélvica a partir da junção reto-sigmóidea, a fim de formar o reto (Figura 8.18, 8.19 e 8.38). O reto representa a extremidade distal do intestino grosso, sendo basicamente um tubo muscular retilíneo de 15 a 18 cm que, ao perfurar a camada interna do assoalho pélvico, dá origem ao canal anal. Este canal é bastante curto (cerca de 3 cm) e irá desembocar no ânus (Figuras 8.38 e 8.39).

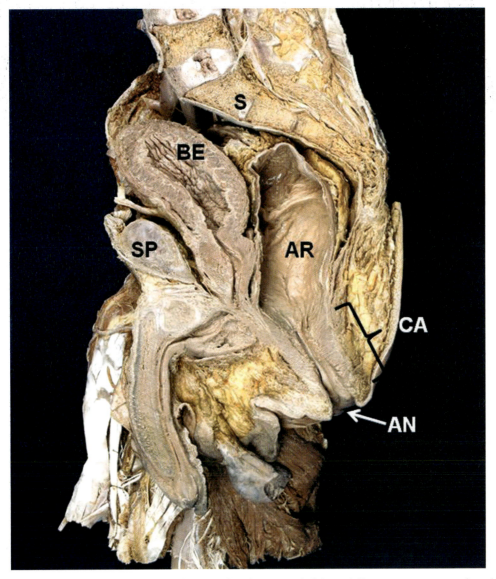

FIGURA 8.38 Hemipelve masculina em corte sagital mediano com visão da parte terminal do canal alimentar: reto com a ampola retal (AR), canal anal (CA) e ânus (NA). Bexiga urinária (BE), sacro (S), sínfise púbica (SP).

250 Anatomia Sistêmica

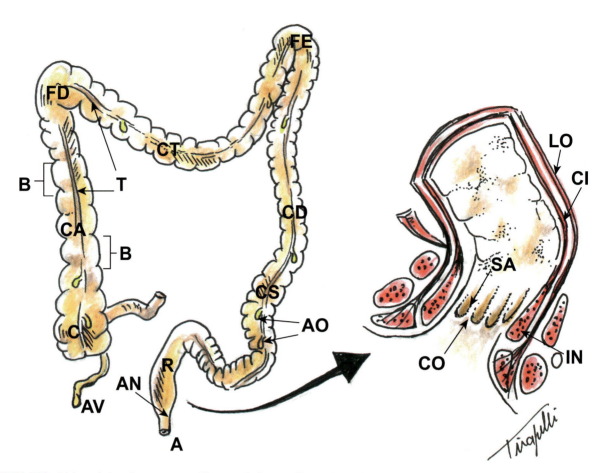

FIGURA 8.39 Divisões do intestino grosso: ceco (C) e seu apêndice vermiforme (AV); colo ascendente (CA); flexura cólica direita (FD); colo transverso (CT); flexura cólica esquerda (FE); colo descendente (CD); colo sigmoide (CS); reto (R); canal anal (AN) e ânus (A). Observar a presença das colunas anais (CO) e seios anais (SA). Músculatura longitudinal (LO) e circular (CI); músculo esfíncter interno do ânus (IN). Boceladuras ou haustrações (B), apêndices omentais (AO) e tênias (T).

Aplicação Clínica 6

Os divertículos são pequenos abaulamentos da parede do intestino grosso na forma de sacos, particularmente presentes na parede intestinal. A **diverticulite** é uma doença diverticular que envolve inflamação da parede interna do intestino grosso, geralmente no colo sigmoide, e está ligada à obesidade, dieta pobre em fibras e obstrução do divertículo por fezes. Alguns sintomas relatados são dor abdominal (comumente no lado esquerdo do abdome), edema e febre e, em casos mais graves, alastramento da infecção para outras regiões e abcesso.

Objetivos Teóricos

Após a leitura do tema SISTEMA DIGESTÓRIO, o aluno será capaz de:

- A. Conceituar sistema digestório e suas divisões: canal alimentar e glândulas anexas.
- B. Localizar os órgãos do sistema digestório quanto à sua distribuição nos segmentos do corpo humano.
- C. Diferenciar as características das vísceras tubulares e saculiformes do canal alimentar e uma víscera maciça ou parenquimatosa como as glândulas anexas.
- D. Enumerar os órgãos do canal alimentar e suas principais divisões.
- E. Descrever as principais características anatômicas das glândulas anexas do sistema digestório: glândulas salivares; fígado e pâncreas.
- F. Citar quais são as respectivas secreções produzidas por essas glândulas e o local de abertura no canal alimentar.
- G. Definir hilo e pedículo para as vísceras maciças do sistema digestório.
- H. Conceituar peritônio, sua relação com as vísceras abdominopélvicas e seus dois tipos principais de pregas: omento e meso.
- I. Citar quais são os principais esfíncteres localizados ao longo do canal alimentar.

Objetivos Práticos

Objetivo Geral
Ao final deste capítulo, os alunos deverão ser capazes de identificar e nomear os órgãos que constituem o canal alimentar, assim como suas principais divisões, e as principais características das suas glândulas anexas, no laboratório de anatomia.

Examinando os modelos e peças anatômicas, o aluno será capaz de identificar e nomear:

ESTRUTURA ANATÔMICA	ETIMOLOGIA	CARACTERÍSTICAS/CURIOSIDADES
CANAL ALIMENTAR Boca (L) *Bucca* = Boca, cavidade, abertura, fenda		
Lábio superior Lábio inferior Palato duro Palato mole Úvula palatina	(L) *Labrum* = borda, margem (L) *Superus* = em cima, sobre (L) *Inferus* = abaixo (L) *Palatum* = abóbada celeste, paladar (L) *Durus* = duro, forte, severo (L) *Mollis* = que cede à compressão sem se achatar ou rebentar; macio, tenro (L) Uva + ula = sufixo de diminutivo, pequena uva (L) *Palatum* = abóbada celeste, paladar + ino = sufixo de relação.	*Labrum* era um recipiente de água morna utilizado nos banhos públicos romanos e continha uma boca larga e margem proeminente e foi associado ao lábio humano. A fissura labial e/ou palatina é a anomalia congênita mais comum da face humana. É causada pelo atraso no desenvolvimento de estruturas da face na região frontal, maxilar e palatina. A fissura pode ser mínima, completa, unilateral ou bilateral. A fenda palatina pode envolver a úvula (bífida), o palato mole, o palato duro e o peri-alveolar, com envolvimento da gengiva. Podem ocorrer dificuldades na alimentação (principalmente a amamentação), perda de audição, atrasos de fala e linguagem e problemas dentários. Associados a este quadro estão problemas psicológicos e emocionais devido à malformação que é visível na face.
Tonsila palatina	(L) *Tonsilis* = aquele que pode ser cortado, raspado, tosqueado + ina = sufixo diminutivo (L) *Palatum* = abóbada celeste, paladar + ino = sufixo de relação	
Tonsila lingual Sulco terminal Papilas valadas	(L) *Tonsilla* = amígdala. (L) *Tondere* = tosquiar, raspar, devido à sensação de engolir-se com as tonsilas inflamadas (L) *Lingualis* = relativo à língua, fala. (L) *Sulcus* = sulco, fenda, greta. (L) *Terminalis* = relativo ao fim, à extremidade (L) *Papilla* = borbulha pequena, bico de mama (L) *Vallatus* = entrincheirado, fortificado, de (L) *vallum* = paliçada	
Faringe		
Nasofaringe Orofaringe Laringofaringe		As divisões da faringe são denominadas de acordo com suas relações anteriores com as respectivas cavidades: nasal, oral e laríngea.
Esôfago		
	(Gr) *Oiso* = eu levo, *Phagos* = comida	Refluxo gastroesofágico é uma afecção crônica decorrente do fluxo retrógrado do conteúdo gastroduodenal para o esôfago causando vários sintomas tais como: azia, regurgitação, tosse, dor torácica, asma, rouquidão e pigarro. O objetivo do tratamento clínico é aliviar os sintomas e o tratamento cirúrgico é indicado aos pacientes que fazem uso contínuo de drogas, com intolerância ao tratamento clínico prolongado e com complicações.

ESTRUTURA ANATÔMICA	ETIMOLOGIA	CARACTERÍSTICAS/CURIOSIDADES
Estômago		
Cárdia Fundo gástrico Corpo gástrico Piloro	(Gr) *Kardia* = mais próxima do coração (L) *Fundus* = fundo, base (L) *Gastricus* = relativo ao estômago, e (Gr) *Gaster*, ventre (L) *Corpus*, corpo, substância, matéria (L) *Gastricus* = relativo ao estômago, e (Gr) *Gaster*, ventre (Gr) *Pyloros* = guarda do portão ou porteiro	Atualmente, para o tratamento da obesidade, existem algumas técnicas cirúrgicas que reduzem a capacidade gástrica. Estas técnicas cirúrgicas são denominadas restritivas porque promovem a sensação de saciedade com menor quantidade de alimento. O volume gástrico é reduzido através de uma linha de grampeamento. A parte do estômago excluída do trânsito alimentar pode ser amputada ou permanecer em seu sítio anatômico.
Intestino delgado (l) intestinus = o mais interno		
Duodeno Jejuno Íleo	(L) *Duodeni* = doze dedos (L) *Jejunus* = vazio (L) *Ileus* = ventre	Esta região foi denominada desta forma pois sua extensão equivale ao tamanho de doze dedos. Esta parte do intestino foi denominada desta forma por Galeno pois estava sempre vazia nos cadáveres.
Intestino grosso (l) intestinus = o mais interno		
Apêndice vermiforme Ceco Colo ascendente Colo transverso Colo descendente Colo sigmoide Reto Canal anal Ânus	(L) *Appendere* = dependurar; (L) *Vermis* = verme ou lombriga + *forme* = em forma de (L) *Caecus* = cego (G) *Koillos* = cavidade (L) *Rectus* = em linha reta (L) *Annalis* = relativo ao ânus (L) *Canalis* = canal, sulco profundo (L) *Anulus* = anel, argola, arco	A síndrome do intestino irritável é um distúrbio funcional que não apresenta lesões ou inflamação, ao contrário de outras doenças orgânicas. O problema afeta a coordenação motora no movimento peristáltico do tubo digestivo. Portanto, o objetivo do tratamento é controlar o movimento do intestino e recuperar sua coordenação motora normal. Para isso, é necessária orientação alimentar e, em alguns casos, medicamentos. O termo reto foi introduzido por Galeno após este dissecar mamíferos. Antigamente o reto era considerado a primeira parte do intestino por possibilitar o acesso. Vem daí a terminologia das pregas transversais do reto: primeira é a inferior e a terceira, a superior. Em grego, o termo equivalente é *Proctos*. Na linguagem coloquial, *Annus* era um termo pejorativo para "mulher velha", por causa da aparência da pele semelhante às pregas anais.
Fígado (L) *Iecur Ficatum* = "fígado preparado com figos" (Gr) *Hepar, Hepátos* = significa fígado		
Lobo hepático direito Lobo hepático esquerdo Lobo quadrado Lobo caudado Vesícula biliar	(Gr) *Lobos* = saliência arredondada (L) *Hepar*; hepático = relativo à fígado (L) *Vesica* = bolha, bexiga + ula = sufixo diminutivo (L) *Bilis* = bile	Este termo *Iecur Ficatum* era o nome de um prato muito apreciado pelos romanos. Este prato continha os fígados de gansos alimentados com figos (*Ficus*) e considerado uma iguaria para banquetes. A alimentação forçada com figos promovia o aumento na concentração de gordura no fígado dos gansos. Com o tempo, a palavra *Iecur* desapareceu e a palavra *Ficatum* deu nome ao órgão.
Pâncreas (Gr) *Pan* = tudo, todo ; *Kréas* = carne		
Cabeça Colo Corpo Cauda	(L) *Caput* = extremidade principal (L) *Collun* = gargalo, haste (L) *Corpus* + substância, matéria (L) *Cauda* = rabo	O controle da concentração de glicose no sangue (glicemia) é realizado por dois hormônios produzidos pelo pâncreas: a insulina e o glucagon. Quando ocorrem distúrbios nestes hormônios, a diabetes melito desenvolve-se. Os diabéticos possuem altas concentrações de glicose no sangue (hiperglicemia). O excesso de açúcar é excretado através da urina e, por isso o nome "melito", pois a urina do diabético fica doce como mel. Os principais sintomas são: vontade frequente de urinar, sede, visão embaçada, dores em membros inferiores, cansaço e perda de peso repentina.

ESTRUTURA ANATÔMICA	ETIMOLOGIA	CARACTERÍSTICAS/CURIOSIDADES
Glândulas salivares		
Parótidas Sublinguais Submandibulares	(Gr) *Para* = ao lado; *Ous* = orelha externa (L) *Sub* = abaixo, sob; *Mandibula* = queixo	Parotidite aguda é um processo inflamatório e infeccioso da glândula parótida que provoca um inchaço da região anterior às orelhas na face. Pode afetar as glândulas submandibulares também. De acordo com a região do país, pode ser denominada caxumba ou papeira. Os primeiros sintomas são febre, calafrios, dores de cabeça, dores musculares e ao mastigar ou engolir, além de fraqueza. Embora seja uma enfermidade de evolução benigna, em alguns casos podem ocorrer algumas complicações tais como: inflamação dos testículos e dos ovários, meningite asséptica, pancreatite, neurite e surdez. A vacinação é importante pois não existem drogas específicas contra a caxumba. O tratamento é limitado aos sintomas com analgésicos e antitérmicos. O doente deve permanecer em repouso enquanto durar a infecção.

Exercícios de autoavaliação

1. Marque uma resposta nas questões a seguir.
   1.1. Indique a alternativa incorreta:
      a) A parte laríngea da faringe comunica-se inferiormente com o esôfago
      b) A bile é secretada e armazenada pela vesícula biliar
      c) O pâncreas localiza-se entre o duodeno e o baço
      d) Os quatro lobos do fígado são vistos pela sua face visceral
      e) Omento é uma prega peritoneal que conecta vísceras entre si
   1.2. Sendo a última porção do sistema digestório, o intestino grosso tem a importância de absorver água, sendo responsável pela formação do bolo fecal. Além da espessura, quais são as demais estruturas que caracterizam o intestino grosso?
      a) Ceco, colos, reto e ânus
      b) Ceco, apêndice vermiforme, reto e ânus
      c) Tênias, haustros e apêndices omentais
      d) Tênias, haustros e apêndice vermiforme
      e) Haustros, colos, reto e ânus
   1.3. Sabe-se que o sistema digestório desempenha funções primordiais para a manutenção do organismo e que, dentre os seus diversos órgãos, existe um que é o principal no processo de absorção. Essa afirmação se refere a:
      a) Boca
      b) Esôfago
      c) Estômago
      d) Intestino delgado
      e) Intestino grosso

2. Correlacione as colunas.

A. Glândulas Salivares	2.1 [ ] É considerado uma glândula mista
	2.2 [ ] Possui lobos: caudado, quadrado, direito e esquerdo
B. Pâncreas	2.3 [ ] As maiores são encontradas em três pares
	2.4 [ ] Secreta ptialina
C. Fígado	2.5 [ ] Seu produto é armazenado na vesícula biliar
	2.6 [ ] Armazena glicose na forma de glicogênio

3. Marque como verdadeira (V) ou falsa (F) as afirmativas a seguir, destacando as informações falsas.
   3.1. [ ] A deglutição envolve uma etapa voluntária, ao empurrar o bolo alimentar da cavidade oral para a faringe, e uma fase automática, na própria faringe.
   3.2. [ ] É no vestíbulo oral onde os alimentos e bebidas são percebidos e apreciados.
   3.3. [ ] O palato forma o teto curvo da boca e assoalho das cavidades nasais.
   3.4. [ ] A língua possui uma raiz (terço posterior), um corpo, um ápice, um dorso curvo e uma superfície inferior.
   3.5. [ ] O sulco mediano separa a língua em dorso e raiz.
   3.6. [ ] A cauda do pâncreas comumente alcança o hilo esplênico.
   3.7. [ ] A prega espiral ajuda a manter o ducto cístico aberto, assim a bile pode ser desviada para a vesícula biliar e o ducto colédoco é fechado pelo esfíncter hepatopancrático.
   3.8. [ ] Na face diafragmática do fígado, observamos os lobos direito e caudado do fígado.

Responda às questões a seguir.

1. Existem algumas diferenças importantes entre o jejuno e o íleo. Pesquise o que são as placas de Peyer e em qual divisão do intestino delgado são encontradas.
2. A vesícula biliar tem por função armazenar e concentrar a bile. Pesquise quais são os constituintes da bile e suas respectivas funções.
3. O que é o quimo? Onde é encontrado? Qual a constituição do suco gástrico?

Referências

1. Chevrel, J.P.; Guéraud, J.P.; Lévy, J.B. (2003) Anatomia Geral. 7ª ed. Rio de Janeiro: Editora Guanabara Koogan.
2. Cormack, D.H. (2001) Essential Histology. 2ª ed. Baltimore: Lippincott Williams & Wilkins.
3. Cotran, R.S.; Kumar, V.; Collins, T. (1999) Robbin's Pathologic Basis of Disease. 6ª ed. Filadélfia: Saunders.
4. Fernandes, G.J.M. (1999) Eponímia e Etimologia. São Paulo: Editora Plêiade.
5. Gardner, E.; Gray, D.J.; O'Rahilly, R. (1978) Anatomia: estudo regional do corpo humano. 4ª ed. Rio de Janeiro: Editora Guanabara Koogan.
6. Gray's Anatomia. (2011) A base anatômica da prática clínica. 40ª ed. Rio de Janeiro: Editora Elsevier.
7. Lippert, H.; Herbold, D.; Lippert-Burmester, W. (2005) Anatomia. Texto e atlas. 7ª ed. Rio de Janeiro: Editora Guanabara Koogan.
8. Moore, K.L.; Dalley, A.F.; Agur, A.M.R. (2010) Anatomia orientada para a clínica. 6ª ed. Rio de Janeiro: Editora Guanabara Koogan.
9. Sociedade Brasileira de Anatomia. (2001) Terminologia anatômica. São Paulo: Editora Manole.
10. Spence, A.P. (1991) Anatomia Humana Básica. 2ª ed. Barueri: Editora Manole.
11. Stedman's Medical Dictionary. (2006) 28ª ed. Baltimore: Lippincott Williams & Wilkins.
12. Tirapelli, L.F. (2008) Bases morfológicas do corpo Humano. Rio de Janeiro: Editora Guanabara Koogan.

Capítulo 9

Sistema Urinário

Objetivo geral

Ao final deste capítulo, todos deverão conhecer as principais características anatômicas dos órgãos do sistema urinário e saber descrever as vias pelas quais a urina percorre até atingir o meio externo.

1. Generalidades

O sistema urinário abrange diversos órgãos relacionados com a formação da urina, seu armazenamento e a eliminação para o meio externo, através da filtração do sangue pelos rins. Consiste nos dois rins, nos dois ureteres, na bexiga urinária e na uretra. Basicamente, esses órgãos estão localizados na cavidade abdominopélvica e podem ser classificados funcionalmente como responsáveis pela formação ou secreção da urina (rins) e destinados à eliminação ou excreção desta (ureteres, bexiga urinária e uretra) (Figuras 9.1 e 9.2).

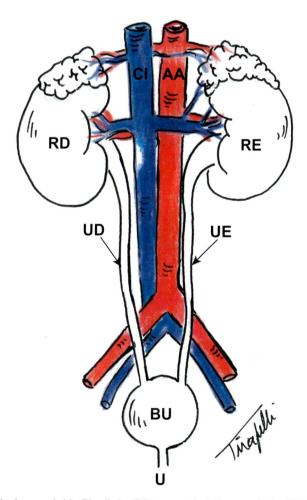

FIGURA 9.1 Visão geral dos órgãos do sistema urinário. Rim direito (RD) e esquerdo (RE); ureter direito (UD) e esquerdo (UE); bexiga urinária (BU) e uretra (U). Aorta abdominal (AA) e veia cava inferior (CI).

258 Anatomia Sistêmica

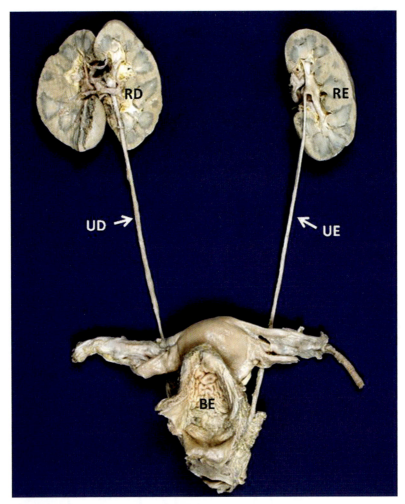

FIGURA 9.2 Visão geral dos rins direito (RD) e esquerdo (RE), dos ureteres direito (UD) e esquerdo (EU) e da bexiga urinária aberta (BE).

A urina deve ser entendida como um veículo pelo qual o organismo excreta resíduos metabólicos a fim de regular a homeostase. A composição da urina é variada e geralmente envolve água, ácido úrico, ureia, sais como sódio e potássio, bicarbonato, entre outros; mas também pode exibir concentrações variáveis de proteínas, glicose ou mesmo resíduos de sangue em determinadas condições patológicas. Dessa maneira, a análise da urina representa uma importante ferramenta diagnóstica para uma série de condições clínicas.

2. Rins

Os rins são órgãos pares que se assemelham a um grão de feijão e possuem coloração vermelho-castanho. Pesando cerca de 150 g, possuem localização retroperitoneal no abdome, situando-se lateralmente à coluna vertebral – entre os níveis T12 e L3. Na verdade, o rim direito é menor e situa-se ligeiramente inferior ao rim esquerdo, possivelmente devido à presença do fígado.

Sua função básica é promover a filtração do sangue com consequente formação da urina. Este processo é bastante complexo e envolve não apenas a filtração, como também a reabsorção de determinadas substâncias úteis para o corpo, assim como a secreção de determinados solutos para a urina. Diante disso, os rins participam da regulação do volume e da pressão sanguínea, regulam a concentração de outras substâncias no sangue (como a ureia e diversos íons), e também o pH do líquido extracelular. Além disso, atuam na regulação da síntese de hemácias e da vitamina D por meio da produção de eritropoietina e pelo controle dos níveis sanguíneos de cálcio, respectivamente.

Dica 1
Apesar de serem considerados os principais órgãos excretores do corpo, os rins são também auxiliados por outros órgãos como a pele, o fígado e os pulmões.

Morfologicamente, o rim apresenta uma margem medial côncava e uma margem lateral, convexa. Possui também uma face posterior de aspecto mais plano se comparada à face anterior, além de dois polos, um inferior livre e um superior. Sobre esse último, encontra-se medialmente, a presença da glândula suprarrenal, logo abaixo do músculo diafragma (Figura 9.3).

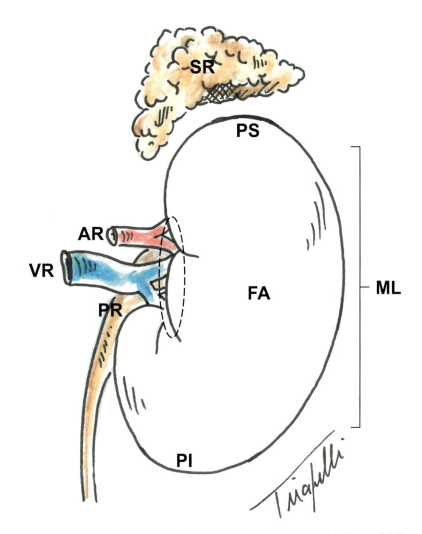

FIGURA. 9.3 Morfologia do rim. Polo superior (PS) e inferior (PI); face anterior (FA); margem lateral (ML) e medial. Nessa última, a presença do hilo (pontilhado) e dos principais constituintes do pedículo renal: artéria renal (AR); veia renal (VR) e pelve renal (PR). Glândula suprarrenal (SR).

Excetuando-se o polo superior do rim, cada órgão é recoberto por uma fina lâmina de tecido conjuntivo fibroso denominado cápsula renal. Esta, por sua vez, é revestida superficialmente por grande quantidade de tecido adiposo que forma a chamada gordura perirrenal. Assim, a gordura perirrenal reveste tanto os rins quanto seus vasos e inclusive se estende para o seio renal (espaço internamente ao hilo renal onde se encontram os cálices renais, a pelve renal e os vasos renais) (Figura 9.4). A fáscia renal é uma membrana conjuntiva que envolve a gordura perirrenal e auxilia na fixação dos rins na cavidade abdominal. Existe ainda o corpo adiposo pararrenal (ou gordura pararrenal), localizada superficialmente e ao redor da fáscia renal (Figura 9.5).

260 Anatomia Sistêmica

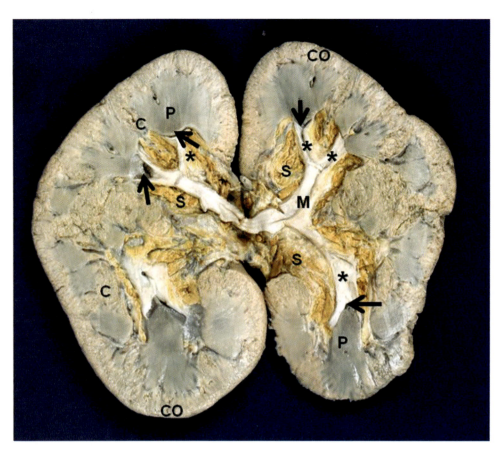

FIGURA 9.4 Secção coronal do rim mostrando internamente a disposição do seu parênquima: o córtex renal (CO) e a medula renal, essa formada pelas pirâmides renais (P) e colunas renais (C). Observar também um grande espaço, o seio renal (S), preenchido pela gordura perirrenal e pelos cálices renais menores (*) e maiores (M). As setas indicam as papilas renais, ou seja, o ápice das pirâmides renais.

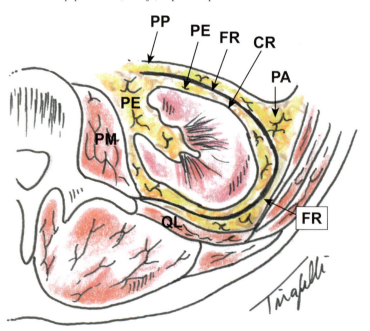

FIGURA. 9.5 Secção transversal do abdome mostrando o rim *in situ* e seus envoltórios no retroperitônio: cápsula renal (CR); gordura perirrenal (PE); fáscia renal (FR) e gordura pararrenal (PA). Peritônio parietal (PP); músculo psoas maior (PM); e músculo quadrado lombar (QL).

Na margem medial do rim destaca-se uma estrutura em forma de fenda denominada hilo renal. Este hilo permite a passagem de diversos elementos do pedículo renal como a artéria renal, a veia renal e o ureter, além de nervos e vasos linfáticos (Figura 9.3).

2.1. Rins: morfologia interna

Os néfrons são as unidades estruturais e funcionais dos rins. Os cerca de 1,3 milhões de néfrons respondem pela filtragem de até 180 L de sangue e a consequente formação de até 2 L de urina diariamente. Basicamente, essas estruturas possuem duas partes: o corpúsculo renal e os túbulos renais. O corpúsculo é composto por um glomérulo renal e por sua cápsula glomerular; enquanto os túbulos renais compreendem os túbulos contorcidos proximal e distal, além da alça de *Henle*. Os néfrons podem localizar-se no córtex renal (néfrons corticais) ou ao lado da medula renal (néfrons justamedulares), regiões da morfologia renal interna que serão vistas a seguir (Figura 9.6).

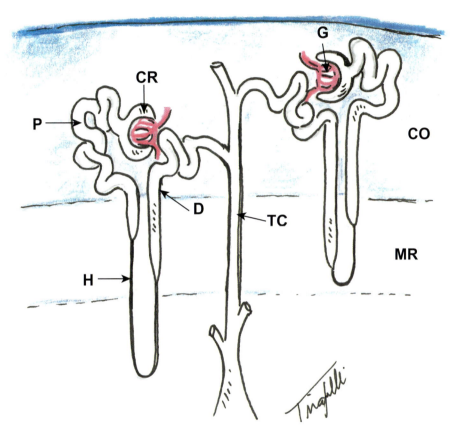

FIGURA. 9.6 Néfron e seus constituintes: corpúsculo renal (CR – cápsula de Bowman + G – glomérulo renal), túbulo contorcido proximal (P); alça de Henle (H) e túbulo contorcido distal (D). Túbulo coletor (TC); córtex renal (CO) e medula renal (MR).

> **Aplicação clínica 1**
>
> A **insuficiência renal crônica** consiste na última fase da doença renal crônica, uma condição progressiva que pode levar à perda parcial ou total das funções renais. Nesse estágio, o paciente apresenta-se bastante sintomático e necessita obrigatoriamente de depuração artificial do sangue ou de um transplante renal para proceder de forma efetiva com a filtração sanguínea.

2.2. Rins: aspecto interno

Profundamente ao hilo renal e no interior do próprio rim, nota-se uma cavidade dilatada preenchida principalmente por tecido adiposo chamado seio renal. Esta e outras estruturas da morfologia interna do órgão podem ser visualizadas por meio de um corte frontal dos rins (Figura 9.4).

O córtex renal localiza-se na periferia e geralmente apresenta coloração mais pálida do que a medula renal, região mais pigmentada e localizada internamente ao córtex. A medula renal é entrecortada pelas colunas renais, projeções do córtex que avançam em direção à medula e que a dividem em cerca de 8 a 20 pirâmides renais em cada rim. Estas pirâmides, por sua vez, orientam-se para o centro do rim de forma que seus ápices – as papilas renais – desemboquem nos cálices renais menores. Os cálices renais menores juntam-se aos dois ou três cálices renais maiores, os quais se confluem para formar a pelve renal. A pelve renal é uma estrutura dilatada que dá origem ao ureter à medida que este se projeta para o exterior do rim (Figuras 9.4, 9.7 e 9.8).

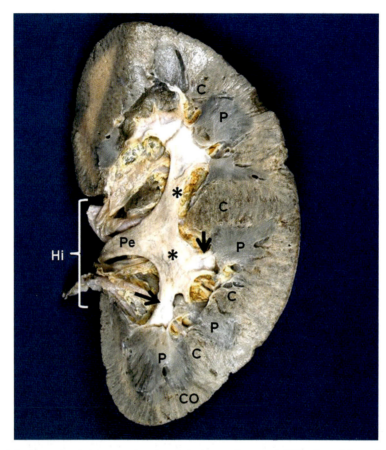

FIGURA 9.7 Secção coronal do rim mostrando internamente a disposição do seu córtex renal (CO) e da medula renal, formada pela alternância entre pirâmides renais (P) e colunas renais (C). O seio renal apresenta a disposição dos cálices renais menores (setas), maiores (*) e da pelve renal (Pe). O hilo renal (Hi) está localizado na sua margem medial.

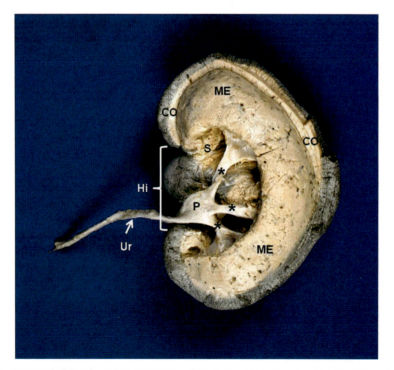

FIGURA 9.8 Dissecção do córtex renal (CO) e da medula renal (ME) e visão do seu espaço interno, o seio renal (S) com a presença dos cálices renais maiores (*) e da pelve renal (P). Através do hilo renal (Hi) observa-se a transição entre pelve e ureter (Ur).

Sistema Urinário **Capítulo | 9** 263

Dica 2
O conceito de lobo renal envolve uma divisão funcional do rim composta por uma determinada pirâmide renal, os raios medulares adjacentes e parte do córtex renal sobrejacente.

3. Ureteres

Com um comprimento entre 25 a 30 cm e espessura de cerca de 6 mm, os ureteres representam dois tubos musculares retroperitoneais que têm como função transportar a urina até a bexiga urinária. Este processo se dá por meio de contrações peristálticas, pressão hidrostática e pela própria ação da gravidade. Assim, os ureteres (Figuras 9.2, 9.8 e 9.9) conectam os rins, estruturas abdominais, até a bexiga, um órgão pélvico. Durante esse trajeto, o ureter dirige-se inferiormente de forma

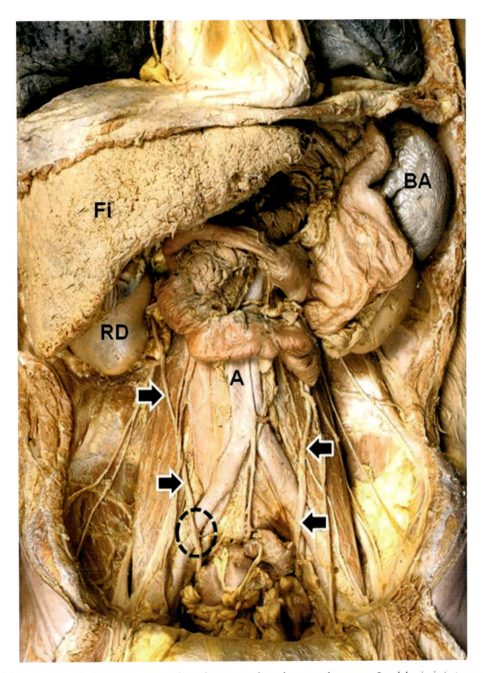

FIGURA 9.9 Visão dos ureteres "in situ", após remoção da gordura extraperitoneal, mostrando suas porções abdominais (setas pretas) e no antímero direito, a transição entre sua porção abdominal e pélvica ao cruzar os vasos ilíacos externos (círculo tracejado). Aorta abdominal (A), baço (BA), fígado (Fi), rim direito (RD).

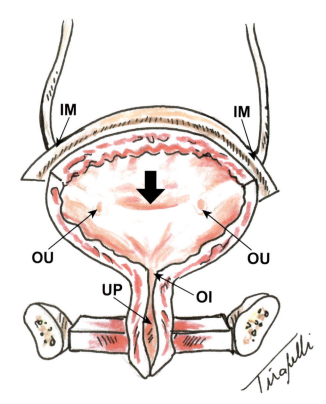

FIGURA. 9.10 Porções intramurais dos ureteres (IM) e trígono vesical com os óstios uretéricos (OU) e o óstio interno da uretra (OI). Prega interuretérica (seta); e uretra prostática (UP).

oblíqua e medial, correndo juntamente ao músculo psoas maior. Normalmente, cruza a artéria ilíaca comum pelo seu aspecto anterior, formando a flexura pélvica do ureter (Figura 9.9). Tal ponto de referência é importante para dividirmos o ureter em três regiões: (1) o ureter abdominal encontra-se superiormente à artéria ilíaca comum e se inicia desde a pelve renal ao nível do hilo renal; (2) o ureter pélvico vai da margem inferior da artéria ilíaca comum até a bexiga urinária; e (3) o ureter intramural envolve a pequena parte do tubo que se encontra no interior da própria bexiga urinária e que vai abrir-se em seu respectivo óstio ureteral (Figura 9.10). É importante reconhecer que os ureteres, tais como órgãos retroperitoneais, percorrem caminho posterior a diversos órgãos abdominopélvicos. O ureter direito, por exemplo, encontra-se posterior ao duodeno, enquanto o ureter esquerdo está posterior ao colo sigmoide do intestino grosso.

É importante perceber que durante seu trajeto em direção à bexiga urinária, o ureter apresenta locais de relativo estreitamento. Estes pontos de constrição podem estar relacionados com obstruções do fluxo de urina. O primeiro ponto de constrição envolve a junção ureteropélvica, na interface entre pelve renal e ureter. Já o segundo ponto encontra-se ao nível da flexura pélvica. Finalmente, o terceiro ponto ocorre na parede da bexiga, próximo à abertura do óstio uretérico.

Aplicação clínica 2

A obstrução mecânica do fluxo de urina no ureter pode ocorrer em qualquer região de um ou ambos os tubos, de forma parcial ou total, com progressão aguda ou crônica. Essa situação provoca aumento da pressão nas vias urinárias com consequente distensão do ureter, estando associado inclusive a infecções no local. Um importante fator de obstrução do fluxo urinário envolve a formação dos **cálculos renais**. Esta é uma das condições mais comuns que atingem os rins. Os sintomas são: dor lombar, infecção urinária de repetição, presença de sedimentos ou sangue na urina. O aparecimento é influenciado por fatores como baixo volume de urina, excesso de eliminação de cálcio, diminuição de citrato na urina, baixo consumo de líquidos e alta ingestão de cloreto de sódio e de proteínas.

4. Bexiga Urinária

A bexiga urinária deve ser entendida como uma víscera pélvica cavitária que apresenta paredes musculares distensíveis capazes de se adaptar às mudanças no volume da urina, a qual continuamente chega por meio dos ureteres. Portanto, possui como função principal o armazenamento da urina a fim de propiciar sua emissão para o meio externo de forma intermitente.

De forma triangular, a bexiga possui as faces superior (recoberta pelo peritônio), anterior e inferolateral. Sua localização é distinta no homem (Figura 9.11) se comparada à da mulher (Figura 9.12). Nesta, a bexiga urinária localiza-se entre a sínfise púbica, anteriormente, e o útero, posteriormente. Por outro lado, no homem, a bexiga situa-se entre a sínfise púbica, anteriormente, e o reto, posteriormente. Em ambos os sexos, repousa sobre o assoalho pélvico.

Pode-se dividir a bexiga nas seguintes regiões: O ápice da bexiga é uma extensão afunilada da bexiga projetada anteriormente para a sínfise púbica e de onde se projeta o ligamento umbilical mediano. Por sua vez, o fundo da bexiga representa o aspecto convexo e posterior da bexiga onde os ureteres terminam postero-lateralmente. O colo da bexiga é a parte inferior e afunilada de onde se inicia a uretra. Finalmente, o corpo da bexiga representa a região entre o ápice e o fundo, ou seja, a maior porção do órgão (Figuras 9.11, 9.12 e 9.13)

A capacidade de enchimento vesical pode atingir cerca de 800 mL de urina, sendo ligeiramente inferior na mulher devido à presença do útero. Durante o processo de enchimento vesical, a mucosa da bexiga perde seu aspecto pregueado se observado no aspecto interno da víscera. No entanto, isso não ocorre numa área triangular pouco expansível denominada trígono da bexiga, também identificada em seu aspecto interno. O trígono é delimitado pelos vértices dos óstios uretéricos (que se conectam por meio de uma prega interureteral), bem como do óstio interno da uretra (localizado no colo da bexiga) (Figuras 9.10, 9.14 e 9.15). No interior do trígono, pode-se observar uma saliência elevada denominada úvula da bexiga, a qual é mais proeminente em homens idosos. Clinicamente, o trígono da bexiga representa uma região onde as infecções urinárias tendem a ser mais comuns e persistentes.

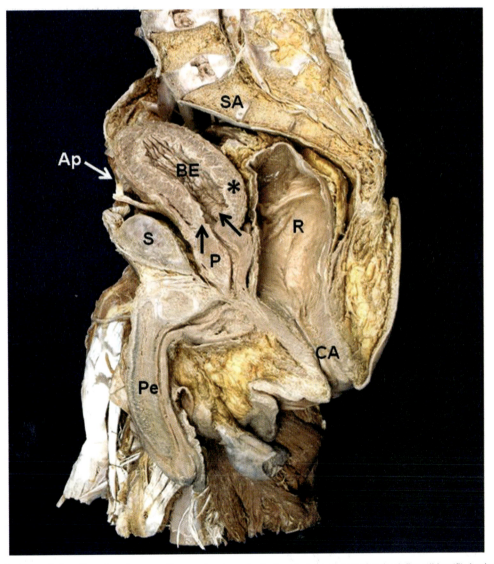

FIGURA 9.11 Secção sagital mediana da pelve masculina mostrando a relação de anterior para posterior da sínfise púbica (S), bexiga urinária (BE) e reto (R). Observar o ápice da bexiga urinária (Ap), seu fundo (*) e seu colo (setas pretas), esse último repousando sobre a próstata (P). Canal anal (CA), pênis (Pe), osso sacro (SA).

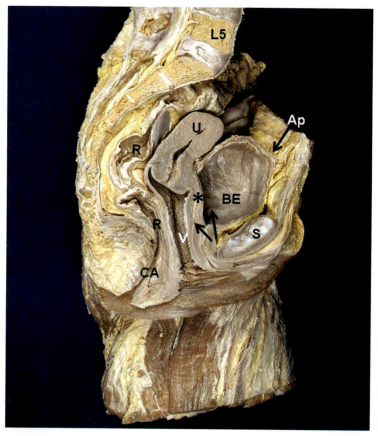

FIGURA 9.12 Secção sagital mediana da pelve feminina mostrando a relação de anterior para posterior da sínfise púbica (S), bexiga urinária (BE), útero (U) e vagina (V) e o reto (R). Observar o ápice da bexiga urinária (Ap), seu fundo (*) e seu colo (setas pretas). Canal anal (CA), quinta vértebra lombar (L5).

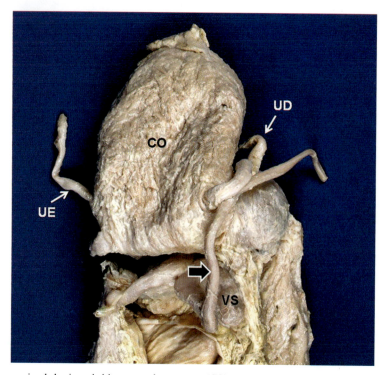

FIGURA 9.13 Visão pósterosuperior da bexiga urinária mostrando seu corpo (CO), a desembocadura dos ureteres direito (UD) e esquerdo (UE), além da relação do seu fundo com uma das vesículas ou glândulas seminais (VS). Ampola do ducto deferente (seta preta espessa).

Sistema Urinário **Capítulo | 9** 267

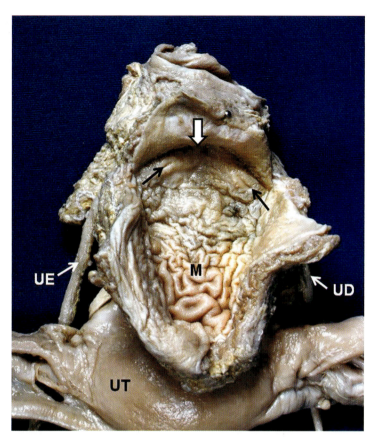

FIGURA 9.14 Visão pósterosuperior da bexiga urinária feminina mostrando sua mucosa pregueada (M) e a presença do trígono vesical formado pelos dois óstios uretéricos (setas pretas) e pelo óstio interno da uretra (seta branca espessa). Ureteres direito (UD) e esquerdo (UE), útero (UT).

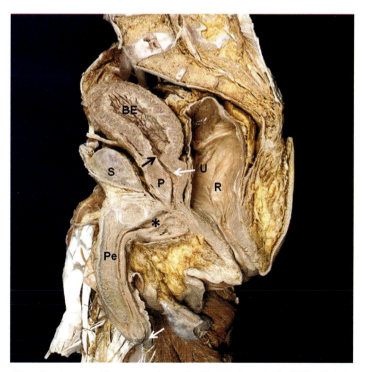

FIGURA 9.15 Secção sagital mediana da pelve masculina mostrando em detalhe a bexiga urinária (BE), o óstio interno da uretra (seta preta) no colo vesical, a divisão prostática da uretra (U), o início da divisão esponjosa da uretra (*) e o óstio externo da uretra na parte terminal da glande do pênis (Pe). Reto (R), sínfise púbica (S).

> **Aplicação clínica 3**
>
> Principalmente nas mulheres, a bexiga urinária pode sofrer uma queda ou prolapso denominado **cistocele**. Esta condição pode ser oriunda de enfraquecimento da musculatura do assoalho pélvico após parto normal, envelhecimento e/ou devido a alterações hormonais advindas da menopausa. Outros fatores, como histerectomia, obesidade crônica e constipação intestinal, também podem estar associados à cistocele. Os achados clínicos variam de acordo com o grau do prolapso, mas pacientes usualmente reportam sintomas como incontinência de esforço, dificuldade e alterações na micção, infecções no trato urinário, dores referidas, entre outros.

5. Uretra

A uretra é um tubo muscular mediano que estende de seu óstio interno até o óstio externo, portanto permite a passagem da urina da bexiga urinária até o meio externo. Esse tubo tem cerca de 6 mm de espessura e possui uma mucosa rica em glândulas produtoras de muco.

Existem várias diferenças anatômicas entre a uretra masculina e a feminina. Primeiramente, a uretra no homem relaciona-se tanto com a micção quanto com a ejaculação, enquanto a uretra feminina tem como única função a emissão de urina. Tal situação implica discrepâncias no comprimento da uretra, sendo esta bem maior no homem (cerca de 20 cm) se comparada à uretra feminina (cerca de 4 a 5 cm). Esta uretra, inclusive, dispõe-se dorsalmente à sínfise púbica e projeta-se para o vestíbulo da vagina, descrevendo uma curvatura inferior e anterior. O óstio externo da uretra feminina pode ser observado por sua localização ligeiramente dorsalmente à glande do clitóris (Figura 9.16).

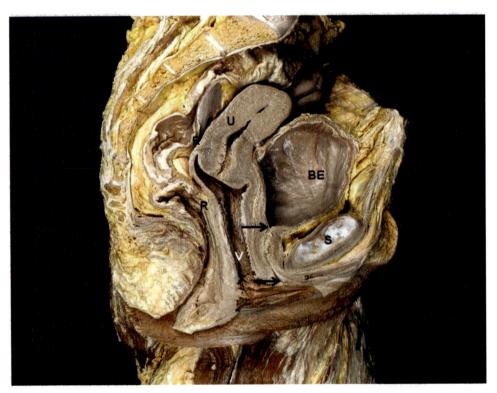

FIGURA 9.16 Secção sagital mediana da pelve feminina mostrando em detalhe a bexiga urinária (BE), o óstio interno da uretra (seta preta superior) no colo vesical e o óstio externo da uretra (seta preta inferior). Reto (R), sínfise púbica (S), útero (U), vagina (V).

A uretra masculina, por sua vez, tem início desde seu óstio interno no colo da bexiga e avança pela próstata e assoalho pélvico em direção ao pênis. Diante disso, é dividida nas seguintes partes: (1) uretra intramural, (2) uretra prostática, (3) uretra membranácea e (4) uretra esponjosa (Figura 9.15). Resumidamente, a parte intramural representa a porção uretral situada na bexiga e circundada pelo músculo esfíncter interno da uretra. Já a parte prostática atravessa a próstata e recebe espermatozoides e líquido seminal por meio do ducto ejaculatório durante a ejaculação, além de receber o conteúdo prostático. Nesta região pode-se identificar uma crista mediana, a crista uretral, entre seios prostáticos. A uretra membranácea envolve a porção da uretra mais estreita que atravessa o assoalho pélvico, sendo envolvida pelo músculo esfíncter externo da uretra. Finalmente, a uretra esponjosa representa a última e maior parte do tubo que percorre o corpo esponjoso do pênis, antes de se abrir no meio externo por meio do óstio externo da uretra masculina (Figura 9.15).

Objetivos teóricos

Após a leitura do tema SISTEMA URINÁRIO, o aluno será capaz de:

A. Nomear os constituintes do sistema urinário.
B. Descrever a anatomia macroscópica dos rins.
C. Descrever as relações peritoneais dos rins.
D. Descrever a anatomia microscópica de um néfron e sua função.
E. Descrever as principais características anatômicas da bexiga urinária.
F. Citar quais são as principais diferenças entre ureter e uretra quanto à sua estrutura e função.
G. Descrever as principais diferenças entre a uretra masculina e a uretra feminina.
H. Descrever o trajeto da urina desde sua formação até sua eliminação pelo óstio externo da uretra.

Objetivos práticos

Objetivo geral
Ao final deste capítulo, os alunos deverão ser capazes de identificar e nomear os órgãos que constituem o sistema urinário, assim como suas principais divisões, no laboratório de anatomia.

Examinando os modelos e peças anatômicas, o aluno será capaz de identificar e nomear:

ESTRUTURA ANATÔMICA	ETIMOLOGIA	CARACTERÍSTICAS/CURIOSIDADES
Rim (L) *Ren*, singular de *Renes*, órgão duplo. (Gr) *Nephrós*.		
Córtex Renal	(L) *Córtex* = Camada externa, casca; (L) *Renal* = rim + al, relativo a rim	A micção é a principal função do sistema urinário. Depois que o rim sintetiza a urina, esta caminha pelos ureteres e chega à bexiga, que funciona como reservatório. Para o enchimento da bexiga, é necessário a coordenação do relaxamento do músculo detrusor e aumento do tônus esfincteriano uretral durante a fase de enchimento. O oposto ocorre durante a micção. Esta coordenação envolve complexa interação com o sistema nervoso. O controle da micção, tanto em estados conscientes quanto inconscientes, envolve a atividade de nervos periféricos, medula sacral e de áreas centrais que envolvem parte do bulbo, ponte, mesencéfalo e córtex cerebral.
Medula Renal	(L) *Medulla* = miolo; (L) *Renal* = rim +al, relativo a rim	
Colunas Renais	(L) *Coluna* = apoio, arrimo; (L) *Renal* = rim +al, relativo a rim	
Pirâmides Renais	(L, Gr) *Pyramis* = Pirâmide, nome dos pães no Egito que tinham a forma de pirâmide; (L) *Renal*= rim + al, relativo a rim	
Papila Renal	(L) *Papila* = Pápula: botão, pústula + *ila*: sufixo para diminutivo (L) *Renal* = rim + al, relativo a rim	
Seio Renal	(L) *Sinus* = Seio, bolso, espaço oco; (L) *Renal* = rim + al, relativo a rim	
Cálices Renais Maiores	(Gr) *Kalyx* = Cálice, xícara; (L) *Renal* = rim + al, relativo a rim	
Cálices Renais Menores		
Pelve Renal	(L) *Pelvis* = Pelve, bacia, tacho; (L) *Renal* = rim +al, relativo a rim	
Ureter		
Ureter: porção abdominal e pélvica	(Gr) *Ouretér*, de *Ouron* = urina + *Terein* = conservar, preservar	O ureter possui movimentos peristálticos. Um cálculo pode se deslocar do rim para o ureter.
Bexiga		
Músculo Detrusor da Bexiga	(L) *Detrudere* = repelir, expulsar; + *Actor* = agente	Em recém-nascidos e crianças, mesmo vazia, a bexiga está localizada no abdome. Por volta dos 6 anos, a bexiga passa a ocupar somente a pelve. Por ser um órgão muscular, seu formato e seu tamanho estão relacionados com a quantidade de urina que armazenam.
Prega Interuretérica	(L) *Inter* = entre + *Uretérica* = relativo a ureter	
Trigono da Bexiga = óstios dos ureteres direito e esquerdo+ óstio interno da uretra	(Gr) *Trígono* = *tri*, três + *gonus*, ângulo	
Óstios dos ureteres direito e esquerdo	(L) *Ostium* = porta ou abertura	
Uretra		
Óstio Interno da Uretra Masculina / Feminina	(L) *Ostium* = porta ou abertura	O mecanismo de continência urinária possui um complexo controle. Após a aquisição do controle urinário na infância, a decisão de eliminá-la envolve a percepção de enchimento completo da bexiga; decisão de esvaziá-la sem completo enchimento e decisão social de quando é apropriado iniciar a micção. Esta decisão está relacionada com o controle de um esfíncter voluntário localizado na uretra.
Óstio Externo da Uretra Masculina / Feminina		
Uretra Feminina	(Gr) *Ouréthra* que leva a urina; *Ourein*, urinar.	
Uretra Masculina.		

Exercícios de autoavaliação

1. Marque uma resposta nas questões a seguir.
   - **1.1.** Assinale a alternativa incorreta:
     a) A glândula suprarrenal não pertence ao sistema urinário
     b) O rim esquerdo está localizado mais abaixo do que o rim direito
     c) A cápsula renal está em contato direto com o rim
     d) O rim direito faz relação com o duodeno
     e) O rim esquerdo faz relação com o pâncreas
   - **1.2.** O órgão do sistema urinário que tem por função a condução de urina por meio de movimentos peristálticos é:
     a) Cálice maior
     b) Pelve renal
     c) Ureter
     d) Bexiga
     e) Uretra
   - **1.3.** O produto de excreção renal corresponde a menos de 0,5% de todo infiltrado glomerular. Qual é a resposta mais correta sobre o trajeto de condução da urina:
     a) Ductos coletores, papilas renais e cálices menores
     b) Cálice maior, cálice menor e papila renal
     c) Papila renal, cálice menor, cálice maior e ducto coletor.
     d) Papila renal, cálice menor, cálice maior e pelve renal.
     e) Cápsula glomerular, ducto contorcido proximal, alça de Henle e ducto contorcido distal
   - **1.4.** Há características anatômicas que diferenciam o sistema urinário masculino do feminino. Qual das alternativas é incorreta?
     a) O seio renal contém a medula e o córtex renal
     b) A uretra feminina tem 4 cm e do homem cerca de 20 cm
     c) A bexiga na mulher fica anterior e inferior ao útero
     d) A uretra masculina é comum a dois sistemas
     e) Uma porção da uretra masculina está envolvida pela glândula prostática
   - **1.5.** Observe as afirmativas a seguir:
     I. Os rins secretam eritropoietina, importante sinalizado de produção de hemácias.
     II. Os ureteres representam dois tubos musculares retroperitoneais que têm como função transportar a urina até a bexiga urinária.
     III. A função principal da bexiga urinária é a de armazenar a urina a fim de propiciar sua emissão para o meio externo de forma intermitente.
     a) Somente a questão II está correta
     b) I e III estão corretas
     c) I e II estão corretas
     d) Todas estão corretas
     e) Todas são falsas

2. Complete os espaços.
   - **2.1.** O sistema urinário é composto por dois _____ em forma de _____, por dois _____, por uma _____ e por uma uretra. Os rins têm por função o sangue garantindo o equilíbrio de _____ e eletrólitos no organismo (balanço hidroeletrolítico) e excretar tudo aquilo que o corpo não precisa na forma de _____.
   - **2.2.** A condução da urina é realizada através de movimentos _____ pelos ureteres até a bexiga urinária, sendo esta armazenada até o processo de _____, onde será liberada para o meio externo através da _____. Importante destacar que a uretra masculina serve a dois sistemas: _____ e que a sua primeira porção é envolvida pela _____, sendo denominada, então, porção _____.

Responda às questões a seguir.

1. Como o sistema urinário pode alterar a pressão arterial? Pesquise.
2. A unidade microscópica funcional do rim é o néfron, que tem por funções: filtrar, absorver, secretar e excretar. Faça um desenho esquemático do néfron.
3. Quando os rins deixam de funcionar, uma estratégia é submeter o paciente à diálise. Quais são as formas de diálise? Pesquise.

REFERÊNCIAS

1. Cormack, D.H. (2001) Essential Histology. 2ª ed. Baltimore: Lippincott Williams & Wilkins.
2. Cotran, R.S.; Kumar, V.; Collins, T. (1999) Robbin's Pathologic Basis of Disease. 6ª ed. Filadélfia: Saunders.
3. Fernandes, G.J.M. (1999) Eponímia e Etimologia. São Paulo: Editora Plêiade.
4. Gardner, E.; Gray, D.J.; O'Rahilly, R. (1978) Anatomia: estudo regional do corpo humano. 4ª ed. Rio de Janeiro: Editora Guanabara Koogan.
5. Moore, K.L.; Dalley, A.F.; Agur, A.M.R. (2010) Anatomia orientada para a clínica. 6ª ed. Rio de Janeiro: Editora Guanabara Koogan.
6. Sociedade Brasileira de Anatomia. (2001) Terminologia anatômica. São Paulo: Editora Manole.
7. Stedman's Medical Dictionary. (2006) 28ª ed. Baltimore: Lippincott Williams & Wilkins.
8. Tirapelli, L.F. (2008) Bases morfológicas do corpo Humano. Rio de Janeiro: Editora Guanabara Koogan.

Capítulo 10

Sistema Genital Masculino

Objetivo Geral

Ao final deste capítulo, todos deverão conhecer a morfologia das gônadas masculinas e as principais vias responsáveis pela passagem dos espermatozoides no homem.

1. Generalidades

A reprodução refere-se à capacidade inata de um ser vivo produzir descendentes. Na reprodução humana, indivíduos de ambos os sexos produzem gametas a fim de propiciar a fecundação. No caso do sistema genital masculino, os gametas são os espermatozoides, produzidos pelas gônadas – os testículos. No entanto, outros órgãos do sistema, as chamadas vias espermáticas, possibilitam que o sêmen seja conduzido e lançado no interior do sistema genital feminino. A presença de glândulas anexas espalhadas ao longo dessas vias espermáticas contribui para a nutrição e proteção dos espermatozoides durante seu trajeto (Figura 10.1). Deve-se observar que hormônios sexuais, principalmente a testosterona, também são produzidos por vísceras do sistema genital masculino e respondem pelo desenvolvimento das características sexuais secundárias do homem.

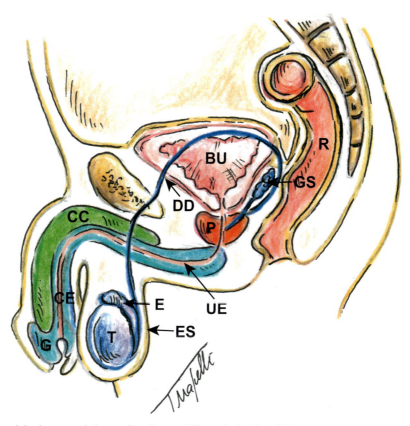

FIGURA 10.1 Aspecto geral do sistema genital masculino. Escroto (ES); testículo (T); epidídimo (E); ducto deferente (DD); glândula seminal (GS); próstata (P); glande do pênis (G); corpo cavernoso do pênis (CC); corpo esponjoso do pênis (CE); bexiga urinária (BU); uretra esponjosa (UE); e reto (R).

2. Escroto e Testículos

O escroto é uma bolsa cutânea dupla (Figuras 10.2 e 10.3) que envolve e protege os testículos. Sua camada externa é cutânea e coberta por pelos, enquanto sua túnica dartos, uma camada de musculatura lisa, encontra-se adjacente à pele do escroto e é responsável por seu maior espessamento e enrugamento. As camadas subjacentes à túnica dartos são a fáscia espermática externa, o músculo cremaster e a fáscia espermática interna (Figura 10.3).

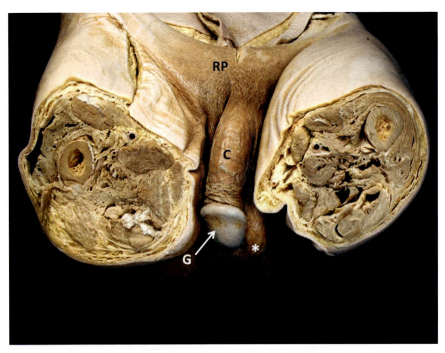

FIGURA 10.2 Parte do períneo masculino mostrando o escroto (*) e o pênis com a identificação da sua glande (G) e seu corpo (C). Região púbica (RP).

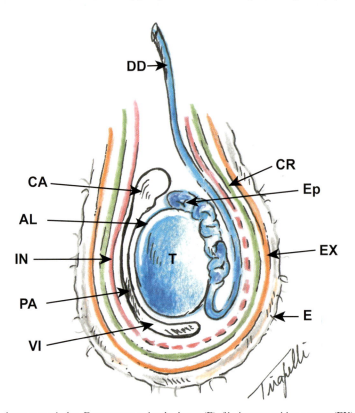

FIGURA 10.3 Túnicas que envolvem os testículos. Escroto com músculo dartos (E); fáscia espermática externa (EX); fáscia cremastérica (CR); fáscia espermática interna (IN); lâmina parietal (PA) e visceral (VI) da túnica vaginal; cavidade da túnica vaginal (CA); túnica albugínea (AL). Testículo (T); epidídimo (Ep) e ducto deferente (DD).

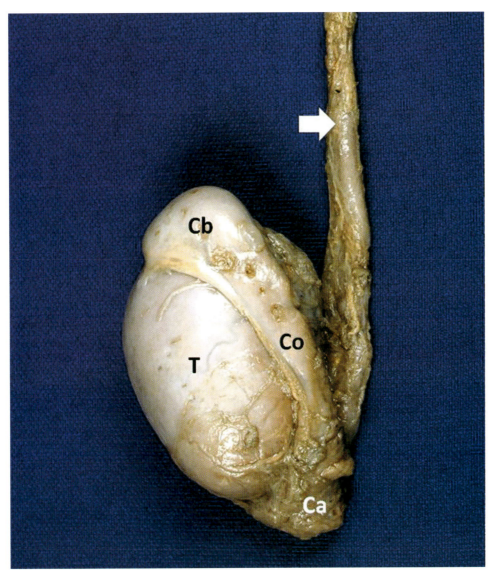

FIGURA 10.4 Visão lateral do testículo (T) envolvido pela túnica albugínea, do epidídimo com a identificação da sua cabeça (Cb), seu corpo (Co) e sua cauda (Ca) e parte do funículo espermático (seta branca espessa).

O escroto é dividido internamente em duas cavidades pelo septo do escroto (uma projeção da túnica dartos) que acomodam, respectivamente, os testículos direito e esquerdo. Essas gônadas são responsáveis pela produção dos espermatozoides e hormônios sexuais, como a testosterona, e encontram-se suspensos no interior do escroto por meio do funículo espermático (Figuras 10.3 a 10.5).

276 Anatomia Sistêmica

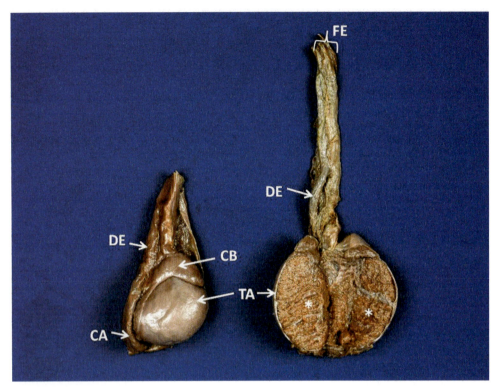

FIGURA 10.5 Imagem à esquerda, mostrando o testículo envolvido pela túnica albugínea (TA), a cabeça (CB) e a cauda (CA) do epidídimo e o início do ducto deferente (DE). A imagem à direita mostra testículo seccionado com a identificação de alguns dos seus lóbulos (*) e o ducto deferente (DE) isolado no interior do funículo espermático (FE).

Em cada cavidade do escroto, internamente à fáscia espermática interna, pode-se observar uma túnica vaginal, um saco peritoneal duplo que possui as lâminas visceral e parietal. A lâmina visceral encontra-se justaposta ao testículo enquanto a lâmina parietal encontra-se mais externamente (Figura 10.3). Entre as lâminas, pode ser visualizada uma pequena quantidade de líquido que visa reduzir o atrito durante a movimentação da gônada no escroto.

Internamente à lâmina visceral da túnica vaginal e de forma adjacente ao parênquima testicular, observa-se a túnica albugínea. Esta camada fibrosa é bastante resistente e emite septos para o interior do testículo, dividindo-o em vários lóbulos do testículo (Figura 10.5).

No interior de cada lóbulo do testículo observam-se os longos túbulos seminíferos contorcidos que produzem os espermatozoides. Esses túbulos adquirem trajeto mais retilíneo e tornam-se os túbulos seminíferos retos, à medida que chegam ao mediastino do testículo. Este se localiza no interior do testículo, em sua face posterior, e aloja a rede testicular – um emaranhado tubular que recebe e distribui os espermatozoides para o epidídimo a partir de dúctulos eferentes (Figura 10.6).

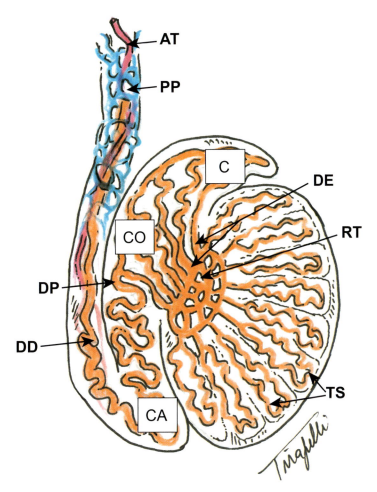

FIGURA 10.6 Representação das vias espermáticas no interior do testículo. Túbulos seminíferos contorcidos (TS) no interior do lóbulo testicular; rede testicular (RT); ductos eferentes (DE); ducto do epidídimo (DP); ducto deferente (DD). Cabeça (C); corpo (CO); e cauda (CA) do epidídimo. Artéria testicular (AT) e plexo pampiniforme (PP).

Dica 1
O sêmen é um líquido esbranquiçado, espumoso e alcalino com volume normal entre 3,5 a 5 ml, e constituído por 200 a 600 milhões de espermatozoides, além de líquido seminal e prostático.

Aplicação Clínica 1
O **criptorquidismo** envolve uma condição clínica na qual o testículo, formado na cavidade abdominal, não desce para o escroto durante o desenvolvimento embrionário normal ou nos meses posteriores ao nascimento. Pode acometer até 4% dos nascimentos a termo, envolver um ou ambos os testículos ao nascimento, e, além de propiciar diminuição da fertilidade, está associado a problemas renais e tumores testiculares.

3. Epidídimo

O epidídimo responde pela maturação e armazenagem dos espermatozoides até a ejaculação. Essa estrutura anatômica tem formato alongado, assemelhando-se à letra "C", e recobre posteriormente cada testículo. É composta por três partes: uma cabeça, parte dilatada situada superiormente ao testículo; um corpo, formado basicamente pelo ducto do epidídimo; e uma cauda, parte terminal e inferior que se continua com o ducto deferente. Na verdade, a maior parte dos espermatozoides provenientes dos dúctulos eferentes dirige-se para a cabeça e o corpo do epidídimo (Figuras 10.4 e 10.5).

4. Funículo Espermático

Como citado anteriormente, os testículos encontram-se suspensos pelos funículos espermáticos, estruturas tubulares que se estendem da margem posterior dos testículos até os canais inguinais. O funículo espermático é envolvido por várias camadas fasciais e contém o ducto deferente, além de diversos feixes vasculonervosos (Figuras 10.4 a 10.6).

Projeções do músculo cremaster podem ser observados externamente e longitudinalmente no funículo espermático. Esse músculo liso contrai-se de forma reflexa para aproximar o testículo do corpo. Dessa maneira, a túnica dartos e o músculo cremaster contribuem para a regulação da temperatura cerca de um grau inferior à temperatura corporal, condição ideal para que ocorra a espermatogênese (Figura 10.3).

5. Ducto Deferente

Os ductos deferentes são canais musculares que perfazem um longo trajeto a fim de conduzir espermatozoides até o ducto ejaculatório. Perfazendo cerca de 45 cm, cada ducto deferente pode ser dividido em partes testicular, funicular, inguinal e pélvica. Assim, inicia-se a partir da cauda do epidídimo, percorre o funículo espermático e atravessa o canal inguinal (Figuras 10.4 a 10.6).

O canal inguinal é uma passagem que se forma a partir da descida do testículo para o escroto durante o desenvolvimento embrionário. Possuindo por volta de 4 cm de comprimento e localizado na porção mais inferior da parede abdominal, esse canal oblíquo permite a passagem do ducto deferente e das demais estruturas que constituem o funículo espermático.

Após entrada na cavidade pélvica, o ducto deferente toma direção posterior e, antes de se continuar com o ducto ejaculatório, apresenta uma dilatação chamada ampola do ducto deferente (Figuras 10.7 e 10.8).

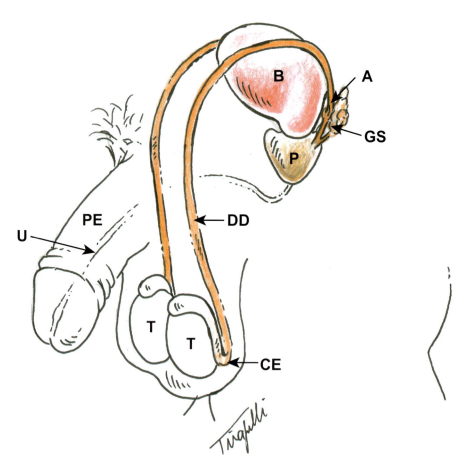

FIGURA 10.7 Representação esquemática do ducto deferente (DD) desde a cauda do epidídimo (CE) até sua ampola (A). Glândula seminal (GS); pênis (PE); próstata (P); uretra esponjosa (U); testículos (T); e bexiga urinária (B).

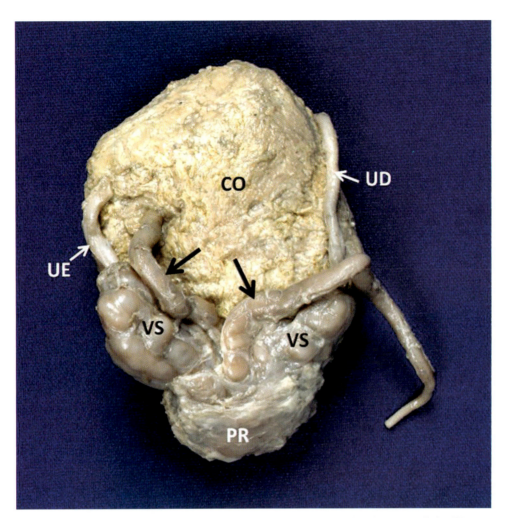

FIGURA 10.8 Visão posterosuperior da bexiga urinária mostrando seu corpo (CO) e a desembocadura dos ureteres direito (UD) e esquerdo (UE). Notar também as duas vesículas seminais (VS) e medialmente a elas, as ampolas dos ductos deferentes (setas pretas) junto ao fundo da bexiga urinária. Próstata (PR).

Aplicação Clínica 2

O **escroto agudo** é uma urgência urológica caracterizada pela presença de dor local intensa, edema e alteração da consistência das estruturas da bolsa testicular. Corresponde a cerca de 0,5% dos atendimentos nos serviços de emergência. Os processos inflamatórios locais e vasculares isquêmicos (torção testicular) são as causas mais comuns e o diagnóstico diferencial nem sempre é simples. Uma ultrassonografia ou cintilografia deve ser realizada para o diagnóstico, e, se após esses recursos propedêuticos o diagnóstico final permanecer incerto, a cirurgia será indicada e deve ser realizada sem demora, de modo a permitir a preservação testicular nos casos de torção do cordão.

6. Ducto Ejaculatório

Formado a partir da junção dos ductos deferente e da glândula ou vesícula seminal, o ducto ejaculatório representa um pequeno tubo de cerca de 2,5 cm de comprimento que se projeta para o interior da próstata por meio de sua face posterior. No seu interior, o ducto ejaculatório abre-se diretamente no colículo seminal da uretra prostática, ao lado do óstio do utrículo prostático (Figura 10.9).

280 Anatomia Sistêmica

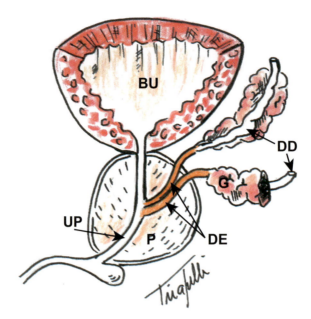

FIGURA 10.9 Representação esquemática dos ductos ejaculatórios (DE) atravessando o tecido prostático (P) e formados pela junção do pequeno ducto da glândula seminal (G) com a ampola do ducto deferente (DD). Bexiga urinária (BU); e uretra prostática (UP).

7. Uretra

A uretra masculina, já descrita no capítulo anterior, é um tubo muscular que tem início no óstio interno da uretra, na região do colo da bexiga urinária, terminando no óstio externo da uretra, situado na glande do pênis. Com cerca de 20 cm de comprimento, a uretra masculina é subdividida nas partes: 1) intramural; 2) prostática; 3) membranosa; e 4) esponjosa (Figura 10.10).

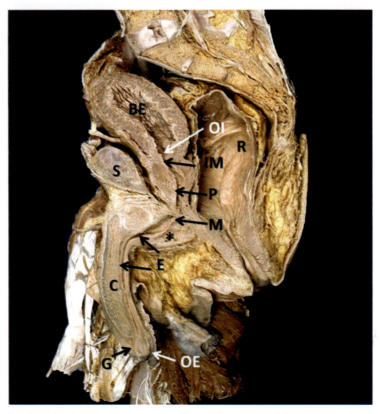

FIGURA 10.10 Secção sagital mediana da pelve masculina com a identificação das partes ou divisões da uretra: intramural (IM), prostática (P), membranosa (M) e esponjosa ou peniana (E), essa última no interior do corpo esponjoso do pênis. Observar também o óstio interno da uretra (OI) no colo vesical e o óstio externo da uretra (OE) na glande do pênis (G). Bexiga urinária (BE), bulbo do pênis (*), corpo cavernoso do pênis (C), sínfise púbica (S), reto (R).

A uretra intramural ou pré-prostática é curta (não mais que 1,5 cm), pois se encontra no interior da própria bexiga urinária, atravessando sua parede muscular (o músculo detrusor) e variando de comprimento de acordo com o estado de enchimento ou esvaziamento vesical. Já a parte prostática da uretra (cerca de 3 a 4 cm) continua-se em sentido inferior à medida que atravessa a próstata e apresenta uma estria mediana e vertical, a crista uretral. Esta se localiza entre dois sulcos – os seios prostáticos. Nestes seios prostáticos conflui uma série de dúctulos prostáticos que liberam a secreção prostática nessa divisão da uretra. Na região central da crista uretral, observa-se uma elevação arredondada chamada colículo seminal que possui um orifício – o óstio do utrículo prostático. O utrículo prostático pode ser entendido como uma estrutura sacular cega que, resumidamente, representaria vestígios do que seria o útero no homem.

Por outro lado, a parte membranosa da uretra representa uma pequena porção da uretra masculina (cerca de 1 a 1,5 cm) que atravessa a região perineal. Trata-se, portanto, de um trajeto curto e pouco distensível, envolvido pelo músculo externo da uretra.

A parte esponjosa ou peniana da uretra é o maior (por volta de 15 cm) e mais distal segmento da uretra, com início no bulbo do pênis, terminando na glande do pênis por meio de uma dilatação – a fossa navicular (Figura 10.11).

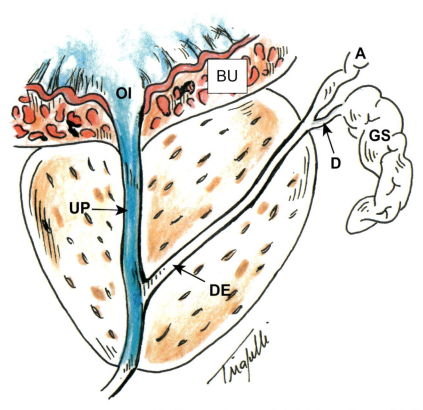

FIGURA 10.11 Representação esquemática da uretra prostática (UP) com origem a partir do óstio interno da uretra (OI). Bexiga urinária (BU); ducto ejaculatório (DE); glândula seminal (GS); ducto da glândula seminal (D); e ampola do ducto deferente (A).

8. Pênis

Assim como o escroto, o pênis também é um órgão genital masculino externo do homem. Esta estrutura fálica é ligeiramente inclinada para o lado esquerdo, funciona como órgão de cópula no homem e serve para condução tanto de urina como de espermatozoides.

O leitor deve estar atento que, na posição anatômica, o pênis encontra-se ereto. Além disso, esse órgão pode ser dividido em raiz do pênis, uma região fixa (Figura 10.12), e corpo do pênis (Figura 10.2), uma região móvel e pendular.

Basicamente, o pênis é um agrupamento de três cilindros compostos por cavidades que se ingurgitam com sangue e respondem por seu intumescimento durante a excitação sexual. De superficial para profundo, o pênis é envolvido por uma camada fina de pele pigmentada, adjacente à tela subcutânea e por uma fáscia peniana profunda, além de conter vasos sanguíneos e linfáticos. Os dois corpos cavernosos do pênis iniciam-se por seus respectivos ramos do pênis na raiz e projetam-se dorsalmente. São recobertos por túnica albugínea e, excetuando-se na região proximal, ambos os corpos cavernosos são separados internamente pelo septo do pênis (Figuras 10.10, 10.12 e 10.13).

282 Anatomia Sistêmica

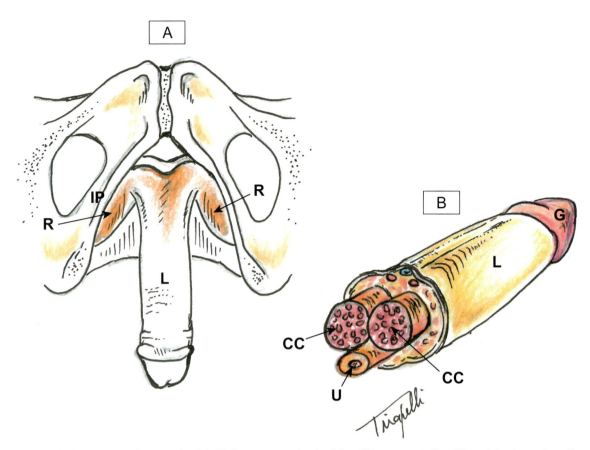

FIGURA 10.12 A. Representação dos ramos do pênis (R) fixos aos ramos isquiopúbicos (IP) e sua porção livre (L), também observada em B, onde se observam os dois corpos cavernosos (CC) e o corpo esponjoso contendo a uretra (U) no seu interior. Glande do pênis (G).

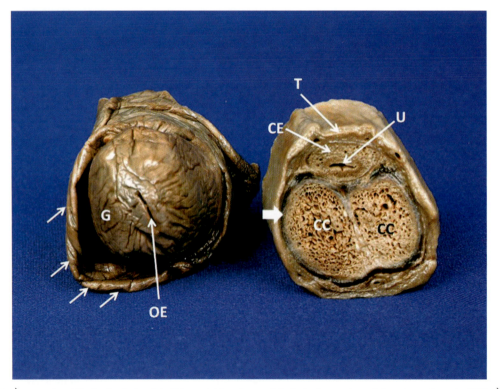

FIGURA 10.13 À esquerda, visão da glande do pênis (G) envolvido pelo prepúcio (setas brancas) e o óstio externo da uretra (OE). À direita, secção transversal do corpo do pênis, com a identificação dos seus três tecidos eréteis: os corpos cavernosos (CC) com seus espaços cavernosos, envolvidos pela sua túnica albugínea (seta branca espessa) e o corpo esponjoso do pênis (CE) contendo a uretra esponjosa (U) em seu interior. Tegumento (T).

O corpo esponjoso (Figuras 10.10, 10.12 e 10.13) encontra-se ventralmente aos corpos cavernosos e abriga a parte esponjosa da uretra. Inicia-se numa dilatação proximal, o bulbo do pênis (Figura 10.10), localizada na raiz do pênis, e termina em outra dilatação distal, a glande do pênis (Figuras 10.2, 10.10, 10.12 e 10.13). Esta, por sua vez, possui um colo e uma coroa sendo envolvida por uma camada dupla de pele – o prepúcio (Figura 10.13). O prepúcio está conectado na região mediana da glande do pênis por meio do frênulo do prepúcio. Este frênulo visa limitar a excursão da glande em relação ao prepúcio durante a cópula. Como já descrito, na glande do pênis pode-se observar o óstio externo da uretra (Figuras 10.10 e 10.13).

Aplicação Clínica 3

Também presente nas mulheres, a hipospadia é uma deformação congênita na qual a uretra, após não devido fechamento do corpo esponjoso durante desenvolvimento embrionário, abre-se por um ou mais orifícios na região ventral do pênis, e não necessariamente na glande do pênis. Normalmente, pode ser reconhecido por prepúcio avantajado ou por curvatura peniana ventral, e cirurgia corretiva pode ser indicada.

---

9. Glândulas Anexas

Diversas glândulas anexas estão dispostas próximo às vias espermáticas de modo que produzam substâncias que promovam viabilidade e integridade dos gametas masculinos. São glândulas anexas do sistema genital masculino as glândulas seminais, a próstata e as glândulas bulbouretrais.

9.1. Glândulas seminais

Localizadas posterolateralmente à bexiga urinária, entre seu fundo e o reto, as glândulas ou vesículas seminais são estruturas alongadas (cerca de 5 cm de comprimento) que secretam o líquido seminal. Este líquido alcalino representa algo em torno de 70% do conteúdo do sêmen e é constituído principalmente por frutose e por proteínas de coagulação. O ducto de cada glândula seminal une-se com o ducto deferente para formar o ducto ejaculatório, local onde os espermatozoides recebem o conteúdo seminal (Figuras 10.8 e 10.9).

9.2. Próstata

Situada inferiormente ao colo da bexiga urinária e anteriormente ao reto, a próstata é a maior glândula anexa do sistema genital masculino, possuindo um formato esferoide com dimensões médias semelhantes à bola de golfe (3 cm de comprimento x 4 cm de largura x 2 cm de profundidade).

É revestida por uma densa cápsula fibrosa neurovascular e, basicamente, pode ser dividida em uma pequena porção fibromuscular e em uma porção glandular, maior, que secreta o líquido prostático. Este líquido leitoso e de odor característico desemboca nos seios prostáticos, na parede posterior da uretra prostática, por meio de dezenas de ductos prostáticos. O líquido prostático pode representar cerca de 20% do conteúdo do sêmen, e possui função protetora aos espermatozoides, já que funciona como uma "solução-tampão" para a alta acidez vaginal.

De forma geral, a próstata é composta pelos lobos direito e esquerdo e seus lóbulos, além do istmo da próstata, localizado anteriormente à uretra prostática (Figuras 10.8, 10.10 e 10.14).

284 Anatomia Sistêmica

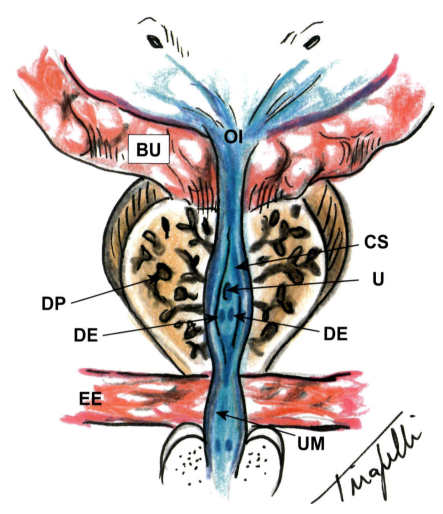

FIGURA 10.14 Representação esquemática da próstata com os ductos prostáticos (DP) no seu interior. Uretra prostática contendo o colículo seminal (CS) e suas três aberturas: utrículo prostático (U) e os óstios dos ductos ejaculatórios (DE). Bexiga urinária (BU); óstio interno da uretra (OI); uretra membranosa (UM); e m. esfíncter externo da uretra (EE).

Dica 2

Juntamente com a dosagem de PSA, o exame de toque retal é uma importante ferramenta para detecção de desordens na próstata; tais como doenças prostáticas e tumores. Nessa avaliação, calçando luvas, o médico introduz o dedo indicador no reto do paciente. Assim, palpa-se na região anterior do reto a parte posterior da próstata, onde normalmente se iniciam os principais tumores. Isso quer dizer que tumores prostáticos podem localizar-se em outras regiões prostáticas, não sendo detectados necessariamente através do exame de toque retal.

Aplicação Clínica 4

A **hipertrofia prostática benigna (HPB)** é comum após a meia-idade. A próstata aumenta e comprime a bexiga urinária, impedindo a micção, uma vez que distorce a parte prostática da uretra. Os sintomas mais comuns são noctúria (vontade de urinar noturna), disúria (dor ao urinar) e urgência urinária.

9.3. Glândulas bulbouretrais

As glândulas bulbouretrais possuem uma forma semelhante a uma ervilha e situam-se posterolateralmente à parte membranácea da uretra, no interior do músculo esfíncter externo da uretra. Seus ductos atravessam a região perineal e se abrem na parte esponjosa da uretra, proximal ao bulbo do pênis. O líquido bulbouretral é mucoso e possui função lubrificante, não respondendo por mais de 10% do volume do sêmen (Figura 10.11).

> **Dica 3**
>
> O **sêmen** é a mistura dos espermatozoides produzidos nos testículos com o fluido produzido pela próstata, vesículas seminais e glândulas bulbouretrais. Serve como uma fonte de nutrição para os espermatozoides, auxiliando também na sua ativação para que se tornem móveis.

Objetivos Teóricos

Após a leitura do tema SISTEMA GENITAL MASCULINO, o aluno será capaz de:

A. Nomear os órgãos genitais masculinos externos.
B. Nomear os órgãos genitais masculinos internos.
C. Descrever as vias espermáticas.
D. Descrever as glândulas anexas.
E. Citar quais são as secreções que compõem o sêmen.
F. Descrever o trajeto do sêmen desde sua formação até sua eliminação durante a ejaculação.

Objetivos Práticos

Objetivo Geral

Ao final deste capítulo, os alunos deverão ser capazes de identificar e nomear os órgãos que constituem o sistema genital masculino e algumas das suas principais divisões no laboratório de anatomia.

Examinando os modelos e peças anatômicas, o aluno será capaz de identificar e nomear:

ESTRUTURA ANATÔMICA	ETIMOLOGIA	CARACTERÍSTICAS/CURIOSIDADES
Testículos	(L) Diminutivo de *testis* = pote de pequeno tamanho	As vias espermáticas são constituídas por órgãos que conduzem o sêmen do local de formação até o meio externo, durante a ejaculação. São eles: o epidídimo, o ducto deferente e a uretra.
Túnica albugínea	(L) *Tunica* = vestimenta, película, cobertura	
	(L) *Albugo* = brancura	
Epidídimo	(G) *Epi* = sobre + (Gr) *Didymos* = duplo, em dobro	Podem ser consideradas vias espermáticas proximais os túbulos seminíferos contorcidos, a rede testicular e os dúctulos eferentes, todos localizados no interior do testículo.
Funículo espermático	(L) *Funiculus* = diminutivo de *Funis*. *Funis* = corda, amarra	
	(G) *Sperma* = semente	
Ducto deferente	(L) *Ductus* = condução, traçado	
	(L) *Deferre* = depositar, trazer para baixo	
Ampola do ducto deferente	(L) *Ampulla* = vaso, frasco	
Glândula (vesícula) seminal	(L) *Glândula* = diminutivo de *Glans*, bolota	
	(L) *Vesica* = diminutivo de vesica, bexiga	
	(L) *Seminalis* = relativo a sêmen, semente	
Ducto ejaculatório	(L) *Ductus* = condução, traçado	
	(L) *Ejaculare* = jorra	
Próstata	(Gr) *Pros* = antes + (Gr) *Sta* = parar	

Pênis (L) = cauda		
Raiz do pênis	(L) *Radix* = raiz	A ereção ocorre a partir do estímulo sexual. Após a liberação de neurotransmissores dos terminais nervosos cavernosos ocorre o relaxamento da musculatura. Como consequência, artérias e arteríolas dilatam e um aumento no fluxo sanguíneo é promovido, somado ao represamento deste sangue pela expansão dos sinusoides (capilares) e compressão do plexo venoso entre a túnica albugínea e os sinusoides, com consequente diminuição do efluxo de sangue. Assim, essa cascata de acontecimentos promove a rigidez peniana. A circuncisão é a excisão cirúrgica do prepúcio realizada comumente em lactentes e que também pode ser realizada em adultos em caso de fimose. Nestes casos, o prepúcio se encaixa firmemente sobre a glande e não é possível retraí-lo. Outra situação é denominada para fimose em que a glande aumenta de tal forma que é impossível cobri-la com o prepúcio.
	(L) *Penis* = cauda	
Ramos	(L) *Ramus* = ramo	
	(L) *Penis* = cauda	
Bulbo	(Gr) *Bolbos* = bulbo, especialmente da cebola	
Corpos cavernosos	(L) *Corpus* = corpo, substância, matéria	
	(L) *Cavernosus* = relativo à caverna, porão	
Corpo esponjoso	(L) *Corpus* = corpo, substância, matéria	
	(Gr) *Spongos* = esponja	
Prepúcio	(L) *Pre* = antes + (L) *Putum* = pênis	
Glande	(L) *Glans* = fruto do carvalho, estrutura arredondada, bolota	

Uretra masculina (Gr) *Ouréthra* = que leva a urina		
Óstio interno da uretra	(L) *Ostium* = abertura, porta	O óstio interno da uretra está presente na região do esfíncter interno que, durante a ejaculação, permanece contraído para evitar um fluxo retrógrado para a bexiga.
	(L) *Internus* = mais interno	
	(Gr) *Ouréthra* = que leva a urina	
Uretra prostática	(Gr) *Ouréthra* = que leva a urina	
	(Gr) *Pros* = antes + (Gr) *Sta* = para	
Colículo seminal	(L) *Colliculus*, diminutivo de (L) *collis* = colina	
	(L) *Seminalis* = relativo a sêmen, de (L) *semen* = semente	
Seios prostáticos	(L) *Sinus* = bolso, vaso, arco	
	(Gr) *Pros* = antes + (Gr) *Sta* = parar	

ESTRUTURA ANATÔMICA	ETIMOLOGIA	CARACTERÍSTICAS/CURIOSIDADES
Uretra membranosa	(Gr) *Ouréthra* = que leva a urina (L) *Membranaceus* = relativo à membrana	Durante a excitação sexual, a secreção alcalina das glândulas bulbouretrais lubrifica a extremidade do pênis e o revestimento da uretra para proteger os espermatozoides da acidez provocada pela passagem da urina na região.
Uretra esponjosa ou peniana	(Gr) *Ouréthra* = que leva a urina (L) *Spongos* = esponja (animal marinho)	
Fossa navicular da uretra	(L) *Fossa* = fosso, vala (L) *Fodiere* = cavar, furar, vasar (L) *Navicula* = diminutivo de *Navis*, navio, escuna (Gr) *Ouréthra* = que leva a urina	A estenose (estreitamento) uretral é comum e geralmente ocorre após um trauma ou inflamação. Pode acometer a fossa navicular e o tratamento é à base de cremes corticoides e, em casos mais graves, cirurgia.
Óstio externo da uretra	(L) *Ostium* = Abertura, porta (L) *Externis* = vindo de fora, exterior (Gr) *Ouréthra* = que leva a urina	O óstio externo da uretra pode estar na face ventral da glande, o que chamamos hipospadia. Trata-se de uma anomalia congênita comum do pênis.

Exercícios de autoavaliação

1. Marque uma resposta nas questões a seguir.
   1.1. O gameta sexual masculino é produzido pela gônada e até a ejaculação fica armazenada:
   a) Na rede espermática
   b) No epidídimo
   c) No ducto deferente
   d) Na vesícula seminal
   E) No ducto ejaculatório
   1.2. O sêmen é uma mistura de espermatozoides e de uma secreção fluida formada principalmente pelo(a):
   a) Testículo
   b) Epidídimo
   c) Vesícula seminal
   d) Próstata
   e) Glândula bulbouretral
   1.3. Dentre as afirmativas que seguem, assinale a alternativa incorreta:
   a) A uretra peniana passa pelos corpos cavernosos
   b) A próstata envolve uma porção da uretra
   c) A união do ducto deferente com o ducto da glândula seminal forma o ducto ejaculatório
   d) Os túbulos seminíferos contorcidos se reúnem na rede testicular
   e) O ducto deferente conduz espermatozoides até a vesícula seminal

2. Complete os espaços.
   2.1. No sistema reprodutor masculino, as gônadas são os _____, responsáveis pela produção dos gametas, os _____. O transporta os _____ espermatozoides da cauda do epidídimo à face posterior da bexiga urinária, onde se une ao ducto da vesícula seminal, constituindo o _____. Esse, por sua vez, cruza internamente a próstata para se abrir através de dois óstios dos ductos ejaculatórios, em uma elevação da parte posterior da uretra prostática, denominada _____.
   2.2. A raiz do pênis, fixa, está formada por um _____ do pênis e por dois _____ do pênis. Já o corpo ou porção livre desse órgão é formado por dois _____ e por um _____, atravessado internamente pela uretra. A parte anterior dilatada do _____ é denominada _____ e possui o óstio externo da uretra.

3. Correlacione as colunas.

A. Glândulas Seminais	3.1. [ ] Libera secreção mucoide
	3.2. [ ] Confere o odor característico do sêmen
B. Glândula Prostática	3.3. [ ] Secreta fluido que ativa os espermatozoides
	3.4. [ ] É um órgão ímpar, pélvico
C. Glândulas Bulbouretrais	3.5. [ ] Seus ductos desembocam na uretra esponjosa
	3.6. [ ] Secreta um líquido alcalino com frutose

Responda às questões a seguir.

1. Pesquise sobre a vasectomia, destacando órgãos envolvidos, finalidade e composição do líquido seminal após procedimento.
2. O funículo espermático é caracterizado por um conjunto de estruturas, vasculares, nervosas e linfáticas, que chegam ou partem do testículo. A torção do funículo espermático é uma condição de emergência cirúrgica. Pesquise o que leva à torção do funículo espermático, bem como as consequências.
3. Pesquise sobre as camadas ou túnicas que envolvem o testículo, descrevendo de quais estruturas da parede abdominal se originam a fáscia espermática externa, a fáscia cremastérica e a fáscia espermática interna.

REFERÊNCIAS

1. Chevrel, J.P.; Guéraud, J.P.; Lévy, J.B. (2003) Anatomia Geral. 7ª ed. Rio de Janeiro: Editora Guanabara Koogan.
2. Cotran, R.S.; Kumar, V.; Collins, T. (1999) Robbin's Pathologic Basis of Disease. 6ª ed. Filadélfia: Saunders.
3. Fernandes, G.J.M. (1999) Eponímia e Etimologia. São Paulo: Editora Plêiade.
4. Gardner, E.; Gray, D.J.; O'Rahilly, R. (1978) Anatomia: estudo regional do corpo humano. 4ª ed. Rio de Janeiro: Editora Guanabara Koogan.
5. Gray's Anatomia. (2011) A base anatômica da prática clínica. 40ª ed. Rio de Janeiro: Editora Elsevier.
6. Lippert, H.; Herbold, D.; Lippert-Burmester, W. (2005) Anatomia. Texto e atlas. 7ª ed. Rio de Janeiro: Editora Guanabara Koogan.
7. Moore, K.L.; Dalley, A.F.; Agur, A.M.R. (2010) Anatomia orientada para a clínica. 6ª ed. Rio de Janeiro: Editora Guanabara Koogan.
8. Sociedade Brasileira de Anatomia. (2001) Terminologia anatômica. São Paulo: Editora Manole.
9. Spence, A.P. (1991) Anatomia Humana Básica. 2ª ed. Barueri: Editora Manole.
10. Stedman's Medical Dictionary. (2006) 28ª ed. Baltimore: Lippincott Williams & Wilkins.
11. Tirapelli, L.F. (2008) Bases morfológicas do corpo Humano. Rio de Janeiro: Editora Guanabara Koogan.

Capítulo 11

Sistema Genital Feminino

Objetivo Geral
Ao final deste capítulo, todos deverão descrever e identificar os órgãos genitais femininos, internos e externos, e suas relações com o peritônio na cavidade pélvica. Deverão também descrever a localização e a morfologia da mama.

1. Generalidades

Os componentes do sistema genital feminino garantem a perpetuação da espécie através da reprodução. Para tanto, seus órgãos são responsáveis por diversas funções: produção e amadurecimento dos gametas femininos, secreção de hormônios sexuais, recepção de fluidos durante o coito, fecundação, implantação do blastócito para desenvolvimento embrionário e fetal, promoção de condições para o parto e nutrição ao novo ser nos seus primeiros anos de vida. São didaticamente agrupados em internos e externos.

2. Órgãos Genitais Femininos Externos

A genitália externa, também denominada vulva ou pudendo, é caracterizada pelo seguinte conjunto de estruturas: (1) monte do púbis, uma elevação mediana, anterior à sínfise púbica, que forma um coxim subcutâneo constituído de tecido adiposo e que, na puberdade, é coberto por pelos espessos; (2) grandes lábios, duas pregas cutâneas longitudinais e espessas que contêm tecido adiposo, como também algumas fibras de músculo liso. São contínuos anteriormente ao monte do púbis. Suas faces laterais são pigmentadas e, após a puberdade, cobertas por pelos. A fenda delimitada entre os grandes lábios é denominada rima do pudendo; (3) pequenos lábios, duas pregas cutâneas úmidas e avermelhadas localizadas medialmente aos grandes lábios que protegem o óstio da vagina e da uretra. Anteriormente, os lábios menores do pudendo unem-se para formar o prepúcio do clitóris; (4) rima do pudendo, um espaço entre os lábios maiores onde se abre a vagina e a uretra; (5) clitóris, um tecido erétil homólogo aos corpos cavernosos e ligado à excitabilidade sexual feminina. O clitóris possui duas extremidades fixas ao ísquio e ao púbis, os ramos do clitóris, que se unem formando o corpo do clitóris, livre, que termina por uma dilatação, a glande do clitóris; (6) vestíbulo da vagina, uma fenda delimitada entre os pequenos lábios onde estão localizados o óstio da vagina, o óstio externo da uretra e os orifícios dos ductos das glândulas vestibulares maiores e menores; (7) bulbo do vestíbulo, tecidos eréteis alongados e profundos aos músculos bulboesponjosos, dispostos como uma ferradura ao redor do óstio da vagina. São homólogos rudimentares do bulbo do pênis e a porção adjacente do corpo esponjoso. Quando cheios de sangue, dilatam-se e proporcionam maior contato entre o pênis e o óstio da vagina; e (8) glândulas vestibulares, que têm papel importante na lubrificação da vagina. Os pares de glândulas vestibulares maiores se abrem no vestíbulo da vagina perto das margens laterais do óstio da vagina. Os minúsculos ductos das glândulas vestibulares menores se abrem no vestíbulo da vagina, entre os óstios da uretra e da vagina (Figura 11.1).

Em conjunto com diversos músculos, o canal anal e o ânus, os órgãos genitais externos femininos formam a região denominada períneo. O períneo é responsável pelo fechamento da região inferior da pelve, formando um assoalho.

Aplicação Clínica 1
Bloqueio do nervo pudendo durante o parto: usado pra aliviar a dor no momento do parto. O nervo pudendo é formado por fibras que transmitem os impulsos dolorosos do parto por distensão da vagina, da vulva, do períneo e do reto. Para o bloqueio da sua inervação, é utilizado a via transvaginal, causando o efeito adequado na região do períneo e possibilitando parto com episiotomia.

292 Anatomia Sistêmica

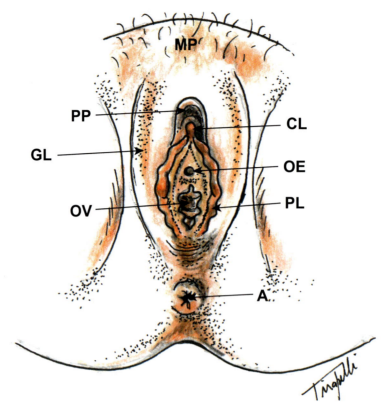

FIGURA 11.1 Pudendo feminino. Monte púbico (MP); grandes lábios (GL); pequenos lábios (PL); clitóris (CL); prepúcio do clitóris (PP); óstio externo da uretra (OE); óstio vaginal (OV); e ânus (A).

Dica 1

Cistos vulvares: O cisto de Bartholin resulta da obstrução de um dos ductos das glândulas vestibulares maiores. Um cisto pequeno pode ser assintomático; porém, em condições dolorosas, onde há infecção e abscesso, pode ocorrer devido à contaminação de microrganismos oriundos da região anal.

3. Órgãos Genitais Femininos Internos

Os órgãos internos do sistema genital feminino são a vagina, o útero, as tubas uterinas e os ovários (Figura 11.2).

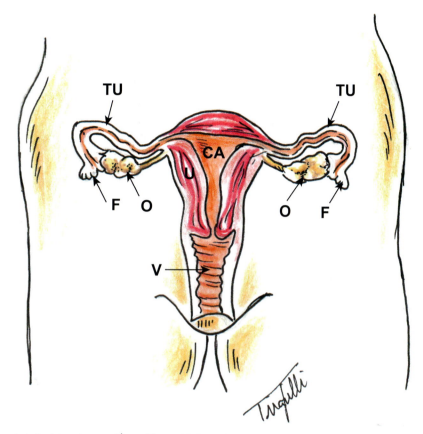

FIGURA 11.2 Órgãos genitais femininos internos. Útero (U) e cavidade uterina (CA); tubas uterinas (TU) e fímbrias (F); vagina (V); e ovários (O).

Os ovários são os órgãos responsáveis pela produção de gametas e dos hormônios sexuais, estrogênio e progesterona. Na mulher sexualmente madura, são estruturas sólidas, ovoides, com aproximadamente 4 cm de comprimento, localizados na cavidade pélvica, lateralmente ao útero. A cor e a textura dos ovários variam de acordo com a idade e o estágio reprodutor da mulher. Em meninas jovens, são lisos e róseos; na puberdade, tornam-se brancos acinzentados e com superfície rugosa devido às cicatrizes causadas pelas ovulações (Figuras 11.2 a 11.4). As tubas uterinas são duas estruturas musculomembranosas alongadas que transportam os ovócitos dos ovários para o útero. Cada tuba uterina possui cerca de 10 cm de comprimento com a presença de duas aberturas: o óstio uterino da tuba (que se comunica com a cavidade do útero) e o óstio abdominal da tuba (que se comunica com a cavidade abdominal). A tuba uterina possui quatro partes: a parte uterina ou intramural, o istmo da tuba uterina, a ampola da tuba uterina e o infundíbulo da tuba uterina. Nas margens do infundíbulo, encontra-se uma série de franjas irregulares chamadas fímbrias (Figuras 11.2 a 11.6).

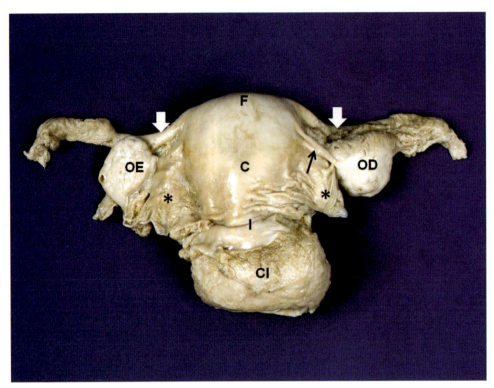

FIGURA 11.3 Visão posterior do útero, ovários direito (OD) e esquerdo (OE) e tubas uterinas (setas brancas espessas). Observar as divisões do útero: fundo (F), corpo (C), istmo (I) e colo ou cérvix (Cl). Ligamentos largos do útero (*), ligamento próprio do ovário ou útero-ovárico (seta preta).

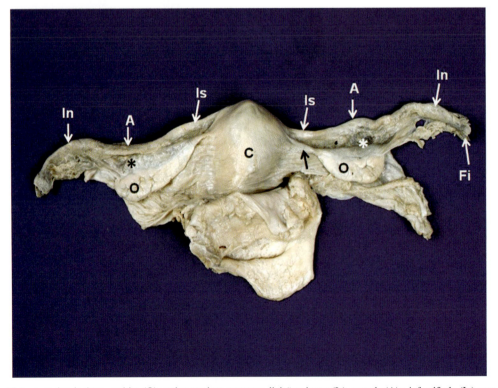

FIGURA 11.4 Visão posterior do útero, ovários (O) e tubas uterinas com suas divisões: istmo (Is), ampola (A) e infundíbulo (In) com as fímbrias (Fi). Observar um dos ligamentos útero-ováricos (seta preta) e os mesossalpinges (*), parte dos ligamentos largos do útero que fixam as tubas uterinas. Corpo do útero (C).

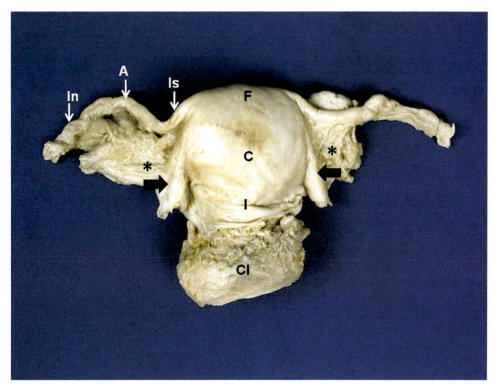

FIGURA 11.5 Visão anterior do útero e das tubas uterinas com suas divisões. Divisões do útero: fundo (F), corpo (C), istmo (I) e colo ou cérvix (Cl) e divisões das tubas uterinas: istmo (Is), ampola (A) e infundíbulo (In). Ligamentos redondos do útero (setas pretas), ligamentos largos do útero (*).

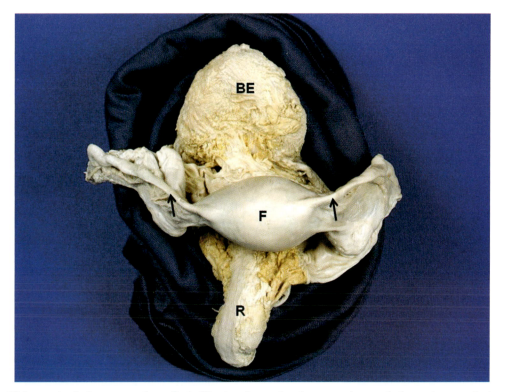

FIGURA 11.6 Visão superior do útero mostrando seu fundo (F) e das tubas uterinas (setas pretas) e sua relação anterior com a bexiga urinária (BE) e posterior com o reto (R).

> **Dica 2**
> **Laqueadura tubária** é um procedimento cirúrgico de esterilização mais comum em que as tubas uterinas são suturadas, rompendo assim a sua permeabilidade. A ovulação e a menstruação não são afetadas.

O útero é o órgão que recebe o blastocisto, que é o resultado do desenvolvimento de um ovócito fertilizado. O útero proporciona o local para a sua implantação e desenvolvimento. É um órgão muscular em forma de pera invertida, localizado superiormente ao assoalho da cavidade pélvica, anteriormente ao reto e posterossuperiormente à bexiga urinária. No estado não gravítico, o útero tem aproximadamente 7 cm de comprimento, 5 cm de largura (em sua região mais larga) e 3 cm de espessura. Possui quatro regiões anatômicas: o fundo do útero, o corpo do útero, o istmo e o colo do útero. Os principais meios de fixação do útero são o ligamento largo do útero e o ligamento redondo do útero. As paredes do útero são formadas por três camadas: o endométrio (mais internamente), o miométrio e o perimétrio (Figuras 11.2 a 11.8).

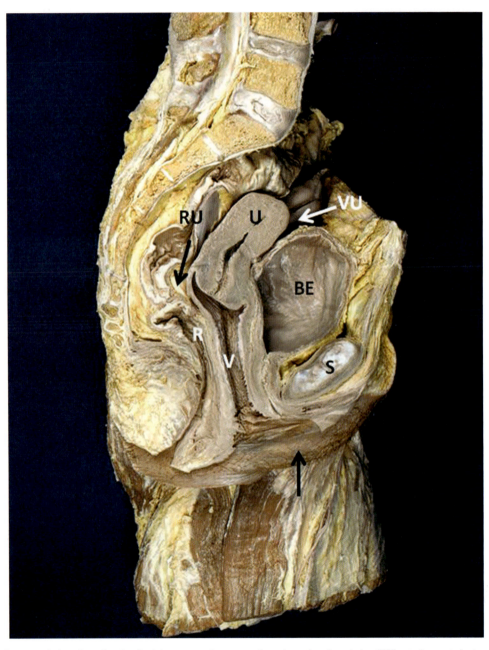

FIGURA 11.7 Secção sagital mediana da pelve feminina mostrando a escavação peritoneal vesico-uterina (VU) anteriormente (entre a bexiga e o útero) e a escavação reto-uterina (RU) posteriormente (entre o reto e o útero). Grande lábio (seta preta), sínfise púbica (S), bexiga urinária (BE), útero (U), vagina (V), reto (R).

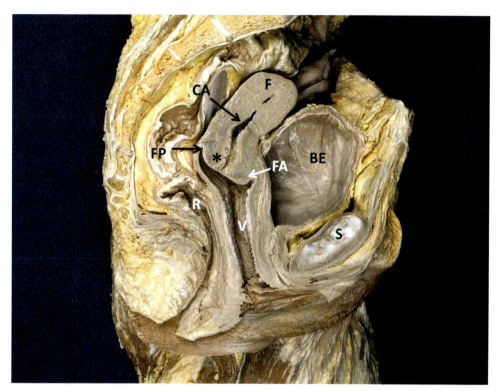

FIGURA 11.8 Secção sagital mediana da pelve feminina mostrando em detalhe o fundo (F) e o colo ou cérvix uterino (*), assim como a cavidade uterina (CA) e o fórnix anterior (FA) e posterior (FP) da vagina (V). Bexiga urinária (BE), sínfise púbica (S), reto (R).

Dica 3

Ciclo menstrual é um processo complexo que envolve o sistema genital feminino e o sistema endócrino. É caracterizado pelo descamar periódico do endométrio e a eliminação pela vagina. Ocorre em um período de aproximadamente quatro semanas, sendo o dia um do ciclo o primeiro dia de sangramento. Os ciclos menstruais caracterizam a vida reprodutiva feminina, com início na puberdade, pela menarca (entre 10 e 14 anos) e término na menopausa (entre 45 e 52 anos).

Aplicação Clínica 2

Exame preventivo do câncer de colo uterino (Papanicolau), também conhecido como esfregaço cervicovaginal e colpocitologia oncótica cervical, é usado para detectar alterações nas células do colo do útero, foi nomeado Papanicolaou em homenagem ao patologista grego Georges Papanicolaou, que criou o método no início do século. Esse método reduziu significativamente o número de mortes de mulheres em locais onde o câncer de colo uterino chegou a ser a principal causa de morte em mulheres.

A vagina é o órgão de cópula feminino, que recebe o sêmen durante as relações sexuais, serve como via de escoamento do sangue menstrual e, durante o parto, dá passagem para o nascimento do bebê. Está situada entre a bexiga urinária e o reto. Possui aproximadamente 9 cm de comprimento e se estende do colo do útero até o vestíbulo da vagina. Comunica-se superiormente com o útero através do óstio uterino, inferiormente, abre-se no vestíbulo da vagina através do óstio da vagina (Figuras 11.2, 11.7 e 11.8). O recesso profundo que cerca a protrusão do colo do útero na vagina é chamado fórnice da vagina (Figura 11.8). Nas virgens, o óstio da vagina é fechado parcialmente pelo hímen, uma membrana de tecido conjuntivo revestida por mucosa interna e externamente. Com a ruptura do hímen, geralmente após a primeira relação sexual, formam-se as carúnculas himenais.

Aplicação Clínica 3

O traumatismo obstétrico pode causar fraqueza e ruptura na parede vaginal, transformando-as em fístulas vaginais; ou seja, comunicações entre a luz vaginal e a luz da bexiga, uretra, reto ou períneo.

4. Mamas

As mamas estão presentes nos dois sexos; porém, nas mulheres, são mais desenvolvidas devido a fatores hormonais da puberdade. São anexos da pele e fazem parte do tegumento, pois, estruturalmente, seu parênquima é formado por glândulas mamárias que são, na realidade, glândulas sudoríparas modificadas especializadas na produção de leite após a gestação. As mamas são estudadas com o sistema genital feminino já que, funcionalmente, são especializadas na secreção de leite para a nutrição do novo ser e desenvolvem-se em função das modificações ocorridas durante a gestação, estimuladas pelo hormônio prolactina.

> **Dica 4**
> A **mama** sofre influência de três hormônios importantes: o estrogênio, que é responsável pelo desenvolvimento da mama feminina na puberdade; a prolactina, que estimula a produção de leite a partir da fecundação; e a ocitocina, responsável pelo reflexo de ejeção do leite.

O parênquima mamário é formado pelas glândulas mamárias, compostas por 15 a 20 lobos piramidais formados por lóbulos da glândula mamária e que possuem ductos lactíferos que se abrem na papila mamária. A parte do estroma mamário é formada por tecido adiposo, que envolve seus lobos, e por ligamentos suspensores da mama, que conferem sustentação às mamas. A papila mamária é uma projeção na qual desembocam os 15 a 20 ductos lactíferos dos respectivos lobos da glândula mamária. Ao redor da papila mamária, há uma área de maior pigmentação, a aréola mamária, em que há glândulas sudoríparas e sebáceas. Dois terços da mama feminina estão apoiados sobre o músculo peitoral maior, e outro terço sobre a fáscia do músculo serrátil anterior (Figuras 11.9 a 11.12).

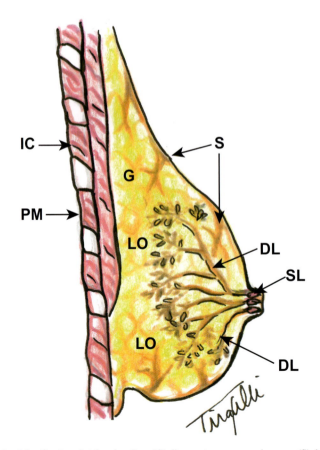

FIGURA 11.9 Mama e seu tecido glandular. Gordura da tela subcutânea (G); ligamento suspensor da mama (S); lobos da glândula mamária (LO); ductos lactíferos (DL); seios lactíferos (SL). Músculo peitoral maior (PM) e músculos intercostais (IC).

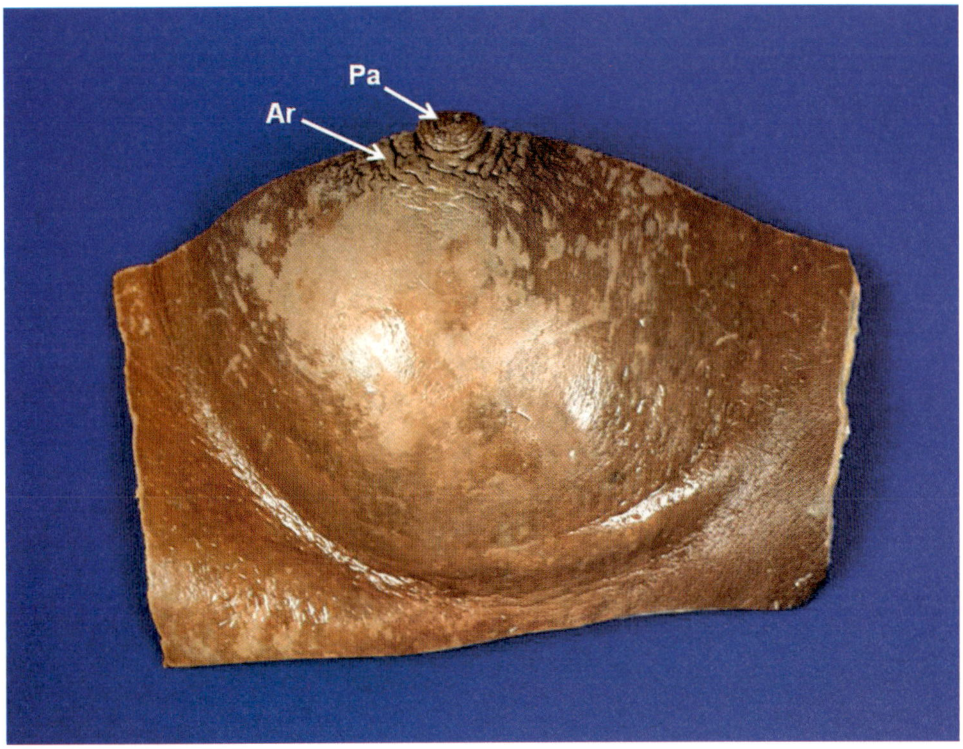

Sistema Genital Feminino **Capítulo | 11** 299

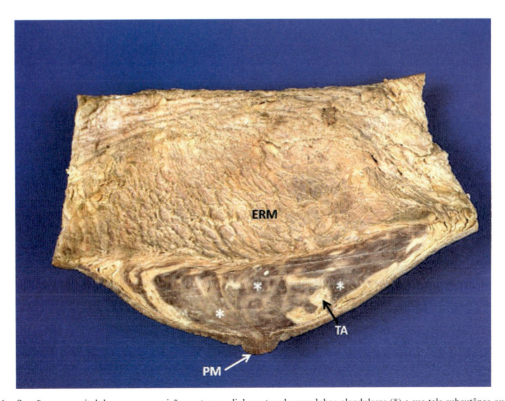

FIGURA 11.10 Secção parassagital da mama com a identificação da papila mamária (Pa) e da aréola mamária (Ar).

FIGURA 11.11 Secção parassagital da mama com visão posteromedial mostrando seus lobos glandulares (*) e sua tela subcutânea ou gordura (TA) e posteriormente o espaço retromamário (ERM). Papila mamária (Pa).

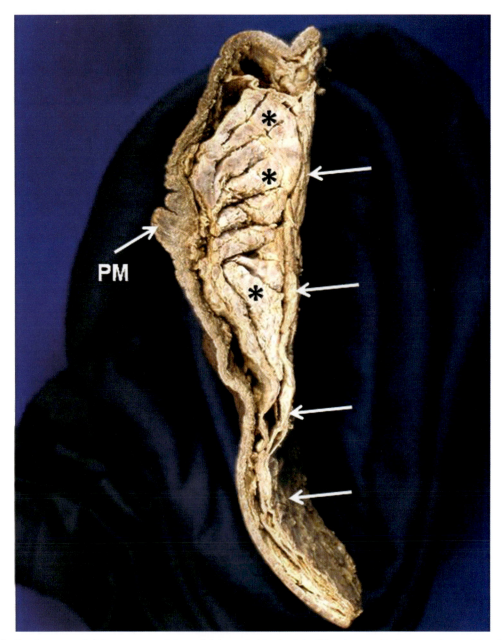

FIGURA 11.12 Secção parassagital da mama com visão medial do seu tecido glandular (*) após remoção da sua gordura ou tela subcutânea e, posteriormente, o espaço retromamário (setas brancas). Papila mamária (Pa).

Aplicação Clínica 4

Para facilitar a descrição de alterações na mama, como tumores e cistos, é utilizada a divisão em quadrantes, considerando a orientação de quatro pontos ortogonais (12h/3h/6h/9h) e a distância em cm da aréola mamária. Por exemplo, em um exame de ultrassonografia, se detecta um cisto no quadrante inferior lateral da mama direita na posição 7h, com 3 cm de distância da aréola.

---

5. Comportamento do Peritônio na Cavidade Pélvica

O peritônio na pelve feminina (relembrar a descrição detalhada no capítulo de sistema digestório), após recobrir a bexiga urinária, reflete-se do assoalho da pelve e paredes laterais do útero, formando o ligamento largo do útero. Este ligamento mantém o útero posicionado e divide a cavidade pélvica em dois compartimentos: a escavação vesicouterina, que é anterior, localizada entre o útero e a bexiga urinária, e a retouterina, que é posterior, localizada entre o útero e o reto (Figura 11.8).

Objetivos Teóricos

Após a leitura do tema SISTEMA GENITAL FEMININO, o aluno será capaz de:

A. Nomear os órgãos genitais femininos externos.
B. Nomear os órgãos genitais femininos internos.
C. Descrever a anatomia das mamas.
D. Descrever, após a ejaculação, o trajeto dos espermatozoides no interior da luz dos órgãos E. genitais femininos internos e o local mais comum de fecundação.

Objetivos Práticos

Objetivo Geral

Ao final deste capítulo, os alunos deverão ser capazes de identificar e nomear os órgãos que constituem o sistema genital feminino e algumas das suas principais divisões no laboratório de anatomia.

Examinando os modelos e peças anatômicas, o aluno será capaz de identificar e nomear:

ÓRGÃOS GENITAIS FEMININOS EXTERNOS (PUDENDO)

ESTRUTURA ANATÔMICA	ETIMOLOGIA	CARACTERÍSTICAS/CURIOSIDADES
Monte púbico	(L) *Mons* = monte, montanha (L) *Pubicus* = relativo ao púbis	Na antiguidade, utilizava-se o termo "*Mons venerii*" (Monte de Vênus) para mulheres e "*Mons jovis*" (Monte de Júpiter) para homens.
Grandes lábios	(L) *Labrum* = lábio, reborda	Fazem referência aos recipientes de margens largas que eram usados nos banhos romanos.
Pequenos lábios	(L) *Labrum* = lábio, reborda	
Glande do clitóris	(L) *Glans* = em forma de bolota (Gr) *Kleitorís* = fechado	*Glans* é a denominação do fruto do carvalho, estrutura arredondada, bolota.
Bulbo do vestíbulo	(L) *Bulbus* = semelhante ao bulbo da cebola, esferoidal (L) *Vestibulum* = vestíbulo, antecâmara	São homólogos rudimentares ao bulbo e porções do corpo esponjoso do pênis. Esta estrutura proporciona, durante o ato sexual, maior contato entre o pênis e o orifício da vagina, permitindo a sensação de edema na região pudenda.
Óstio da vagina	(L) *Ostium* = abertura, porta (L) *Vagina* = bainha ou vagem	Episiotomia é a incisão cirúrgica do períneo na parede posterior da vagina que tem como objetivo aumentar o óstio da vagina, facilitando a saída do bebê durante o parto.
Vestíbulo da vagina	(L) *Vestibulum* = vestíbulo, antecâmara (L) *Vagina* = bainha ou vagem	Nas casas romanas existia um aposento onde os convidados retiravam as togas (espécie de capa ou manto de lã) empoeiradas. Tratava-se do *vestibulum*.

ÓRGÃOS GENITAIS FEMININOS EXTERNOS

Vagina	(L) *Vagina* = bainha ou vagem	A vagina era, originalmente, um estojo para o *gladius*, uma pequena espada romana. Como *gladius* era um dos nomes populares para pênis, a vagina tornou-se, por analogia de encaixe, uma palavra popular para a genitália feminina.
Fórnice da vagina	(L) *Fornix* = abóboda, arco de porta (L) *Vagina* = bainha ou vagem	Era o nome dado pelos arquitetos romanos aos arcos de tijolos ou a um aposento com teto curvo. As prostitutas romanas mais pobres trabalhavam embaixo dos arcos dos aquedutos.

Útero
(L) *Uterus* = derivado de *ulter*, saco feito de pele de cabra

Óstio uterino	(L) *Ostium* = Abertura, porta (L) *Uterus* = derivado de *ulter*, saco feito de pele de cabra	A denominação correta para os "miomas" é leiomioma uterino (*leio* = liso; *mio* = músculo; *oma* = tumor benigno). É um tumor benigno formado pelo crescimento anormal do músculo uterino, podendo ou não alterar o formato do órgão à medida que se desenvolve. Pode permanecer estável durante anos ou crescer em poucos meses. Ocorre com maior frequência entre os 40 e 50 anos e sua causa é desconhecida. Quando apresenta sintomas, os principais são: menstruação irregular, cólicas, dores abdominais, pélvicas e na relação sexual e problemas urinários.
Colo do útero ou cérvix	(L) *Coellum* ou *Collum* = pescoço, gargalo (L) *Uterus* = derivado de *ulter*, saco feito de pele de cabra (L) *Cervix* = pescoço, gargalo	
Istmo do útero	(Gr) *Isthmós* = passagem estreita (L) *Uterus* = derivado de *ulter*, saco feito de pele de cabra	
Corpo do útero	(L) *Corpus* = corpo, substância matéria (L) *Uterus* = derivado de *ulter*, saco feito de pele de cabra	
Fundo do útero	(L) *Fundus* = fundo, base (L) *Uterus* = derivado de *ulter*, saco feito de pele de cabra	
Cavidade uterina	(L) *Cavitas* = cavidade, escavação (L) *Uterus* = derivado de *ulter*, saco feito de pele de cabra	
Perimétrio	(Gr) *Peri* = ao redor; (Gr) *Metrã* = matriz, útero	
Miométrio	(Gr) *Myo* = músculos; (Gr) *Metra* = útero, matriz	
Endométrio	(Gr) *Endon* = dentro; *Metra* = matriz	

ÓRGÃOS GENITAIS FEMININOS EXTERNOS (PUDENDO)

ESTRUTURA ANATÔMICA	ETIMOLOGIA	CARACTERÍSTICAS/CURIOSIDADES
Tubas uterinas	(L) *Tuba* = tuba; semelhante a uma trombeta ou corneta (L) *Uterus* = derivado de *ulter*, saco feito de pele de cabra	Na gravidez ectópica tubária, o blastocisto se implanta na mucosa da tuba uterina. Esse é o tipo mais comum de gravidez ectópica.
Fímbrias	(L) *Fimbriae* = franja, orla	
Ovários	(L) *Ovarium* = carregador de ovos	
Mama		
Aréola mamária	(L) *Área*= espaço + *Ola* = sufixo diminutivo (L) *mamma* = mama	O câncer de mama é o que mais acomete as mulheres no mundo todo. Sua incidência está crescendo devido ao aumento da expectativa de vida e da adoção de um estilo de vida menos saudável. A detecção precoce para melhorar o resultado e a sobrevivência do câncer de mama é fundamental para controle da doença. O autoexame deve fazer parte da rotina de todas as mulheres e a mamografia anual principalmente após os 40 anos.
Papila mamária	(L) *Papilla* = borbulha pequena, bico da mama (L) *Papare* = mamar ou comer como criança (L) *Papula* = caroço pequeno, tumoração.	
Glândulas mamárias	(L) *Glandula* = diminutivo de (L) *glans* = bolota (L) *Mamma* = mama	
Ligamento suspensor da mama	(L) *Ligamentum* = ligadura, atadura, de (L) *ligamen* = fita, cordão ou de (L) *ligare* = atar, unir (L) *Suspendere* = suspender, levantar, pendurar e (L) *actor* = agente (L) *Mamma* = mama	
Ligamento largo do útero	(L) *Ligamentum* = ligadura, atadura, de (L) *ligamen* = fita, cordão ou de (L) *ligare* = atar, unir (L) *Largus* = amplo, abundante (L) *Uterus* = derivado de *ulter*, saco feito de pele de cabra	
Ligamento redondo do útero	(L) *Ligamentum* = ligadura, atadura, de (L) *ligamen* = fita, cordão ou de (L) *ligare*= atar, unir (L) *Teres* = tubo redondo, cilindro (L) *Uterus* = derivado de *ulter*, saco feito de pele de cabra	

Exercícios de autoavaliação

1. Marque uma resposta nas questões a seguir.
   1.1. Devido à necessidade de manutenção, nutrição e proteção do novo ser até o parto, o aparelho reprodutor feminino é de grande complexidade. O órgão onde ocorre a nidação do embrião e ele se aloja está dividido em:
   a) Miométrio e endométrio
   b) Infundíbulo, istmo e ampola
   c) Corpo e fundo
   d) Fundo, corpo, istmo e cérvix
   e) Superior, médio e inferior
   1.2. As estruturas em forma de dedos denominadas "fímbrias" responsáveis pela captura do ovócito no momento da ovulação encontram-se:
   a) No ovário
   b) No ligamento redondo do útero
   c) No istmo
   d) Na ampola
   e) No infundíbulo
   1.3. Para que haja a reprodução da espécie humana, várias glândulas trabalham unidas; dentre elas, temos as glândulas responsáveis pela produção de hormônios que determinam as características sexuais secundárias, que chamamos:
   a) Hipófise
   b) Pineal
   c) Gônadas
   d) Gametas
   e) Mamárias
   1.4. O ligamento que fixa o útero anteriormente aos lábios maiores do pudendo é:
   a) O ligamento redondo do útero
   b) O ligamento útero-ovárico
   c) O ligamento largo do útero
   d) O mesométrio
   E) O mesosalpinge

2. Leia o texto a seguir e correlacione com os órgãos listados.
   2.1. "O sistema genital feminino é caracterizado por um conjunto de órgãos internos e externos[a] que são responsáveis por produzir e amadurecer gametas[b] femininos, secretar hormônios sexuais, receber os espermatozoides[c] durante o coito, fornecer os locais para a fertilização[d] e implantação do zigoto[e], e permitir o desenvolvimento embrionário e fetal. Ao término do período fetal, oferece condições para o parto[f] e, através da função das mamas[g], prove nutrição para o bebê nos primeiros meses de vida."

   [ ] Estimulada pelo hormônio prolactina
   [ ] Ovários
   [ ] Corpo do útero, colo do útero e canal vaginal
   [ ] Vestíbulo vaginal e pequenos lábios
   [ ] Corpo do útero
   [ ] Canal vaginal
   [ ] Ampola

3. Caça palavras.

E	N	D	O	M	E	T	R	I	O	W	R
R	S	M	M	R	T	U	A	L	V	G	V
A	R	T	L	H	M	B	I	C	A	O	P
T	M	S	Q	U	R	A	J	L	R	G	A
Q	B	A	S	V	O	U	H	E	I	L	P
I	G	I	M		U	T	E	R	O	J	I
Q	R	R	N	A	T	E	U	O	S	Ç	L
U	A	B	S	D	S	R	F	G	H	J	A
T	R	M	Q	N	B	I	V	C	X	K	S
L	Q	I	M	O	L	N	A	C	A	R	A
R	I	F	E	D	I	A	N	I	G	A	V

Responda às questões a seguir.

1. Quais são os órgãos eréteis femininos?
2. Faça um desenho esquemático com as porções da tuba uterina e sinalize o local onde ocorre a fecundação.
3. Para a descrição de cistos e tumores, as mamas são divididas em quadrantes. Pesquise a correção desses quadrantes, com a drenagem linfática e a metástase.

REFERÊNCIAS

1. Chevrel, J.P.; Guéraud, J.P.; Lévy, J.B. (2003) Anatomia Geral. 7ª ed. Rio de Janeiro: Editora Guanabara Koogan.
2. Cotran, R.S.; Kumar, V.; Collins, T. (1999) Robbin's Pathologic Basis of Disease. 6ª ed. Filadélfia: Saunders.
3. Fernandes, G.J.M. (1999) Eponímia e Etimologia. São Paulo: Editora Plêiade.
4. Gardner, E.; Gray, D.J.; O'Rahilly, R. (1978) Anatomia: estudo regional do corpo humano. 4ª ed. Rio de Janeiro: Editora Guanabara Koogan.
5. Gray's Anatomia. (2011) A base anatômica da prática clínica. 40ª ed. Rio de Janeiro: Editora Elsevier.
6. Lippert, H.; Herbold, D.; Lippert-Burmester, W. (2005) Anatomia. Texto e atlas. 7ª ed. Rio de Janeiro: Editora Guanabara Koogan.
7. Moore, K.L.; Dalley, A.F.; Agur, A.M.R. (2010) Anatomia orientada para a clínica. 6ª ed. Rio de Janeiro: Editora Guanabara Koogan.
8. Sociedade Brasileira de Anatomia. (2001) Terminologia anatômica. São Paulo: Editora Manole.
9. Spence, A.P. Anatomia Humana Básica. 2ª ed. Barueri: Editora Manole.
10. Stedman's Medical Dictionary. (2006) 28ª ed. Baltimore: Lippincott Williams & Wilkins.
11. Tirapelli, L.F. (2008) Bases morfológicas do corpo Humano. Rio de Janeiro: Editora Guanabara Koogan.

Respostas dos Exercícios

CAPÍTULO 1

1.
1.1. b; 1.2 d; 1.3.1. a; 1.3.2. c

2.
b; c; a; b; c; a; a

3.
3.1. Secção coronal ou frontal
3.2. Secção transversal
3.3. Secção sagital mediana

CAPÍTULO 2

Figura 2.27. 1. Osso frontal; 2. Osso esfenoide; 3. Osso parietal; 4. Osso temporal; 5. Osso occipital; 6. Osso maxilar; 7. Osso zigomático; 8. Osso nasal. Setas delgadas: sutura coronal; setas espessas: sutura sagital.

Figura 2.39. 1. Corpo vertebral; 2. Forame vertebral; 3. Processo espinhoso; 4. Processo transverso; 5. Processo articular superior; 6. Pedículo do arco vertebral; 7. Lâmina do arco vertebral; 8. Incisura vertebral superior.

Figura 2.42. 1. Manúbrio do esterno; 2 Corpo do esterno; 3. Processo xifoide do esterno; 4. Costela; 5. Cartilagem costal; 6. Clavícula.

Figura 2.55. 1. Crista ilíaca; 2. Asa do ílio (face glútea); 3. Espinha isquiática; 4. Acetábulo; 5. Túber isquiático; 6. Forame obturado.

Figura 2.56. 1. Promontório sacral; 2. Fossa ilíaca; 3. Osso cóccix; 4. Sínfise púbica.

Figura 2.57. 1. Calcâneo; 2. Cuboide; 3. Tálus; 4. Cuneiforme lateral; 5. Cuneiforme intermédio; 6. Cuneiforme medial; 7. 1º metatarso; 8. 2º metatarso; 9. Falange proximal; 10. 5º metatarso; 11. Falange distal; 12. Falange média.

Figura 2.65. 1. Espinha da escápula; 2. Processo coracoide; 3. Cavidade glenoide; 4. Fossa infra-espinhal; 5. Acrômio; 6. Fossa subescapular.

Figura 2.66. 1. Cabeça da costela; 2. Tubérculo da costela; 3. Sulco costal; 4. Colo da costela.

Exercícios

1.
1.1. b; 1.2. b; 1.3. d

2.
2.1. Esterno; mediano; manúbrio; corpo; processo xifoide
2.2. Apendicular; úmero; rádio e ulna; carpo; metacarpo; falanges; proximal; média; distal; clavícula; escápula.

3.
3.1. a; c; b; e; d
3.2. e; a; d; c; b

CAPÍTULO 3

Figura 3.6. 1. Manúbrio-esternal (sinartrose cartilaginosa sínfise); 2. Xifo-esternal (sinartrose cartilaginosa sincondrose); 3. Intercondral (sinovial plana); 4. Costocondral (sinovial plana).

Exercícios

1.
1.1. b; 1.2. c; 1.3. d; 1.4. b

2.
2.1. Atlanto axial mediana; trocoide; monoaxial
2.2. Glenoumeral ou coxo femoral; esferoide; triaxial
2.3. interfalângica ou úmero-ulnar; gínglimo angular; monoaxial
2.4. Intertársica ou intercárpica; plana; monoaxial
2.5. Metacarpofalângicas ou metatarsofalângica; condilar ou elipsoide; biaxial
2.6. Esternoclavicular; selar; biaxial

3.
3.1. b; 3.2. a; 3.3. a; 3.4. a; 3.5. b

CAPÍTULO 4

Figura 4.13. 1. Ventre frontal do m. epicrânio; 2. M. prócero; 3. M. orbicular do olho; 4. M. risório; 5. M. orbicular da boca.

Figura 4.31. 1. M. supra-espinhal; 2. M. infra-espinhal; 3. M. subescapular; 4. M. redondo menor. Principal função: estabilizar a cabeça do úmero na cavidade glenoide da escápula, evitando luxações da articulação do ombro.

Figura 4.32. 1. M. oblíquo externo do abdome; 2. M. oblíquo interno do abdome; 3. M. transverso do abdome; 4. M. reto do abdome. Formação da bainha do m. reto do abdome: A. acima da cicatriz umbilical (lâmina anterior: aponeurose do músculo OEA e parte anterior da aponeurose do músculo OIA; lâmina posterior: parte posterior da aponeurose do músculo OIA e aponeurose do músculo TA); B. abaixo da cicatriz umbilical (lâmina anterior: aponeuroses dos músculos OEA, OIA e TA; lâmina posterior: apenas a fáscia transversal. A linha arqueada representa a visualização da transição na espessura da lâmina posterior da bainha do m. reto do abdome como descrito anteriormente.

Figura 4.53. 1. M. pronador redondo; 2. M. braquiorradial; 3. M. flexor radial do carpo; 4. M. flexor ulnar do carpo.

Figura 4.54. 1. M. extensor do indicador; 2. M. abdutor longo do polegar; 3. M. extensor longo do polegar; 4. M. extensor ulnar do carpo.

Figura 4.79. 1. M. glúteo mínimo; 2. M. piriforme; 3. M. gêmeo superior; 4. M. obturatório interno; 5, M. quadrado femural; 6. M, obturatório externo.

Exercícios

1.
1.1. c; 1.2. a; 1.3. c; 1.4. a; 1.5. e

2.
2.1. a; 2.2. c; 2.3. a; 2.4. b; 2.5. c; 2.6. b

CAPÍTULO 5

1.
1.1. d; 1.2. b; 1.3. d; 1.4. a

2.
2.1. b; 2.2. a; 2.3. c; 2.4. b; 2.5. a; 2.6. c

3.
3.1. c; 3.2. a; 3.3. g; 3.4. d; 3.5. b; 3.6. e; 3.7. f

CAPÍTULO 6

1.
1.1. b; 1.2. c; 1.3. c; 1.4. b; c; d; d; a; a; c

CAPÍTULO 7

1.
1.1. b; 1.2. a; 1.3. e; 1.4. d; 1.5. b

2. Vestíbulo; coanas; orofaringe; ádito da laringe; cavidade infraglótica; traqueia; principais; segmentares; terminais.

CAPÍTULO 8

1.
1.1. b; 1.2. c; 1.3. d

2.
2.1. b; 2.2. c; 2.3. a; 2.4. a; 2.5. c; 2.6. c

3.
3.2. vestíbulo oral/cavidade oral propriamente dita; 3.5 sulco mediano/terminal; 3.8 caudado/esquerdo do fígado.

CAPÍTULO 9

1.
1.1. b; 1.2. c; 1.3. d; 1.4. a; 1.5. d

2.
2.1. Rins; feijão; ureteres; bexiga urinária; filtrar; água; urina
2.2. Peristálticos; micção; uretra; urinário; reprodutor; próstata; prostática

CAPÍTULO 10

1.
1.1. b; 1.2. c; 1.3. a

2.
2.1. Testículos; espermatozoides; ducto deferente; ducto ejaculatório; colículo seminal
2.2. Bulbo; ramos; corpos cavernosos; corpo esponjoso; corpo esponjoso; glande

3.
3.1. c; 3.2. b; 3.3. a; 3.4. b; 3.5. c; 3.6. a

CAPÍTULO 11

1.
1.1. d; 1.2. e; 1.3. c; 1.4. a.

2. g; b; f; a; e; c; d

3. Caça-palavras

E	N	D	O	M	E	T	R	I	O	W	R
R	S	M	M	R	T	U	A	L	V	G	V
A	R	T	L	H	M	B	I	C	A	O	P
T	M	S	Q	U	R	A	J	L	R	G	A
Q	B	A	S	V	O	U	H	E	I	L	P
I	G	I	M		U	T	E	R	O	J	I
Q	R	R	N	A	T	E	U	O	S	Ç	L
U	A	B	S	D	S	R	F	G	H	J	A
T	R	M	Q	N	B	I	V	C	X	K	S
L	Q	I	M	O	L	N	A	C	A	R	A
R	I	F	E	D	I	A	N	I	G	A	V

Índice Alfabético

A
Alvéolos pulmonares, 216
Anatomia
- comparativa, 1
- de superfície, 1
- regional, 1
- segmentar, 1
- sistêmica, 1

Anomalia, 3
Ânus, 253
Aparelho locomotor, 91
Apêndice vermiforme, 253
Apendicite, 248
Aponeurose, 94
Artéria(s), 168
- aorta, 190, 191
- coronárias direita e esquerda, 177, 191
- elásticas, 170
- musculares, 170
- pulmonar direita, 190
- pulmonar esquerda, 190

Arteríolas, 172
Articulação(ões)
- anfiartroses, 63
- cartilaginosas, 63, 68, 81
- - sincondroses, 68
- - sínfises, 70
- diartroses ou sinoviais, 63, 72, 74, 81
- - condilar, 82
- - elipsóide, 78, 81
- - esferoide, 78
- - gínglimo angular, 74, 81
- - plana, 81
- - selar, 74, 82
- - trocoide, 74, 81
- fibrosas, 63, 64, 80
- - esquindilese, 80
- - gonfoses, 80
- - sindesmoses, 80
- - suturas, 80
- sinartroses, 63

Árvore brônquica, 195, 212, 216
Aterosclerose, 172

B
Bexiga urinária, 257, 264, 270
- regiões, 265
- trígono, 270

Bile, 246
Biótipos, 3

Bronquíolos
- respiratórios, 216
- terminais

Brônquios, 220
- lobares, 220, 221
- principais, 215, 220
- segmentares, 221

C
Cálculos renais, 264
Cálices renais, 261, 270
- maiores, 270
- menores, 270

Câmaras cardíacas, 174, 175
- átrio direito, 190
- átrio esquerdo, 190
- ventrículo direito, 163, 190
- ventrículo esquerdo, 163, 190

Canal inguinal, 278
Canal medular, 20
Capilares, 172, 183
Cápsula renal, 259
Cartilagem de conjugação, 20, 23
Cavidade oral, 226
Cavidades nasais, 200, 219
Cavidades pleuropulmonares, 217
Caxumba, 230
Células da neuróglia, 143
Ciclo menstrual, 297
Circulação
- fetal, 181
- pulmonar, 176
- sistêmica, 176

Componentes musculares, 94
Coração, 174, 190
Criptorquidismo, 277

D
Dentes, 68
Diáfise, 20
Díploe, 17
Divisões do corpo humano, 6
Ducto(s)
- alveolares, 216
- colédoco, 246
- deferente, 278, 287
- ejaculatório, 279, 287
- linfático direito, 183
- nasolacrimais, 205
- torácico, 192

E
Eixos do corpo humano, 4
Elefantíase, 184
Encéfalo, 147, 162
Endósteo, 21
Enfisema pulmonar, 217
Epidídimo, 277, 287
Epífise
- distal, 20
- proximal, 20

Epônimos, 2
Escroto, 274, 275, 279
Esôfago, 230, 252
Espermatozoides, 268, 273
Esqueleto, 15
- apendicular, 18, 20
- axial, 18, 20

Estômago, 237, 253
- divisões, 237

F
Faringe, 208, 219, 230, 252
- laringofaringe, 210, 219, 252
- nasofaringe, 219, 252
- orofaringe, 219, 230, 252

Fáscia muscular, 92
Fígado, 243
- lobos, 253

Forame nutrício, 21
Funículo espermático, 278, 287

G
Gânglios, 158
Glândulas bulburetrais, 285
Glândulas salivares maiores, 226, 228, 254
- parótidas, 226, 228
- sublinguais, 226, 228
- submandibulares, 226, 228

Glândulas salivares menores
- bucais, 226
- labiais, 226
- palatinas, 226

Glândulas seminais, 283, 287
Glândulas suprarrenais, 259
Gônada(s), 273, 275

H
Hematose, 176
Hipospadia, 283

311

I
Intestino delgado, 237, 253
Intestino grosso, 248, 253

L
Laringe, 210, 220
Linfonodos, 184, 185, 192
Língua, 187
Linhas de fenda, 17

M
Mama(s), 298, 303
- ductos lactíferos, 298
- glândulas mamárias, 298
- papila mamária, 298
Medula espinhal, 154, 163
Medula óssea, 15, 184
Meninges, 145
Meningite, 147
Monstruosidade, 4
Músculo
- classificação, 95
- - quanto à ação muscular, 96
- - quanto à disposição das fibras, 95
- - quanto ao número de articulações que atravessa, 96
- - quanto ao número de inserção, 96
- - quanto ao número de origem, 96
- - quanto ao número de ventre, 96
- diafragma, 259
- estriado cardíaco, 91
- estriado esquelético, 92
- liso, 91

N
Nariz, 198, 219
Néfrons, 261
Nervos cranianos, 158, 164
Nervos espinhais, 154
Neurônios, 143, 159
Normal, 2

O
Omento
- maior, 234, 235
- menor, 234, 235
Órgãos linfoides, 167, 184
Ossos
- acessórios, 21
- acidentes ósseos, 17, 18, 21
- alongados, 20
- arqueados, 20
- curtos, 20
- da caixa torácica, 18, 42
- da coluna vertebral, 35
- do crânio, 14, 18, 20
- do esqueleto apendicular, 20, 44
- hioide, 18
- inervação, 16
- irregulares, 20
- irrigação sanguínea, 16
- longos, 20
- papiráceos, 20
- planos, 20
- pneumáticos, 16, 20
- sesamoides, 20
Osteologia, 15
Ovários, 293, 303

P
Pâncreas, 247, 253
Papilas duodenais, 237
- maior, 239, 247
- menor, 247
Papilas gustativas, 230
Pelve renal, 261, 270
Pênis, 281, 287
- corpo, 281
- corpos cavernosos, 287
- corpo esponjoso, 283, 287
- glande, 287
- prepúcio, 283, 287
- raiz, 281, 283
Pericárdio, 181, 190
Períneo, 291
Periósteo, 21
Peritônio, 234, 300
- parietal, 234
- visceral, 234
Planos de delimitação do corpo humano, 7, 8, 9
Planos de secção do corpo humano, 6
Pleura, 217, 222
- parietal, 222
- visceral, 222
Pneumotórax, 217
Posição anatômica, 4
Pregas vestibulares, 220
Pregas vocais, 220
Princípios de construção corpóreos, 5
Próstata, 283, 287
Pulmões, 216, 221

R
Rima do pudendo, 291
Rins, 257, 258, 270
- faces, 259
- margens, 259
- polos, 259

S
Sacos alveolares, 216
Saliva, 158, 228
Sangue, 168, 174
Seios paranasais, 205, 219
Sêmen, 277, 285
Sinostose, 15
Sinusites, 208
Sistema linfático, 167, 182, 183
Sistema nervoso autônomo, 158, 164
Sistema nervoso central, 145, 162, 163
Sistema nervoso periférico, 156, 164
Sistema porta, 174
Sistema vascular sanguíneo, 168, 190
Suco gástrico, 237

T
Tendão, 95
Terminações nervosas, 156
Terminologia anatômica, 1
Termos de posição, direção e relação, 6
Testículos, 274, 275, 287
Tonsilas, 185, 208
Tônus muscular, 92, 94
Traqueia, 212, 220
Trato gastrointestinal, 225
Traves de direção, 17
Tronco pulmonar, 190
Tubas uterinas, 293, 303
Túnica albugínea, 287
Túnica dartos, 274, 275

U
Unidade motora, 92
Ureteres, 257, 258
Uretra, 257, 268
- feminina, 268, 270
- masculina, 268, 270, 280, 287
- óstio externo, 270, 288
- óstio interno, 270, 287
Urina, 258
Útero, 296, 302
- ligamentos, 296
- regiões, 296

V
Vagina, 297, 302
- fórnice, 297
- hímen, 297
- vestíbulo, 297
Valvas cardíacas, 191
Válvulas venosas, 173
Variação anatômica, 2
Varizes, 174
Vasos sanguíneos, 168, 191
Veia(s)
- cava inferior, 190, 192
- cava superior, 190
- pulmonares, 190, 222
- satélites, 174
Ventre muscular, 91, 96
Vértebras, 35, 36, 42
Vesícula biliar, 246, 253
Vias espermáticas, 273, 277
Vulva, 291
- bulbo do vestíbulo, 291, 302
- clitóris, 291
- - glande, 302
- - prepúcio, 291
- glândulas vestibulares, 291
- - maiores, 291
- - menores, 291
- grandes lábios, 291, 302
- monte púbico, 291, 302
- pequenos lábios, 291, 302